多吃粗粮少生病

胡维勤 主编

新疆人民出版总社
新疆人民卫生出版社

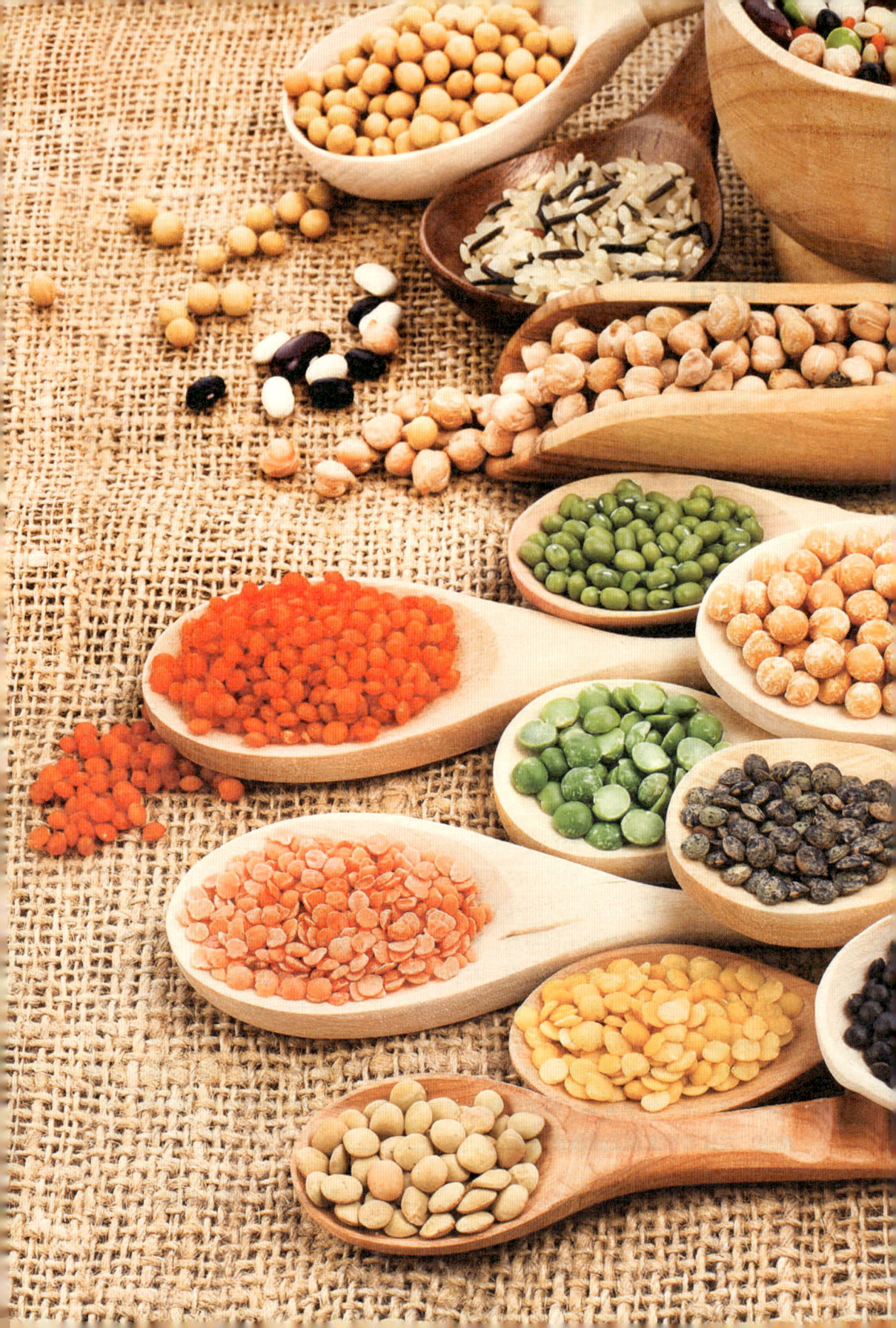

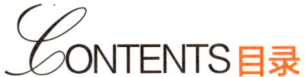

CONTENTS 目录

PART 1 五谷杂粮知多少

五谷杂粮初相识 /002
什么是五谷杂粮 /002

五谷杂粮的种类 /003

五谷杂粮的地位变迁 /004

五谷杂粮最养人 /005
五谷杂粮的四性五味 /005

五谷杂粮之五色 /007

五谷杂粮的营养成分 /007

五谷杂粮的养生学问 /010
哪些人不适合吃五谷杂粮 /010

五谷杂粮与四季养生 /011

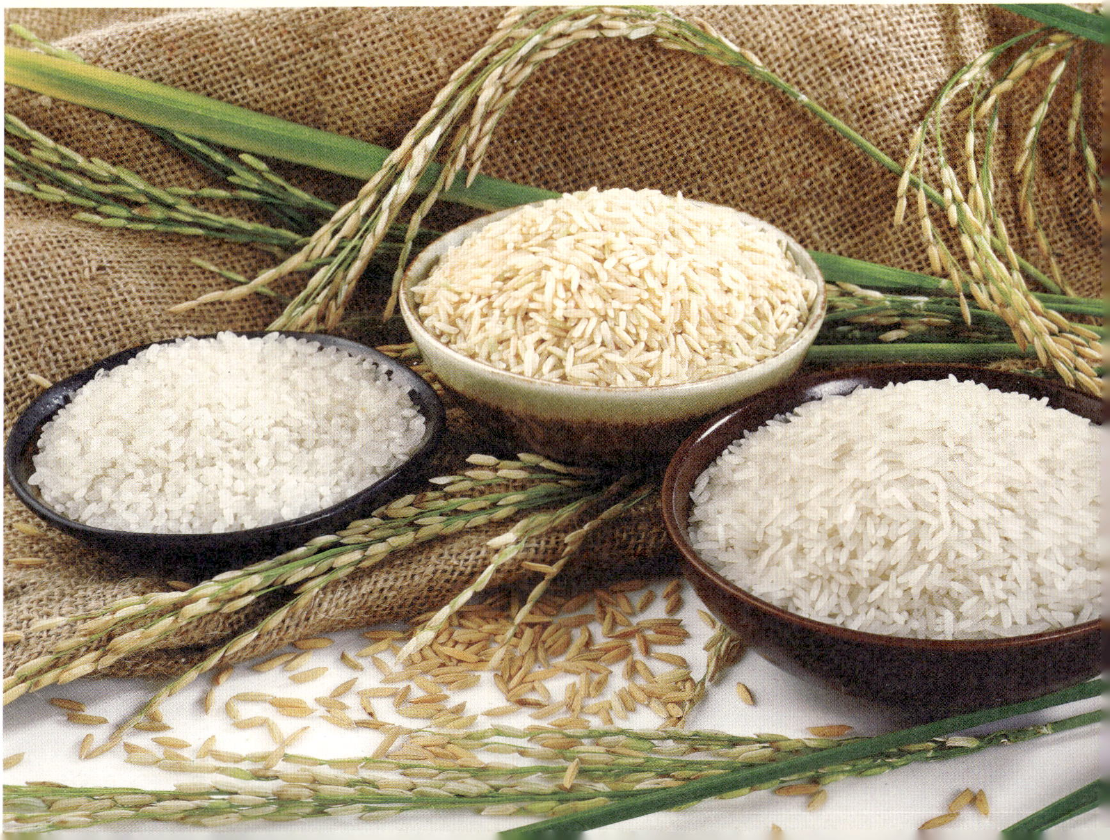

PART 2 营养秘方,五谷为先

大米 养颜护肤、健脾和胃 /014
小米 滋阴养血、祛斑抗衰 /020
糯米 补养胃气、补虚填精 /026
糙米 改善肠胃机能、降低胆固醇 /032
高粱 健脾养胃、清热止血 /038
小麦 养心益肾、消暑解热 /044
大麦 抗癌通便、降胆固醇 /050
荞麦 预防高血脂、促进新陈代谢 /054
薏米 抗癌防癌、祛斑养颜 /058
玉米 抗衰通便、抗癌健脑 /064
黑米 开胃益中、抗衰美容 /070

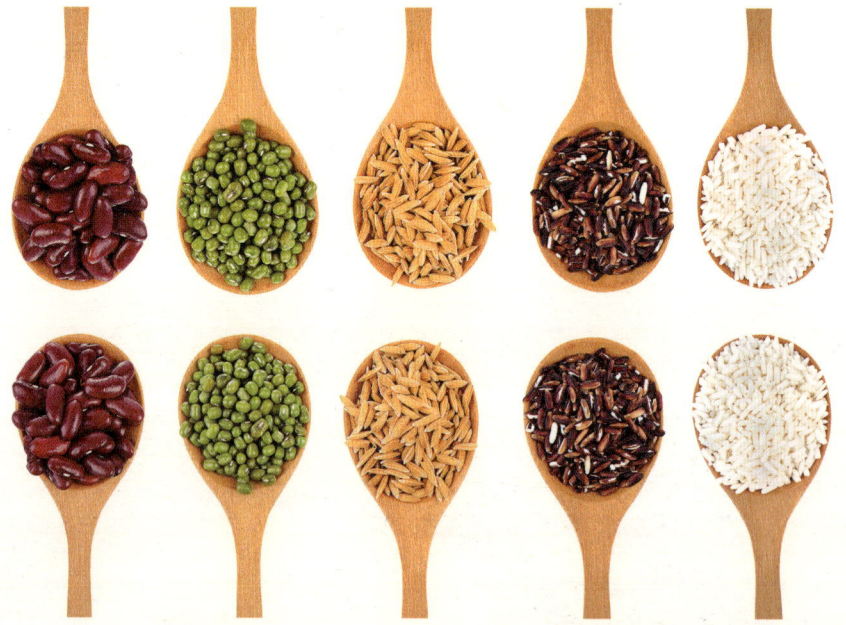

PART 3 养生杂粮,吃"粗"健康

黄豆 预防骨质疏松、促进生长发育 /076
红豆 养颜补血、利水解毒 /080
黑豆 养颜美容、健脑益智 /084
豌豆 调和脾胃、抗菌消炎 /088
扁豆 健脾化湿、抵抗病毒 /092
绿豆 抗菌止血、清心安神 /098
四季豆 提高免疫力、养颜排毒 /102
红薯 预防肺气肿、抵抗糖尿病 /106
芋头 洁齿保牙、乌发美容 /110
山药 补气消食、滋阴润肺 /116
南瓜 护胃消食、降低血糖 /120

PART 4 抗癌干果，益智养心

核桃 益智健脑、乌发养颜 /128

芝麻 抗癌补脑、润肤养颜 /134

腰果 提高抵抗力、抗衰长寿 /140

杏仁 平喘镇咳、润肠通便 /144

开心果 降低血脂、保护视网膜 /150

栗子 益气补脾、健胃厚肠 /154

花生 暖胃养胃、延缓衰老 /160

莲子 养心安神、补血益气 /166

红枣 保护肝脏、美容护肤 /170

龙眼 补益气血、缓解压力 /174

PART 5 健康有道，食疗有方

日常五谷养生方 /180

养心 推荐五谷：莲子、小麦、红豆 /180

润肺 推荐五谷：杏仁、大米、腰果 /181

补肾 推荐五谷：黑豆、黑米、栗子 /182

护肝 推荐五谷：开心果、黄豆、红枣 /183

健脾养胃 推荐五谷：薏米、小米、山药 /184

益气养血 推荐五谷：龙眼、红薯、糯米 /185

润肠排毒 推荐五谷：燕麦、糙米、红薯 /186

利水祛湿 推荐五谷：芡实、红豆、莲子 /187

宁神安眠 推荐五谷：莲子、小米、龙眼 /188

清热祛火 推荐五谷：绿豆、黄豆、荸荠 /189

提高免疫力 推荐五谷：杏仁、大米、黄豆 /191

全家人的五谷养生方 /192

孕妇 推荐五谷：大米、糯米、黑豆 /192

产妇 推荐五谷：花生、芝麻、小米、红枣 /194

儿童 推荐五谷：小米、山药、芋头、核桃 /195

男人 推荐五谷：花生、黄豆、绿豆、芝麻 /197

女人 推荐五谷：豌豆、龙眼、百合、莲子 /198

老年人 推荐五谷：燕麦、黑芝麻、黄豆、红枣 /199

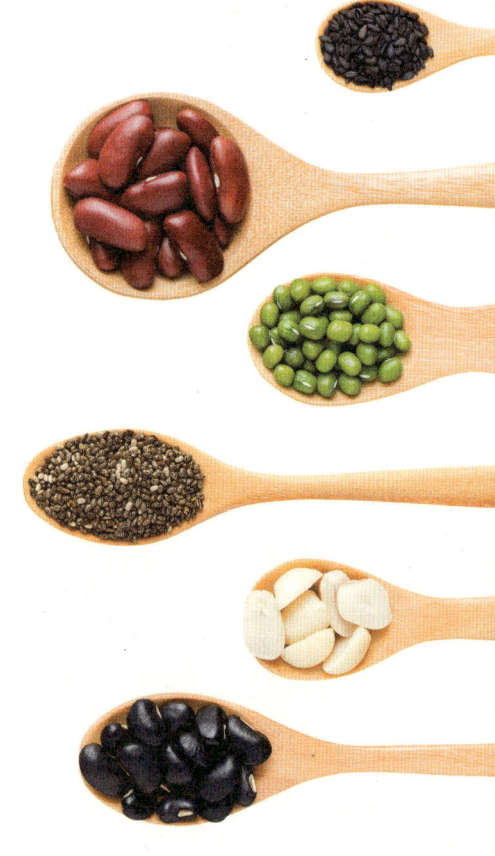

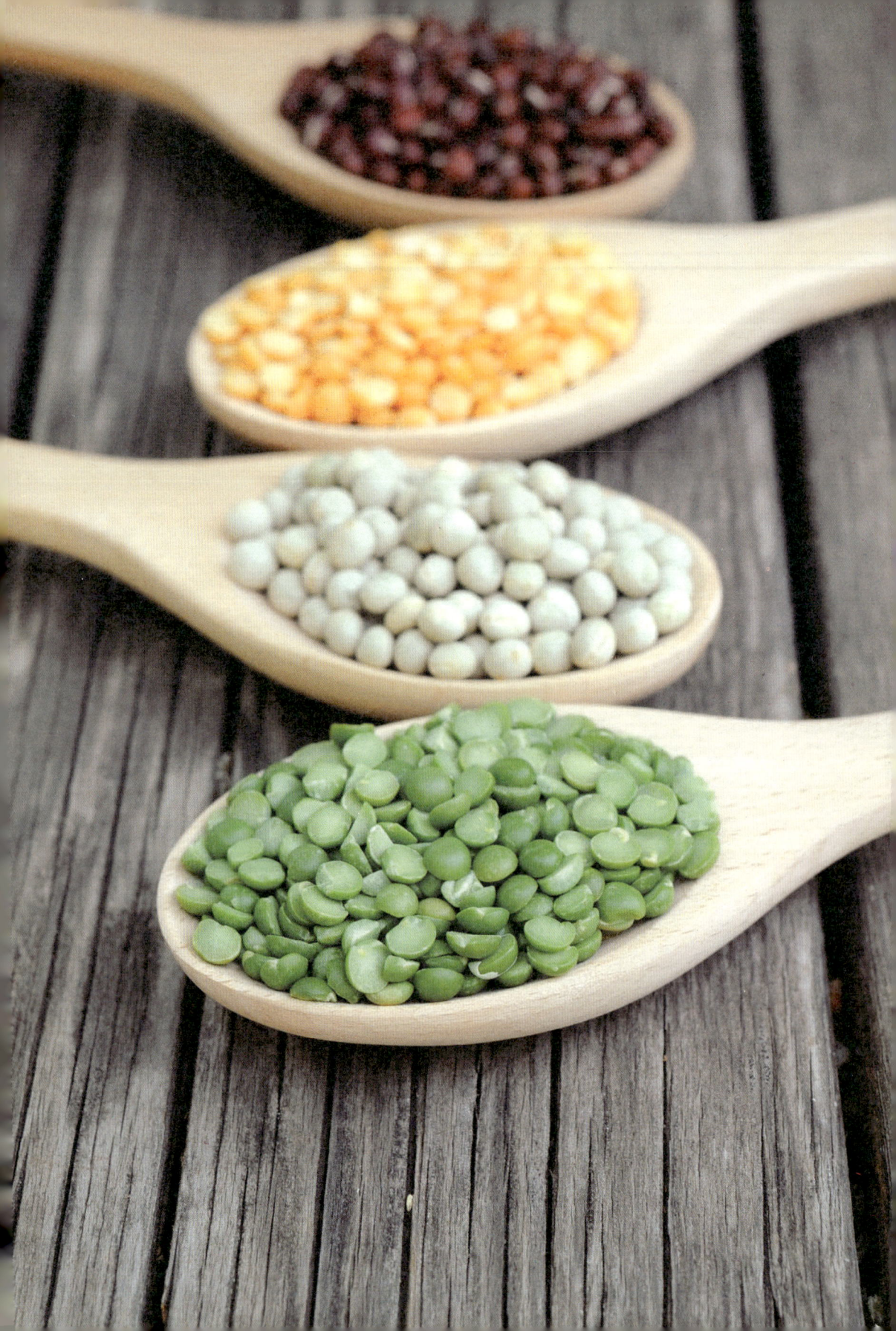

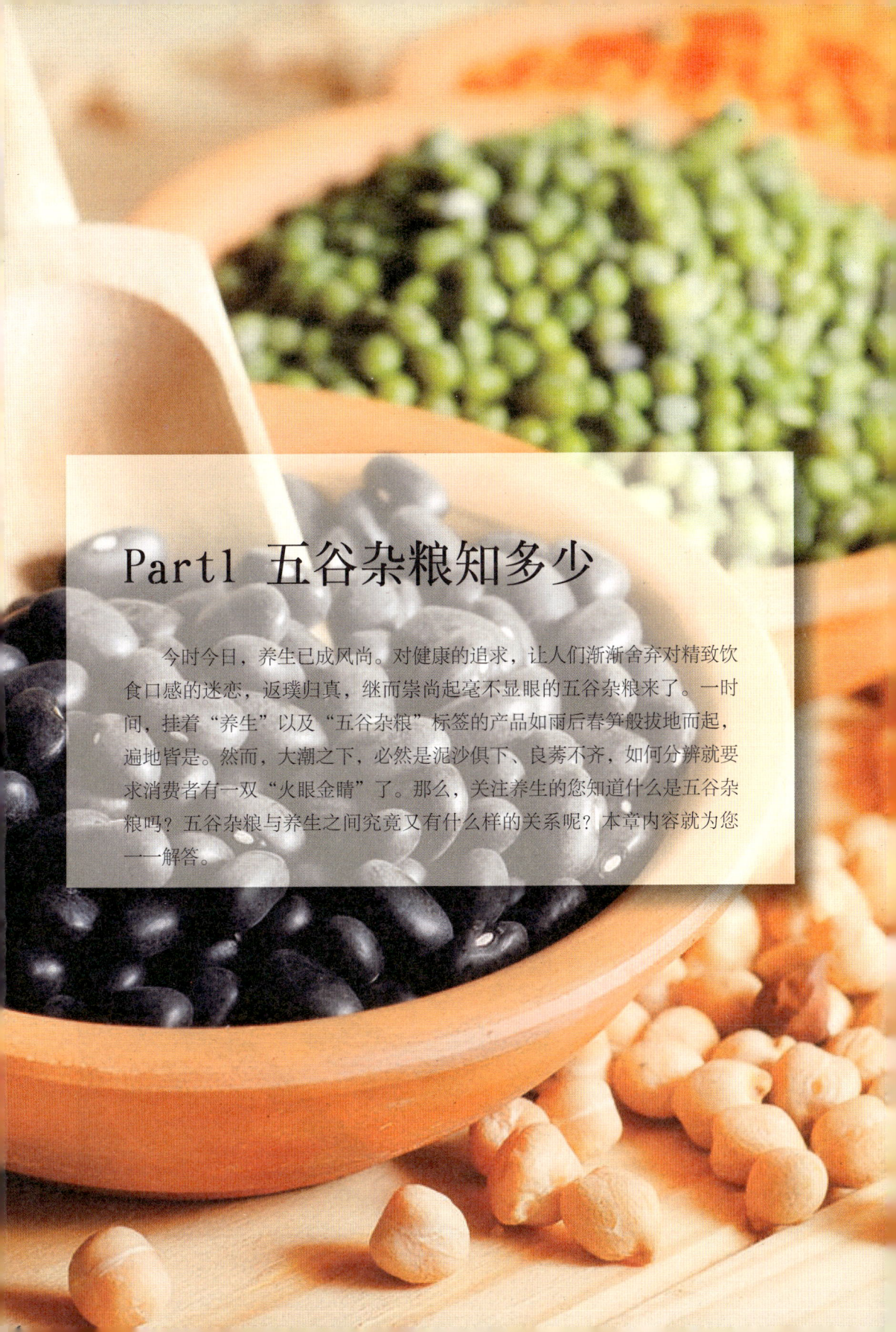

Part1 五谷杂粮知多少

今时今日,养生已成风尚。对健康的追求,让人们渐渐舍弃对精致饮食口感的迷恋,返璞归真,继而崇尚起毫不显眼的五谷杂粮来了。一时间,挂着"养生"以及"五谷杂粮"标签的产品如雨后春笋般拔地而起,遍地皆是。然而,大潮之下,必然是泥沙俱下、良莠不齐,如何分辨就要求消费者有一双"火眼金睛"了。那么,关注养生的您知道什么是五谷杂粮吗?五谷杂粮与养生之间究竟又有什么样的关系呢?本章内容就为您一一解答。

五谷杂粮初相识

五谷杂粮是人们日常生活中最常见的食物，千百年来与人类的生存息息相关。在讲究饮食的中国，人们对五谷杂粮尤其关注。"江山社稷"中的"稷"即泛指谷物，与"江山"并列，可见其地位之高。但是，随着时代的变迁，五谷杂粮的地位也在悄悄地改变着。

什么是五谷杂粮

"五谷"这一词的最早出现在《论语》中。相传二千四百多年的一天，孔子带着学生出门远行，子路掉队在后面，遇见一位用杖挑着竹筐的老农，问他："你看见夫子吗？"老农说："四肢不劳动，五谷分不清，谁是夫子？"

五谷这一名词在当初创造的时候，究竟指的是什么，没有留下记载来。我们现在能够看到的最早的解释，是汉朝人写的。汉朝和汉以后的解释主要有两种：一说是黍、稷、麦、菽、稻；一说是黍、稷、麦、菽、麻。之所以出现分歧，是因为当时的作物并不止五种，另外还有"百谷"、"六谷"和"九谷"等说法。"五谷说"之所以盛行，是受到五行思想的影响所致。现在，我们习惯地将米和面粉以外的粮食称作杂粮，所以五谷杂粮也泛指粮食作物。

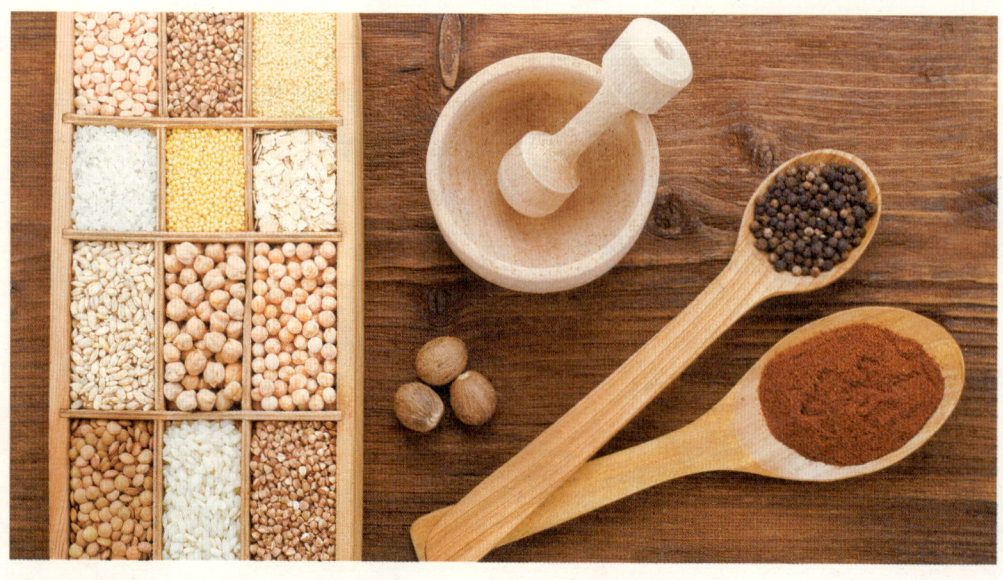

五谷杂粮的种类

"稻、黍、稷、麦、菽"为古代所通称的五谷,而"大麦、小麦、稻、小豆、胡麻"在佛教祭祀时也被称为五谷,后在李时珍所撰写的《本草纲目》中系统地记载了47种,其中谷类33种、豆类14种。在现代生活中,根据类别、性味等分类依据不同,五谷杂粮的类别也不同。按照种类,我们习惯性将五谷杂粮分为谷物、豆类、薯类等3大类。

谷类食物包括大米、小米、糯米、大麦、小麦、玉米、燕麦、荞麦和高粱等。除荞麦外,各种谷类种子都是由谷皮、糊粉层、胚乳、胚四个主要部分组成。

豆类的品种很多,主要有大豆、蚕豆、绿豆、豌豆、赤豆、黑豆等。根据豆类的营养素种类和数量,可将它们分为两大类。一类以黄豆为代表的高蛋白质、高脂肪豆类,另一种豆类则以碳水化合物含量高为特征,如绿豆、赤豆。鲜豆及豆制品不但可做菜肴,而且还可以作为调味品的原料。

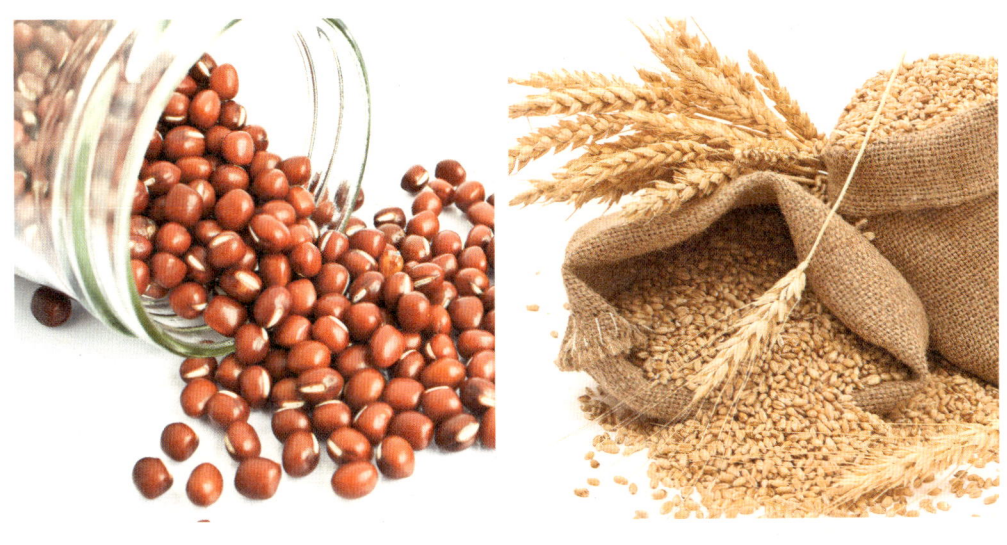

薯类主要指具有可供食用块根或地下茎的一类陆生作物,有块根、块茎类,如番薯(红薯、甘薯)、木薯、马铃薯、薯蓣(山药)、脚板薯等。这类植物一般耐寒力较弱,多在无霜季节栽培,需要疏松、肥沃、深厚的土壤和多量钾肥。多行无性繁殖,只留薯块作种,并可以用藤本进行繁殖,如番薯、木薯等。食用部分多含大量淀粉和糖分,可作蔬菜、杂粮、饲料和制作淀粉、酒精等原料。

五谷杂粮的地位变迁

"得谷者昌,失谷者亡"、"五谷为养",从这些理论中就可以一窥古人对五谷杂粮的重视。五谷杂粮是人们生命得以延续的关键,"四体不勤,五谷不分",这样的人是会受到人们的轻视的。种植务农,是大多数古人的日常生活,但到了近代,特别是高科技的现代,越来越多的人们离开古人安身立命、赖以生存的土地,钻进虚拟的时空,眼不见五谷杂粮,大多成了"五谷不分"的人。

另一方面,现代人对饮食精益求精,讲究各种营养补给。在很长的一段时间里,人们嫌弃五谷杂粮带着的"土气"、"俗气",条件好的家庭餐桌上再不见五谷杂粮的身影,取而代之的是各种精加工的食物。但是,当时的人们没有意识到,对饮食吹毛求疵、自认为科学合理的取舍,反而让自己的饮食走入另一个误区。忽视五谷杂粮的营养价值,这种做法颇类似于"舍本逐末",对身体并无多大益处。

随着现代药理学、营养学的兴起,人们对五谷杂粮的认识渐归理性,五谷杂粮再次成为人们餐桌上的宠儿。"粗细搭配,食物多样,五谷为主"的饮食架构,得到越来越多人的响应。

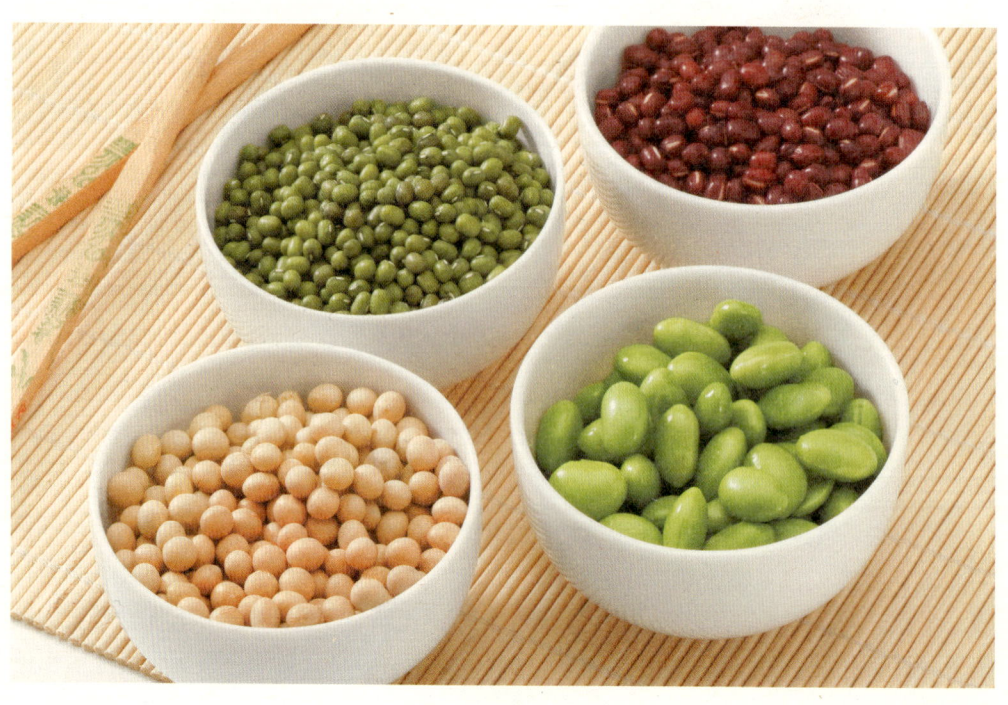

五谷杂粮最养人

中国古代很早就有"药食同源"的记载,五谷杂粮的食补作用在传统中医中有深入细致的研究。进入新时代,这样的探索并未停止。现代人注重养生,五谷杂粮重新获得人们的宠爱。但是,什么是"药食同源",五谷杂粮的养生作用又体现在哪里,很多人对此一知半解。

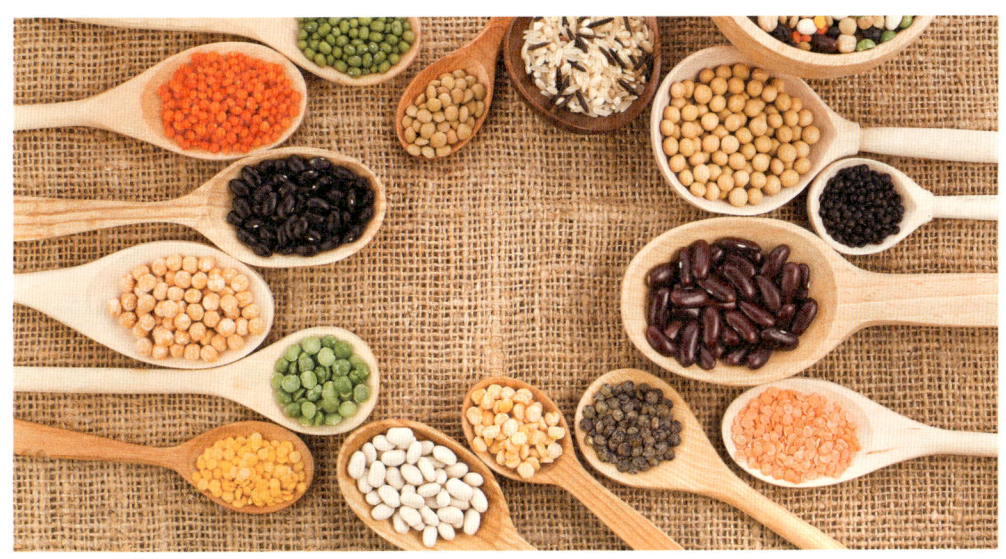

五谷杂粮的四性五味

《淮南子·修务训》称:"神农尝百草之滋味,水泉之甘苦,令民知所避就。当此之时,一日而遇七十毒。"可见神农时代药与食不分,无毒者可就,有毒者当避。而《黄帝内经·太素》中记载的"空腹食之为食物,患者食之为药物",说明食物与药物同样具有疗效。

根据"药食同源"学说,古代中医将中药的"四性"、"五味"理论运用到食物之中,认为每种食物也具有"四性"、"五味"。"四性"又称为四气,即寒、热、温、凉,寒热偏性不明显的即为平性。寒凉食物多具有清热泻火作用,适用于热性病症;温热食物多具有温里散寒的特性,适用于寒性病症。"五味"即辛、甘、酸、苦、咸,另还有淡味。五味的作用特点在于"辛散、酸收、甘缓、苦坚、咸软"。中医认为五味入于胃,分走五脏,以对五脏进行滋养,使其功能能够正常发挥,不同的食物对脏腑的选择性迥异。

性	功效	适合体质	常见的五谷杂粮
寒	清热解暑，消除热证	热性症状或阳气旺盛者	小麦、荞麦、荸荠
凉	降火气，减轻热证	热性症状或阳气旺盛者	绿豆、薏仁、大麦、小米
平	开脾健胃，强壮补虚	各种体质皆适合	黑豆、玉米、粳米、黄豆、豌豆
温	祛寒补虚	寒性症状或阳气不足的人	红豆、高粱、糯米、板栗、桂圆
热	祛寒，消除寒证	寒性症状或阳气不足的人	无

味	对应器官	功效	注意事项	代表食物
酸	肝	有生津开胃、收敛止汗、帮助消化、改善腹泻症状等作用	吃太多易造成筋骨损伤；感冒者宜少食	扁豆
苦	心	能清热泻火、促进伤口愈合、解毒、除烦躁等	食用过多会口干舌燥；有便秘现象、干咳症状者及胃病患者、骨病患者尽量避免	米糠
甘	脾	能补虚止痛、补益强壮、调和脾胃系统	食用过多会导致发胖、蛀牙；有糖尿病或腹部闷胀者不宜过量食用	糯米、荞麦、豌豆、板栗
辛	肺	可缓和肌肉关节疼痛、偏头痛等，并可活血行气、发散风寒	食用过多辛辣的食物会导致便秘、火气大或长青春痘等症状	姜、蒜、辣椒
咸	肾	具有温补肝肾、泻下通便的功效	食用过多会造成高血压等心血管疾病，中风患者应节制摄取	核桃、大麦、小米等

综上所述，五谷杂粮不仅仅是我们的健康食物，也是我们的养生良药。为了我们的健康，平时应当多吃五谷杂粮，提高生活质量，减少疾病，延长寿命。

五谷杂粮之五色

　　五色指绿、红、黄、白、黑五种主要颜色,是中医药学的重要概念。根据中医理论,不同颜色的食物分别对应人体心、肝、脾、肺、肾五脏,并起到不同的作用,即红色养心、绿色养肝、黄色养脾、白色养肺、黑色养肾。因此,人们的日常饮食只要做到五色并行、五行相生,就可达到调和五脏、滋补身体的功效。

色	对应器官	功效	代表食物
绿	肝	清肝解毒,调节新陈代谢	绿豆、青豆、豇豆、豌豆、扁豆
红	心	益气补血,促进食欲	红豆、红米、红枣、枸杞、红腰豆
黄	脾	壮骨强筋,补益脾胃	玉米、大豆、小米、燕麦、糙米
白	肺	护肝强肺,消疲抗癌	大米、薏米、糯米、百合、银耳
黑	肾	养颜抗衰,滋补肾脏	黑豆、黑芝麻、黑米、黑麦、黑荞麦

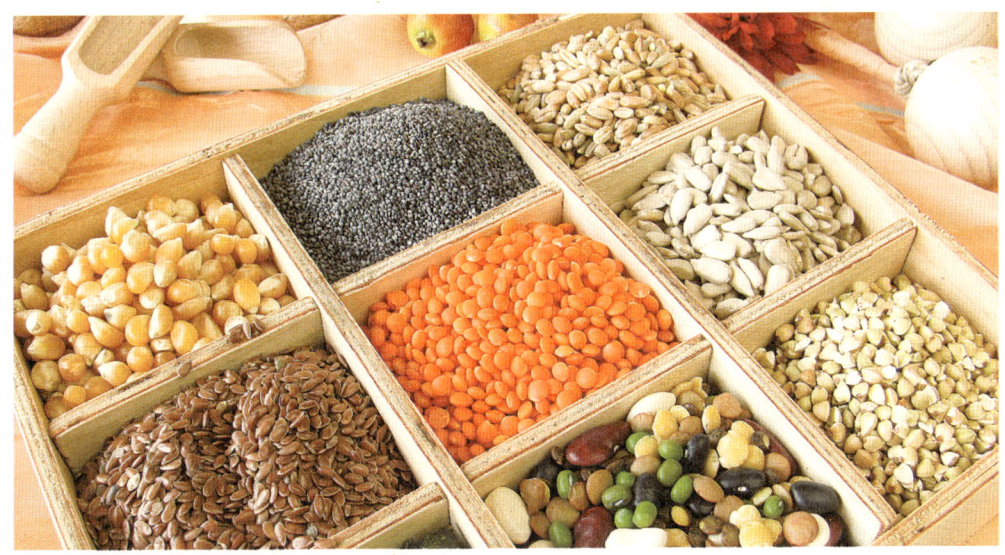

五谷杂粮的营养成分

　　在中国营养学会最新发布的《中国居民膳食宝塔》中,五谷杂粮被放置在"宝塔"的最底层,摄入量最大,占据着居民理想的饮食结构最基础、最重要的位置。那么,为什么五谷杂粮对人体这么重要呢?五谷杂粮中又含有哪些营养成分呢?概括起来,五谷杂粮的营养成分可分为六大类,为人体机体的正常运转提供源源不断的能量。

六大营养成分：

各类维生素

五谷杂粮是各类维生素的藏身之地，包含着维生素 A、维生素 B_1、维生素 B_2、维生素 C、维生素 E 等和钙、钾、铁、锌等微量元素，其中尤以维生素 A 以及 B 族维生素含量最为丰富。

明星五谷：大米、小米、薏米、荞麦、红豆、核桃、黄豆等。

膳食纤维

膳食纤维是指植物中天然存在的、提取的或合成的碳水化合物的聚合物，被称为人体的"第七营养素"，普遍存在于五谷杂粮中。它的主要作用是降糖、降脂、减肥、通便、解毒防癌和增强抗病能力。

明星五谷：玉米、小米、高粱、荞麦、燕麦、黄豆、绿豆、红小豆、豌豆、豇豆、花生等。

碳水化合物

碳水化合物是一种产生能量和存储能量的物质，是机体的主要组成部分。五谷杂粮中的碳水化合物是人体热量的主要来源，维持着人体的正常运转。

明星谷物：水稻、小麦、玉米、大麦、燕麦、高粱、杏仁、山药、红薯、红豆、绿豆等。

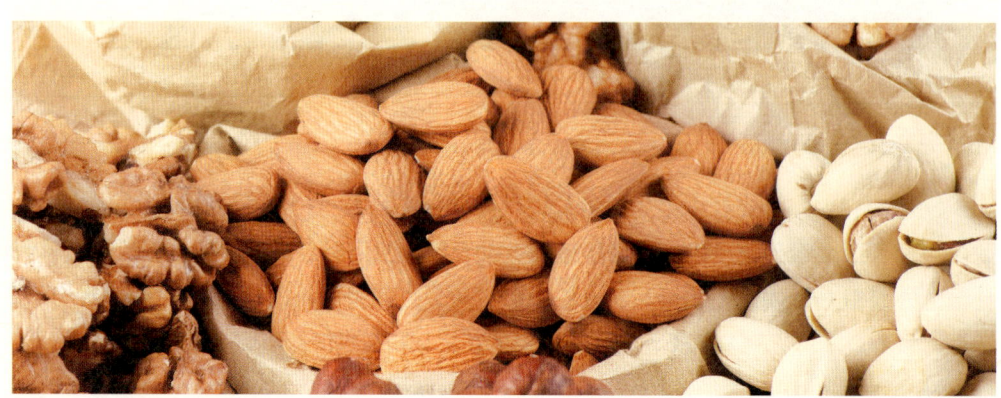

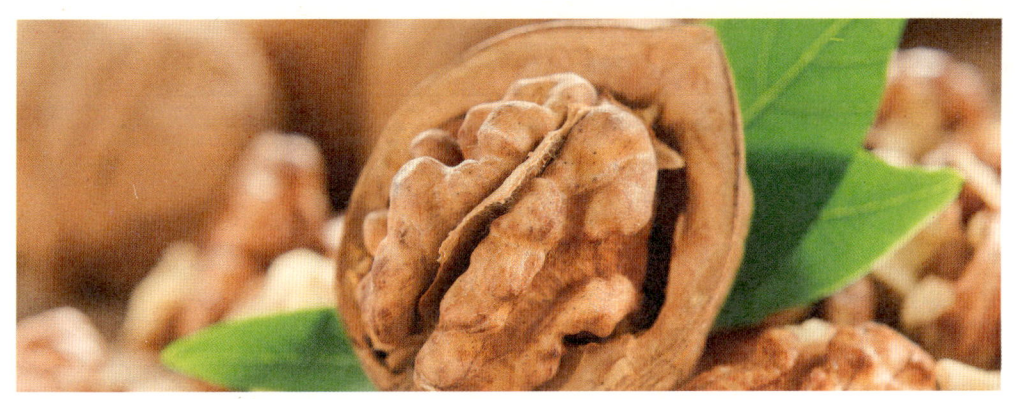

矿物质

矿物质是人体必需的营养素，但在人体内不能自行合成，必须通过膳食补充。

明星五谷：杏仁、南瓜子、小麦、黄豆、绿豆、黑豆、腰果、芝麻、核桃、燕麦等。

蛋白质

在众多的营养元素中，蛋白质的地位举足轻重，人类机体所有重要的组成部分都需要有蛋白质的参与。五谷杂粮中，豆类含有非常的植物蛋白，谷类本身的蛋白质含量不高，蛋由于是人们的主食，所以仍然是膳食蛋白质的主要来源。

明星五谷：荞麦、小麦、黄豆、绿豆、豌豆、玉米、薏米等。

脂肪

人们对于脂肪有着很深的误解，脂肪是人类身体运转的必要物质，既是人体组织的重要构成部分，又是提供热量的主要物质之一。一向被人们认为是瘦身必备的五谷杂粮其实也蕴含着丰富的脂肪，其中尤以干果坚果类居多。

明星谷物：黄豆、黑豆、杏仁、核桃、花生、芝麻、腰果、榛子等。

五谷杂粮的养生学问

　　五谷杂粮的养生作用众所周知，但并不是每个人都适合吃五谷杂粮。五谷养生是一门大学问，它与源远流长的中医一脉相承，并且与中国的"五行"学说紧密相连。五谷养生不仅要分人群，而且要看体质，此外还有四季顺时养生等。一句话，五谷养生要讲究"天时、地利、人和"。

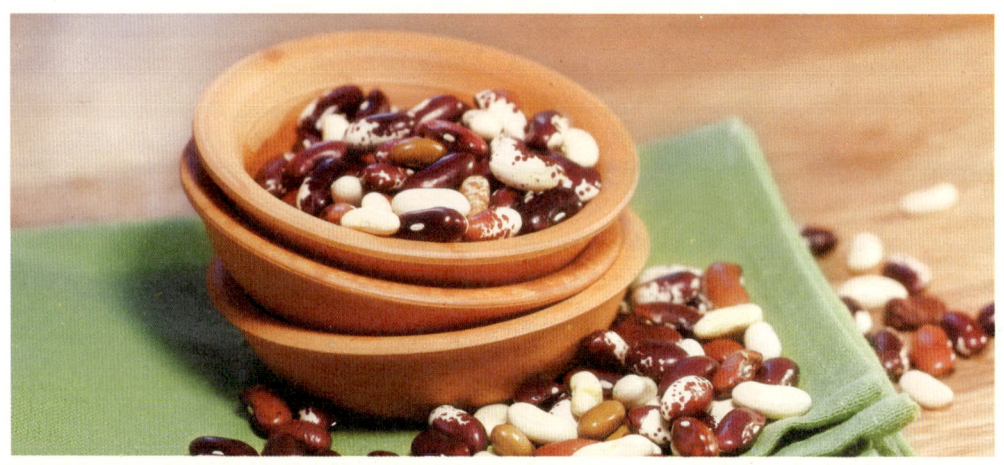

哪些人不适合吃五谷杂粮

　　现在人们追求饮食的多样化，出于健康的长远考虑，很多人逐渐把目光投向了五谷杂粮。但是，吃五谷杂粮好处多，这并不说明可以随便吃。谁来吃、怎么吃，都是有科学依据的。那么，到底哪些人不可以随便吃呢？

消化能力有问题的人	消化能力有问题的人，例如胃溃疡、十二指肠溃疡患者不适合吃五谷杂粮，因为这些食材较粗糙，跟胃肠道发生物理摩擦，会造成伤口疼痛。容易胀气的人，吃多了也不舒服。 提醒：有肠胃疾病的人，别吃太多荞麦类，因为荞麦类很容易引发消化不良的问题；也要慎吃大豆类，避免胀气。
贫血、缺钙的人	谷物的植酸、草酸含量高，会抑制钙质，尤其抑制铁质的吸收，所以缺钙、贫血的人更要科学地食用五谷杂粮。例如，牛奶不能跟五谷饭一起吃，才不会吸收不了钙质。

肾脏病人	肾脏病人需要吃精致白米。因为五谷杂粮的蛋白质、钾、磷含量偏高,当成主食容易吃多,病人身体无法耐受。 另外,肾脏病人保持低蛋白饮食的同时,西瓜之类的水果也要少吃。
糖尿病人	糖尿病人要控制淀粉摄取,如果特别想吃五谷杂粮,就需控制分量。因为五谷杂粮虽然纤维较多,有助于降血糖,医护人员多鼓励糖尿病人吃,但一旦糖尿病合并肾病变,这时就不能吃杂粮饭,得回过头来吃精白米,不少病人因此困惑不已。
痛风病人	痛风病人吃多了豆类,会引发尿酸增高,因此豆类摄取量要低。

五谷杂粮与四季养生

"天人合一"、"天人相应"是中国哲学的指导思想,在日常生活中,人们也特别注重顺应天时。在"天人相应"的基础上,传统中医主张顺应四季以及节气调养身体,才可达到事半功倍的效果。春三月,此谓发陈;夏三月,此谓蕃秀;秋三月,此为容平;冬三月,此谓闭藏。根据四季的不同特点采取不同的调养方案,是中医的四季养生之道。

春季是万物复苏的季节,阳气初生,生机盎然。人的身体在经过漫长的冬季之后,各项机能也重新被激活,其中肝脏机能旺盛,要特别注意的是对肝脏的保养。此外,春季万物生长,同时也是各类病菌滋生的季节,对于体质差些的人群来说,稍不留意就会染上疾病。因此,春季养生要注重护体养阳,慎避风寒,饮食以清淡为主,符合平补的原则。

推荐五谷: 荞麦、黄豆、红豆、山药、红薯、燕麦、核桃、花生等。

夏季天气炎热且多雨水,湿气较重。这个季节人们新陈代谢旺盛,汗易外泄。很容易感到精神困顿、四肢乏力,喜欢享受空调带来的清凉,但是如果长时间呆在空调环境中或空调温度过低,反而会对身体无益,引发一系列的"空调病"。中医认为夏天内应于心,心主血脉,其液为汗,正常的排汗有利于体内暑气的外泄。另一方面,汗出过多,也容易损伤心气,导致胸闷、心慌等心气不足症状。因此,夏季养生要以益气养心、清热解暑为主,饮食同样主张清淡,不能过于寒凉,亦不能过饱。

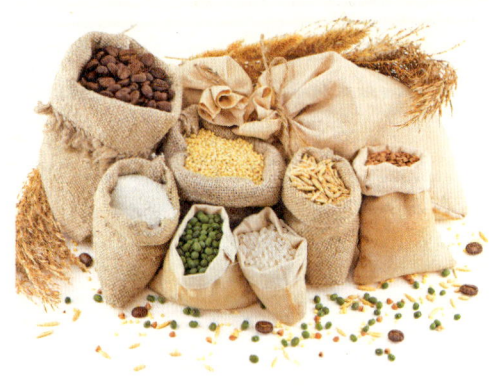

推荐五谷: 大麦、小麦、绿豆、小米、薏米、莲子、豇豆、红豆等。

秋季气候干燥、天气渐凉,燥邪最易伤身。这时人们身体各部位普遍会出现不同程度的干燥感,比如口干舌燥、皮肤干燥、大便干结等。因此秋季养生要以养阴润燥、滋阴润肺为主,饮食讲究清润、多酸,多吃生津润肺的食物。同时秋季阳消阴长,人体阳气逐渐内敛而阴精之气日盛。正所谓"春夏养阳,秋冬养阴",人要与季节相和,劳逸结合,避免过度运动,以免损伤阴精之气。

推荐五谷: 高粱、芝麻、黄豆、玉米、芋头、糯米、黑米、板栗等。

冬季是中医滋补养生的最佳季节,此时气候寒冷、草木凋零,世间万物都进入到一种类似冬眠的沉寂状态。人也应该顺应天时,应时而养,匿藏精气。冬季应该选择温阳补肾、热量较高的食物,也可在膳食当中适量加入滋补性的药材,以提高机体的耐寒能力。日常生活中也要注意保暖,忌吃生冷食物。

推荐五谷: 南瓜、龙眼、红枣、黑豆、紫米等。

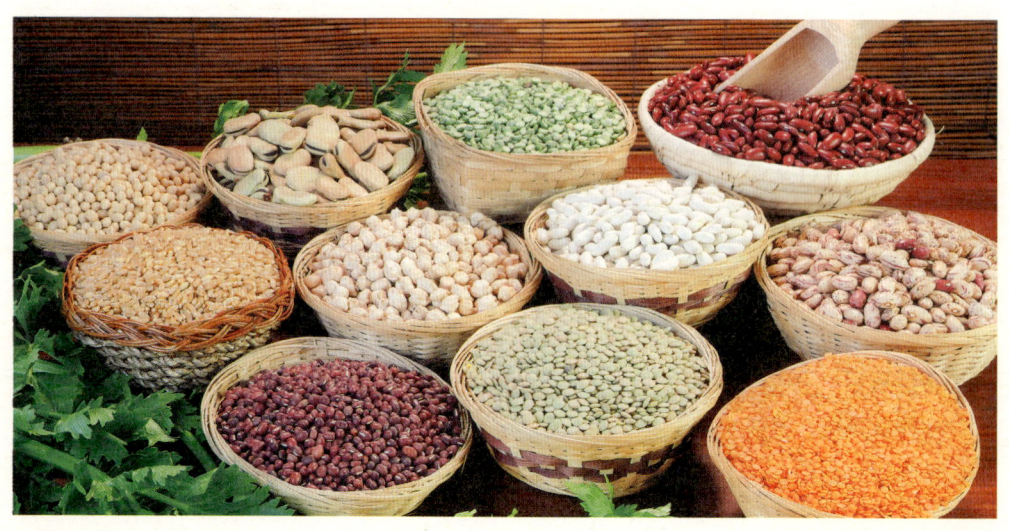

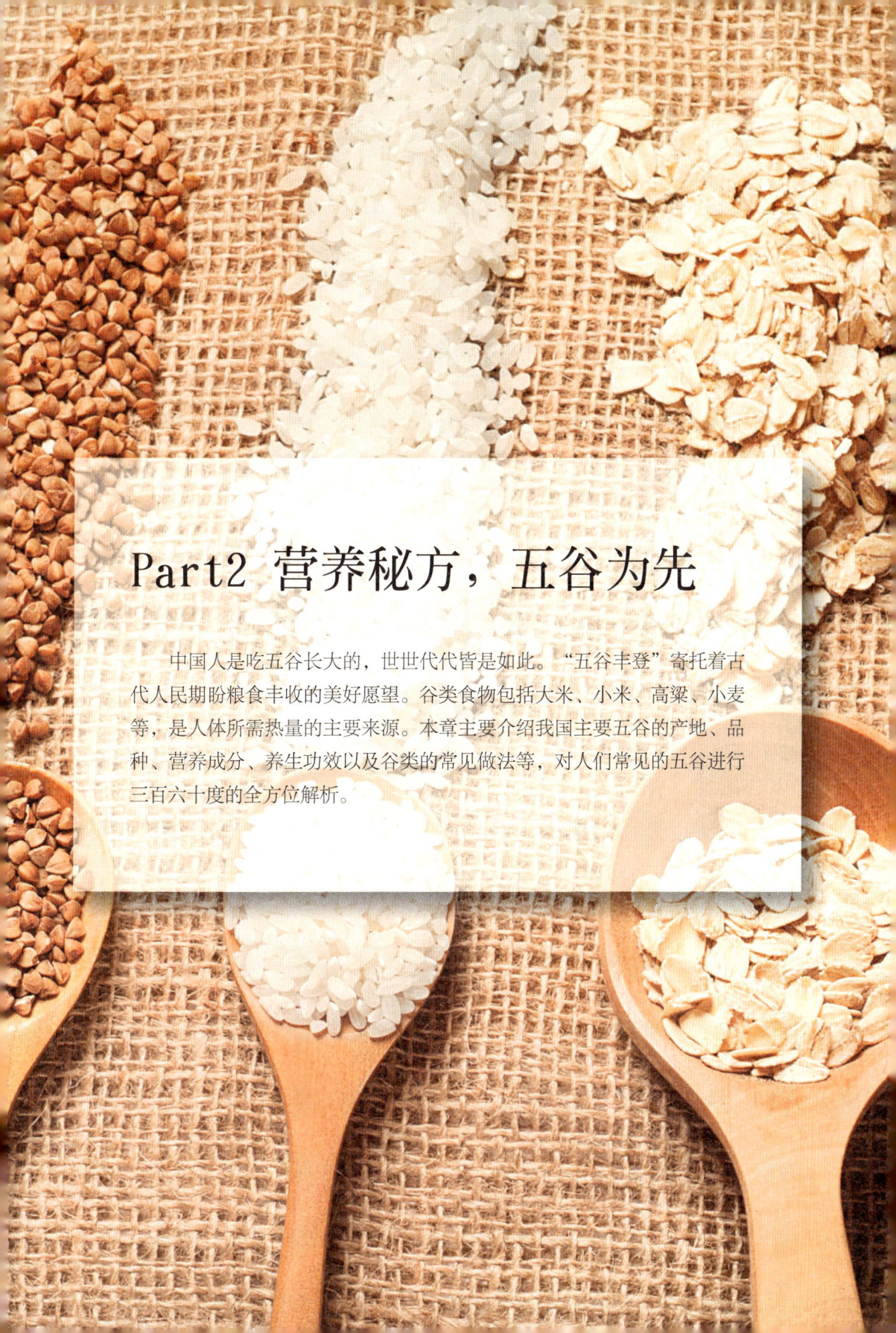

Part2 营养秘方，五谷为先

中国人是吃五谷长大的，世世代代皆是如此。"五谷丰登"寄托着古代人民期盼粮食丰收的美好愿望。谷类食物包括大米、小米、高粱、小麦等，是人体所需热量的主要来源。本章主要介绍我国主要五谷的产地、品种、营养成分、养生功效以及谷类的常见做法等，对人们常见的五谷进行三百六十度的全方位解析。

大米

养颜护肤、健脾和胃

大米是最常见的主食，含有大量碳水化合物，约占79%，是热量的主要来源。其味甘淡，其性平和，每日食用，是滋补之物。

别名：稻米、粳米、粮米
性味归经：性平，味甘，入脾、胃经
产地：中国各地均广泛分布

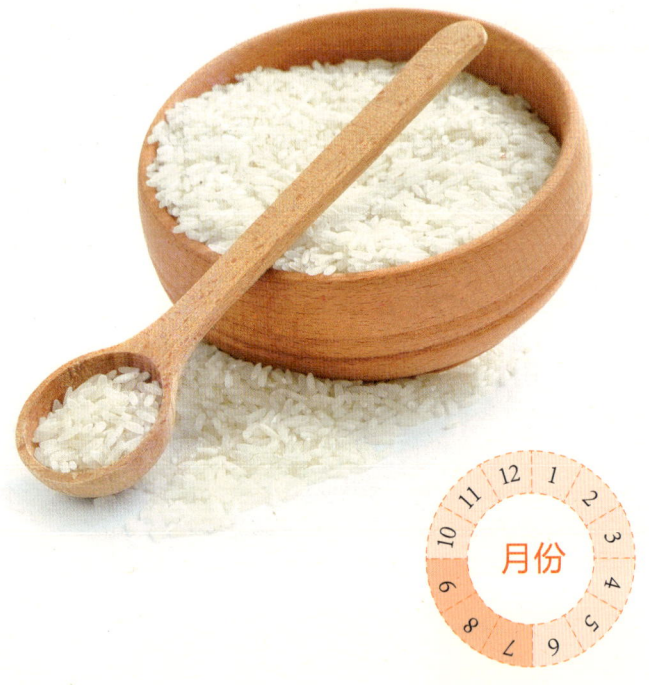

盛产期：夏秋季

◎ 营养成分表 ◎ 以每100克为例

热量..........1447.66千焦	维生素E..........0.46毫克
蛋白质..........7.4克	钙..........13毫克
脂肪..........0.8克	钠..........3.8毫克
膳食纤维..........0.7克	铁..........2.3毫克
碳水化合物..........77.2克	
维生素B_1..........0.11毫克	
维生素B_2..........0.05毫克	
烟酸..........1.9毫克	

养生功效

① 降血压
大米所含的优质蛋白质可使血管保持柔软，达到降血压的效果。

② 预防动脉硬化
大米所含的水溶性食物纤维可将肠内的胆酸汁排出体外，预防动脉硬化等心血管疾病。

③ 养颜护肤
大米提供丰富的维生素、谷维素、花青素等营养成分，具有护肤的功效，并可补充肌肤所缺失的水分，使皮肤充满弹性。

④ 促进消化吸收
大米可刺激胃液分泌，有助于消化，且能帮助脂肪的吸收，也能使奶粉中的酪蛋白形成疏松柔软的细小凝块，有助于婴幼儿的吸收。

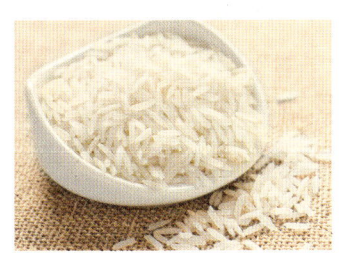

人群宜忌

宜 一般人群均可食用，是老弱妇孺皆宜的食物，病后脾胃虚弱或烦热口渴的病人更为适宜。

忌 糖尿病患者不宜吃米饭，因为大米富含淀粉，淀粉在人的体内会转化成糖。

搭配宜忌

✅ **相宜食物**

大米 + 杏仁	→ 辅助治疗痔疮、便血
大米 + 绿豆	→ 清热解暑，利尿消肿
大米 + 红豆	→ 有利营养的吸收
大米 + 瘦肉	→ 祛痰散结，消肿止痛
大米 + 菠菜	→ 养血润燥
大米 + 莲藕	→ 健脾益血，开胃止泻
大米 + 豆角	→ 健脾补胃
大米 + 黑米	→ 开胃益中，明目活血

❌ **相忌食物**

大米 + 牛奶	→ 不利于维生素A的消化、吸收
大米 + 蜂蜜	→ 易引起胃痛

多吃粗粮少生病 Part2 营养秘方，五谷为先

保 存

为了保持大米口感的良好，可在米缸底层撒上约一寸厚的草木灰，铺上白纸或纱布，再倒入晾干的大米，密封后，置于干燥、阴凉处，这样处理的大米可长期储存。

储存时还可以在大米堆里放些蒜瓣防虫。食用时，如果大米中有蒜味，只要淘米时用手多搓几次即可。

选 购

大米是人们日常饮食中的主食，购买大米时，可以从颜色、气味等方面来判断其品质优劣：

❶ 看颜色：
一是看新米色泽是否呈透明玉色状，未熟粒米可见青色；二是看新米"米眼睛"（胚芽部）的颜色是否呈乳白色或淡黄色，陈米颜色较深或呈咖啡色。

❷ 闻气味：
新米有股浓浓的清香味；陈谷新轧的米少清香味，而存放一年以上的陈米只有米糠味，没有清香味。

❸ 尝味道：
新米含水量较高，吃上一口感觉很松软，齿间留香；陈米则含水量较低，吃上一口感觉较硬。

生活妙招

1. 用淘米水清洗猪肠、猪肚，比用食盐、明矾擦洗更省时、干净。
2. 将未切、未剥皮的蔬菜、瓜果放在淘米水中浸泡5～6分钟，淘米水中的碱便会与果蔬上残留的农药发生反应，使农药失去全部或大部分毒性，再用清水冲洗干净，一般就不会中毒了。
3. 用淘米水泡发海带、墨鱼、干笋等干货，既容易泡胀、洗干净，而且容易熟透。
4. 先把米用清水淘一道，再用温开水淘米，把这道的淘米水装到小的干净的容器里，找一小块纱布，可以给婴儿擦一擦牙齿和口腔，起到清洁、清火、清除口味的功效。

家庭成员

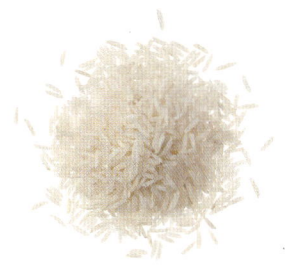

湖南猫牙米

一种杂交米,以湖南生产的为佳。猫牙米外形细长,两端尖尖,形似猫牙,故被称为"猫牙米"。

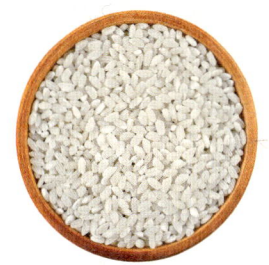

东北圆粒香

米粒圆润整齐,香味奇特,且有挥发性,蒸煮出的米饭软滑可口,是东北大米中的粮中珍品。

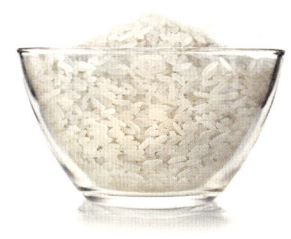

五常稻花香

米粒均匀,色泽光亮,是黑龙江粳稻的一种,属于长粒。水稻秧苗散发一种香气,大米也非常香。

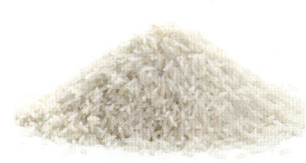

马坝油黏米

是广东省曲江县传统的优质水稻品种,以米粒细小、质地硬韧、晶莹透明、油脂量高而著称。

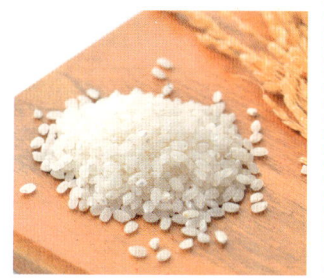

宁夏珍珠米

颗粒饱满,色泽洁白,营养丰富,用其蒸成的米饭洁白晶莹,黏而不腻,味道极佳。

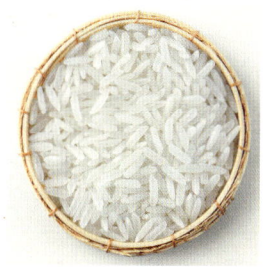

泰国香米

原产于泰国的长粒型大米,是籼米的一种,因其香糯的口感和独特的露兜树香味享誉世界。

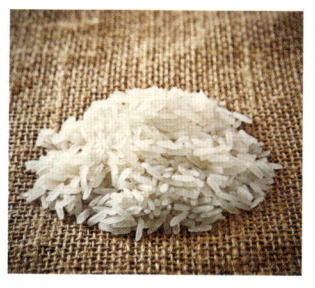

北大荒大米

颗粒饱满,质地坚硬,色泽清透。饭粒油亮,香味浓郁,蒸煮后出饭率高,黏性较小,米质较脆。

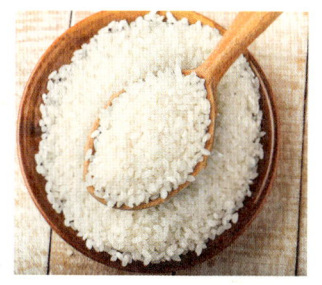

延边大米

米粒呈椭圆形,蒸煮时可散发出浓郁的饭香味,米饭口感柔软,黏性适中,适口性好。

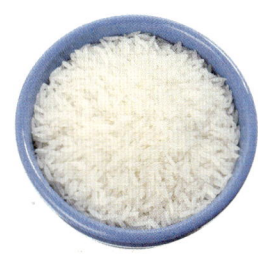

长寿米

长寿米形长,颗粒饱满,色泽晶莹,含多种人体必不可少的微量元素,是钟祥人长寿的重要因素。

Part2 营养秘方,五谷为先 —— 多吃粗粮少生病

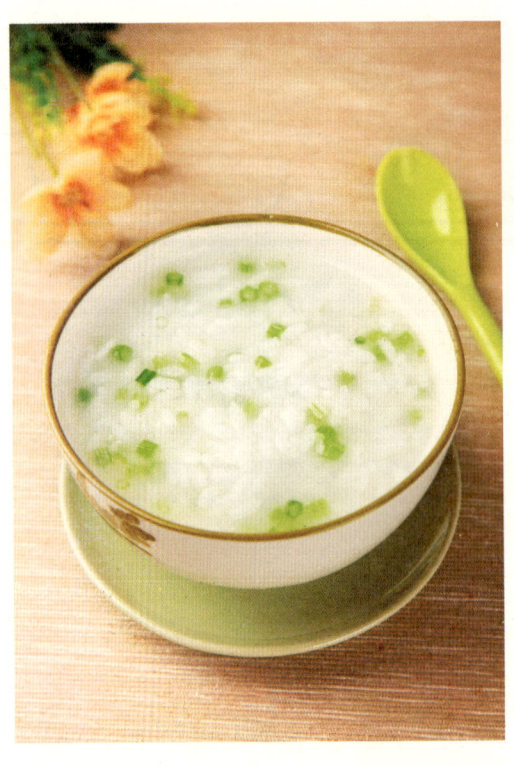

增强免疫力

芹菜大米粥

原料
水发大米…120克
芹菜………45克

调料
无

做法
1. 洗好的芹菜切成丁，待用。
2. 砂锅中注水烧热，倒入洗好的大米搅匀，盖上盖，烧开后用小火煮约10分钟，揭盖，倒入备好的芹菜，搅拌搅匀。
3. 盖上盖，用小火续煮约20分钟至食材熟透。
4. 揭盖，略微搅拌一会儿。关火后盛出煮好的粥，装入碗中即可。

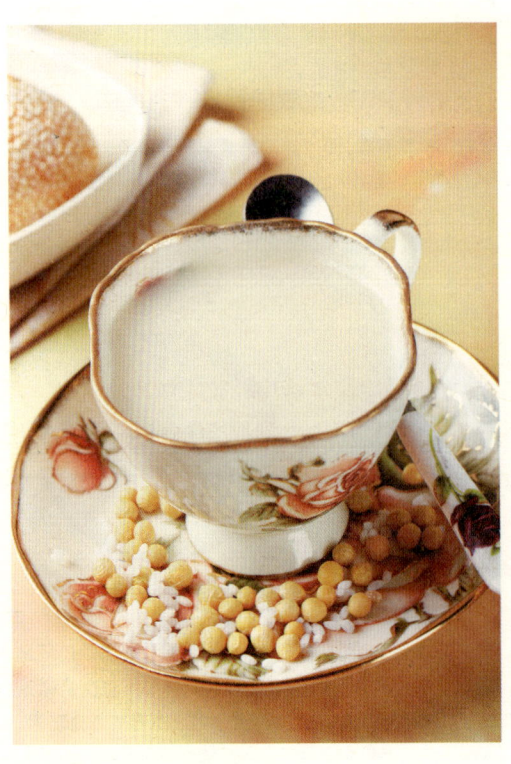

养心润肺

补肺大米豆浆

原料
水发黄豆…40克
水发大米…40克

调料
无

做法
1. 把已浸泡8小时的黄豆、浸泡4小时的大米装入碗中，注入适量清水，用手搓洗干净，倒入滤网中，沥干水分。
2. 将黄豆、大米倒入豆浆机中，注入清水，至水位线，盖上豆浆机机头，开始打浆，待豆浆机运转约15分钟，即成豆浆。
3. 将豆浆机断电，取下机头，把煮好的豆浆倒入滤网滤取豆浆，稍凉后即可饮用。

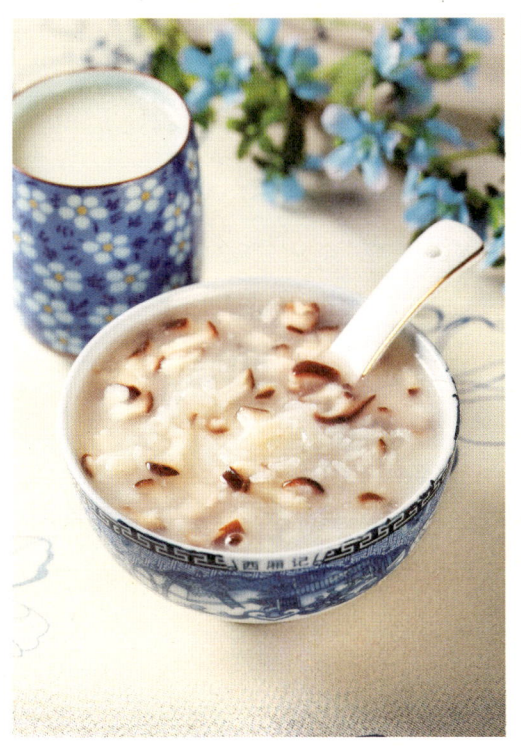

 **补脾益气**

香菇大米粥

原料
水发大米……120 克
鲜香菇……30 克

调料
盐、食用油各适量

做法

1. 洗好的香菇切成丝，改切成粒，备用。
2. 砂锅中注水烧开，倒入洗净的大米搅拌均匀，盖上盖，烧开后用小火煮约 30 分钟至大米熟软。
3. 揭盖，倒入香菇粒，搅拌匀，煮至断生。
4. 加入少许盐、食用油，搅拌片刻至食材入味。关火后盛出煮好的粥，装入碗中，待稍微放凉即可食用。

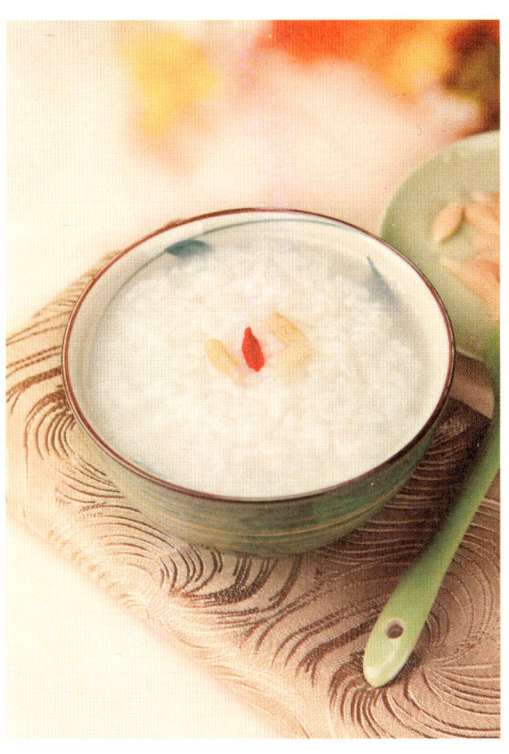

 **开胃消食**

麦冬大米粥

原料
水发大米……120 克
麦冬……25 克

调料
冰糖……30 克

做法

1. 砂锅中注水烧热，放入洗净的麦冬，盖上盖，用中火煮约 30 分钟，至其析出有效成分，揭盖，捞出药材。
2. 倒入洗净的大米，拌匀，盖上盖，烧开后用小火煮约 30 分钟，至大米熟透。
3. 揭盖，加入适量冰糖拌匀，用中火煮至溶化，关火后盛出煮好的大米粥，装入碗中即成。

小米

滋阴养血、祛斑抗衰

中国北方通称谷子,去壳因其粒小而被称为小米。它性喜温暖,适应性强,起源于中国黄河流域,在中国已有悠久的栽培历史,是中国古代的"五谷"之一。现主要分布于中国华北、西北和东北各地区。

别名:粟米、稞子、秣子、黏米、白梁粟、粟谷

性味归经:性凉,味甘、咸,入胃、脾、肾经

产地:中国北方地区,以山西沁县最为盛名

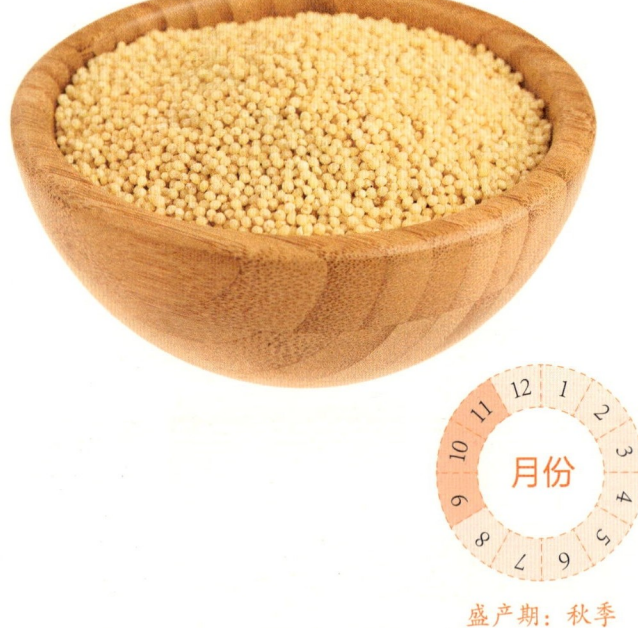

盛产期:秋季

◎ 营养成分表 ◎ 以每100克为例

热量............1497.9千焦	维生素E............3.63毫克
蛋白质............9克	钠............4.3毫克
脂肪............3.1克	钙............41毫克
碳水化合物............73.5克	铁............5.1毫克
膳食纤维............1.6克	
维生素B₁............0.33毫克	
维生素B₂............0.1毫克	
烟酸............1.5毫克	

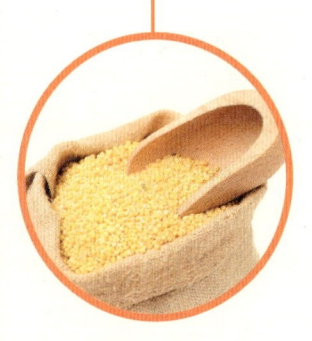

养生功效

① 富含维生素
小米因富含维生素B_1、维生素B_{12}等,具有防止消化不良及口角生疮的功效。

② 治恶心
小米具有防止反胃、呕吐的功效。

③ 滋阴养血
小米还具有滋阴养血的功能,可以使产妇虚寒的体质得到调养,帮助她们恢复体力。

④ 祛斑抗衰
小米具有减轻皱纹、色斑、色素沉着的功效。

⑤ 滋阴壮阳
小米内含有多种对性有益的功能因子,能壮阳、滋阴,促进优生。

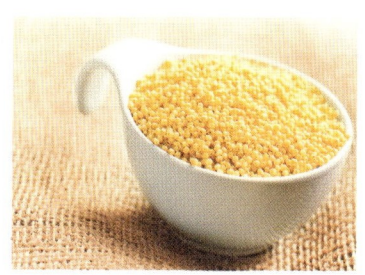

人群宜忌

宜 一般人均可食用,尤其是老人、病人、产妇宜用的滋补品。

忌 素体虚寒、小便清长者少食。

搭配宜忌

✓ 相宜食物

小米 + 鸡蛋	→ 提高蛋白质的吸收率
小米 + 黄豆	→ 健脾和胃,益气宽中
小米 + 洋葱	→ 生津止渴,降脂降糖
小米 + 苦瓜	→ 清热解暑
小米 + 红枣	→ 开胃养颜
小米 + 绿豆	→ 营养成分互补
小米 + 红糖	→ 补虚,补血
小米 + 桑葚	→ 保护心血管健康

✗ 相忌食物

| 小米 + 杏仁 | → 不易消化 |
| 小米 + 虾皮 | → 易致恶心、呕吐 |

多吃粗粮少生病

Part2 营养秘方,五谷为先

保 存

小米营养丰富,可将小米放在干燥、密封效果好的容器内,置于阴凉处保存即可。

储藏前水分过大时,不能曝晒,可阴干。储藏前应去除糠杂。储藏后若发现吸湿脱糠、发热时,要及时出风过筛,除糠降温,以防霉变。小米易遭蛾类幼虫等危害,发现后可将生虫部分排出,单独处理。

选 购

小米体型小,可以从外形、气味等方面去挑选。

❶ 观外形:
优质小米米粒大小、颜色均匀,呈乳白色、黄色或金黄色,有光泽,很少有碎米,无虫,无杂质。

❷ 闻气味:
优质小米闻起来具有清香味,无其他异味。严重变质的小米,手捻易成粉状,碎米多,闻起来微有霉变味、酸臭味、腐败味或其他不正常的气味。

❸ 尝味道:
优质小米尝起来味佳,微甜,无任何异味;劣质小米尝起来无味,微有苦、涩味及其他不良滋味。

生活妙招

1.将小米水慢慢地澄清,再取上面的清水部分来洗脸,面部肤色可变白而细腻。这种淘米水更适合油性肤质的朋友使用,因为用它洗脸后面部不会再过分光亮。注意:用淘米水洗脸后,再用3倍的清水洗净。

2.用小米水洗手,不仅能去污,还可使皮肤滋润光滑。

3.用小米水刷洗碗碟,不仅去污力强,还不含化学物质,胜过洗洁剂,经济又实用。

家庭成员

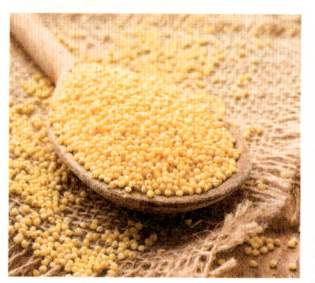

陕北小米

色泽金黄,颗粒浑圆,黏糯芳香,小米可蒸可煮,熬成粥,黏糊性强,回味悠长,喝之满口泛香。

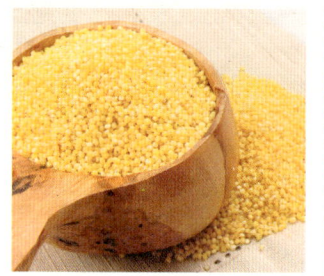

米脂小米

是陕北黄土高原米脂县的一种特产,晶莹透亮,质优味香,焖成干饭,香甜爽口,越嚼越香。

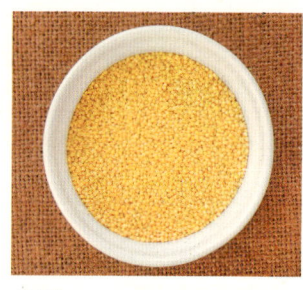

金米

又称"金谷",米色金黄,黏粘味香,米质优异,营养丰富,居中国四大名米之首。

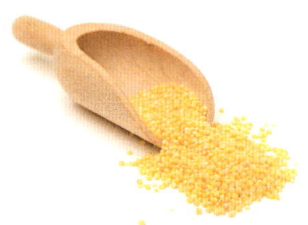

龙山小米

是章丘的著名特产,全国四大名米之一,龙山"三珍"之首,素有"龙米"之称。

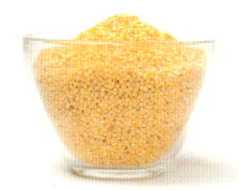

沁州黄小米

从清朝康熙年间进入皇宫成为贡米,历经300年品质不衰,享誉华夏,营养价值也高于一般小米。

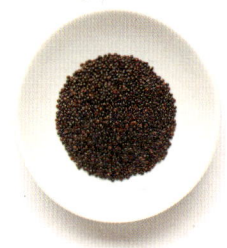

山西黑小米

黑小米是近年来国内外盛行的保健食品之一,淀粉、蛋白质和粗脂肪的含量均高于普通小米。

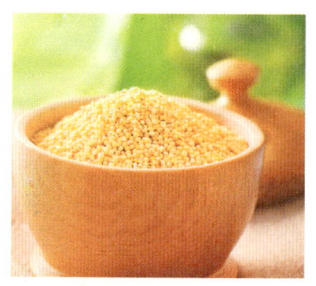

大宁红皮小米

中国地理标志产品,历来有"赛参汤"之美称,其颗粒均匀饱满,色泽嫩黄柔和,营养丰富易煮熟。

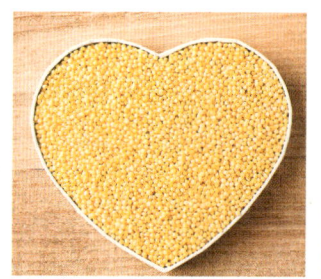

广灵小米

广灵小米驰名已久,其颗粒光洁、色泽金黄,营养丰富,做米饭、熬稀粥都是黏而滑润,香甜可口。

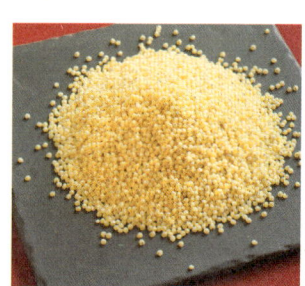

武安小米

武安是中国小米之乡,武安小米以色泽微黄、粒小、入口绵甜糯香、营养丰富而深受消费者欢迎。

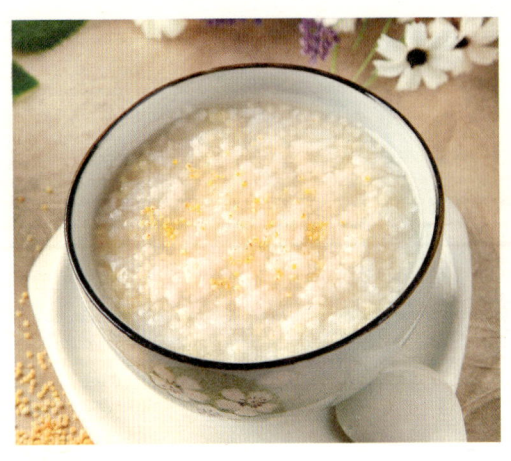

益气补血
大米小米粥

原料

水发大米...50 克
水发小米...50 克

调料

白糖..........10 克

做法

1. 砂锅中注入适量清水烧开。
2. 倒入洗净的小米，放入备好的大米。
3. 盖上盖，烧开后用小火煮约 20 分钟，至食材熟透。
4. 揭盖，加入适量白糖，搅拌一会儿，用中火煮至溶化。
5. 关火后盛出煮好的小米粥，装在碗中即成。

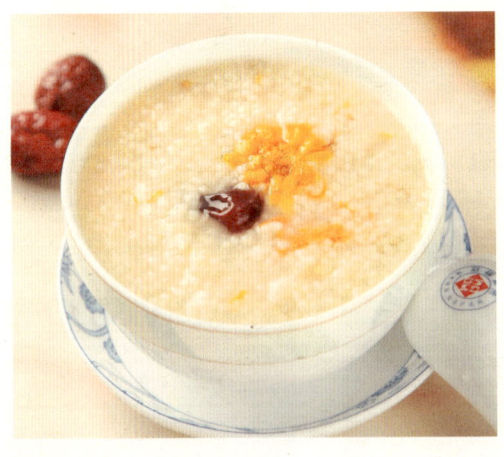

健脾和胃、补益虚损
合欢花小米粥

原料

小米..........150 克
红枣..........10 克
菊花、合欢花.......各 5 克

调料

冰糖..........少许

做法

1. 砂锅中注入适量清水，倒入洗好的小米，拌匀。
2. 放入洗好的合欢花、红枣、菊花，拌匀。
3. 盖上盖，用大火煮开后转小火，续煮 1 小时至食材熟透。
4. 揭盖，倒入冰糖，拌匀，煮至溶化。
5. 关火后盛出煮好的粥，装入碗中，待稍微放凉后即可食用。

生津止渴

小米山药饭

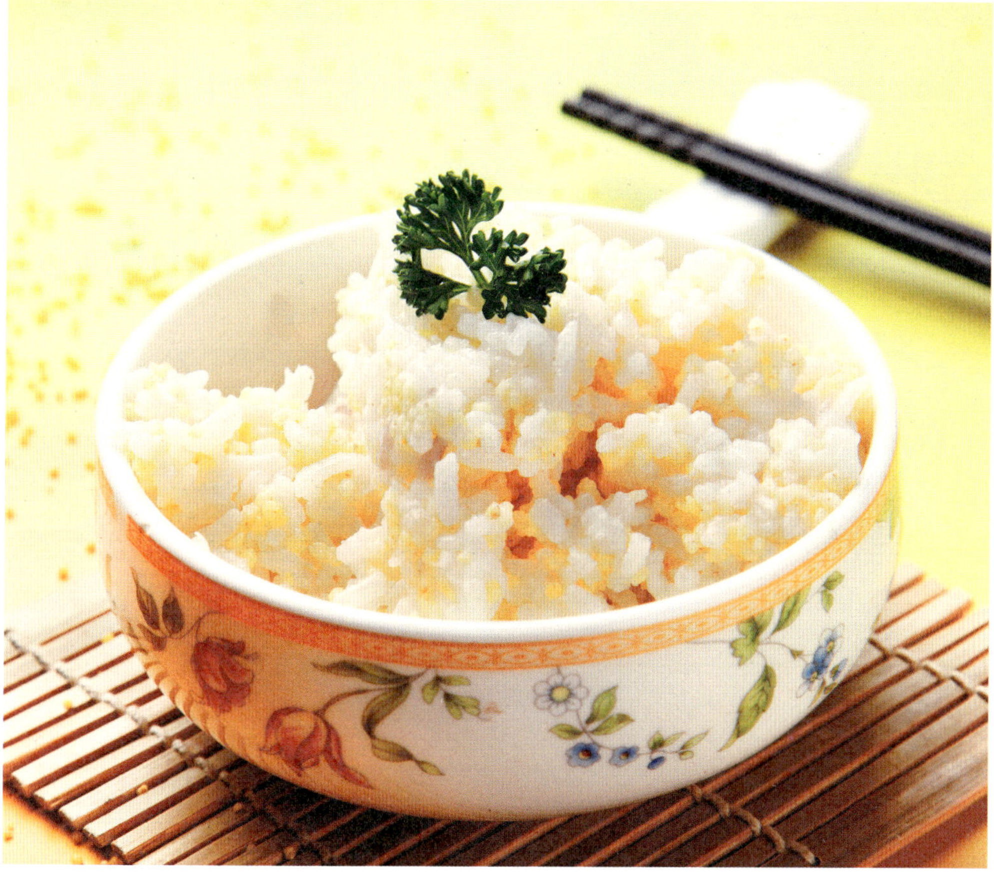

原料

水发小米…30克
水发大米…50克
山药………50克

Tips：山药块最好浸入清水中，以免氧化变色，影响成品成色。

做法

1. 将洗净去皮的山药切小块。
2. 备好电饭锅，打开盖，倒入山药块。
3. 放入洗净的小米和大米，注入适量清水，搅匀。
4. 盖上盖，按功能键，调至"五谷饭"图标，进入默认程序，煮至食材熟透。
5. 按下"取消"键，断电后揭盖，盛出煮好的山药饭即可。

Part2 营养秘方，五谷为先 — 多吃粗粮少生病

糯米

补养胃气、补虚填精

糯米是糯稻的种仁，北方称江米，南方叫糯米，是家常经常食用的粮食之一。它可以煮粥食用，也可以用来酿酒。其所产的热量比一般粮谷都高，特别适宜老年人晨间食用，因此自古被列为营养上品。因其香糯黏滑，常被用以制成风味小吃，深受大家喜爱。

别名：元米、江米

性味归经：性温，味甘，入脾、胃、肺经

产地：中国大陆均广泛分布

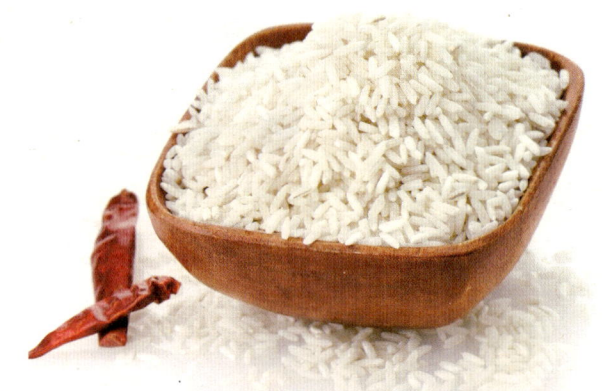

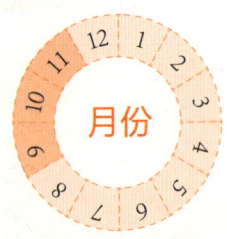

月份

盛产期：秋季

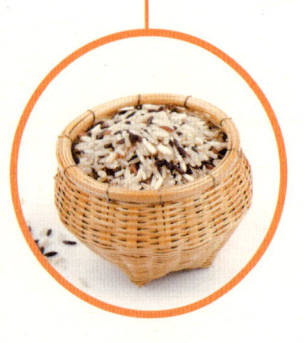

◎ 营养成分表 ◎ 以每100克为例

热量............1456.03千焦	维生素E............1.29毫克
蛋白质............7.3克	钙............26毫克
脂肪............1克	钠............1.5毫克
碳水化合物............77.5克	铁............1.4毫克
膳食纤维............0.8克	
维生素B$_1$............0.11毫克	
维生素B$_2$............0.04毫克	
烟酸............2.3毫克	

养生功效

❶ 适合多种病症
糯米适宜多汗、血虚、脾虚、体虚、肺结核、神经衰弱等症患者食用，对于哮喘、支气管炎等慢性病患者以及恢复期的病人，都是一种很好的营养食品。且糯米有收涩作用，对尿频、盗汗有较好的食疗效果。

❷ 补养胃气
糯米适宜煮成稀薄粥，这样不仅营养丰富、有益滋补，且极易消化吸收，可补养胃气，对脾胃虚寒、食欲不佳、腹胀腹泻有一定缓解作用，故古语有云"糯米粥为温养胃气妙品"。

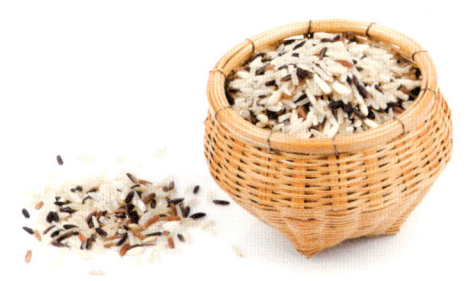

人群宜忌

宜 一般人群均可食用。适宜体虚多汗、头晕眼花、脾虚腹泻之人食用；适宜肺结核、神经衰弱、病后产后之人食用。

忌 湿热痰火偏盛之人忌食；咳嗽痰黄、腹胀之人忌食；糖尿病患者、小孩慎食。

搭配宜忌

✅ 相宜食物

糯米 + 红枣	→ 温中祛寒
糯米 + 红豆	→ 防治腹泻、水肿
糯米 + 黑芝麻	→ 补脾胃，益肝肾
糯米 + 板栗	→ 补中益气
糯米 + 山药	→ 补脾胃，益肝肾
糯米 + 莲子	→ 益气和胃，补脾养肺，强健骨骼和牙齿
糯米 + 银耳	→ 滋阴润肺，养胃生津，嫩肤美容
糯米 + 百合	→ 补气养血，消疲健身

❌ 相忌食物

糯米 + 鸡肉	→ 可能会导致消化不良
糯米 + 苹果	→ 不易消化

保 存

糯米的营养价值高，要选择合适的储存方法来保证品质：

1. 通风储存法：可将糯米放在干燥、密封效果好的容器内，置于阴凉处保存即可。
2. 冰箱冷藏法：可以用小袋子分装，放入冰箱的冷藏室内冷藏保存。
3. 瓶装储存法：将糯米装进大的塑料瓶里，装满，将瓶盖拧好，放在阳光下，这样可以保存较长时间。注意，瓶盖一定要拧紧。
4. 花椒防虫法：花椒是天然的抗氧化剂，又有特殊气味，用锅煮花椒水，凉后将布袋浸泡于其中，捞出晾干后，把晾干的糯米倒入处理过的布袋中，再用纱布包些花椒，分放在糯米的各部分，扎袋后置于阴凉通风处。
5. 塑料袋贮藏法：选用无毒的塑料袋若干个，每两个套在一起备用，将晾干的糯米装入双层袋内，装好之后挤掉袋中的残余空气，用绳扎紧袋口，使袋内糯米和外界环境隔绝，可长期保鲜。
6. 蒜瓣防虫法：将糯米放在阴凉通风处，糯米堆里放些蒜瓣即可防虫。食用时，如果糯米中有蒜味，只要淘米时用手多搓几次即可。
7. 草木灰吸湿法：在糯米缸底层撒上约一寸厚的草木灰，铺上白纸或纱布，再倒入晾干的糯米，密封后，置于干燥、阴凉处，这样处理的糯米可长期储存。

选 购

糯米口感好，受人青睐，选购糯米时，可以从外形和颜色来判断其品质优劣：

❶ 观外形：

糯米有两个品种：一种是椭圆的，挑的时候看它是否粒大饱满；还有一种是细长尖尖的，这种挑的时候看是否发黑或坏掉，出现此情况则不宜购买。不要选择米粒较大的糯米，有爆腰的陈米不宜购买。

❷ 看颜色：

糯米的颜色雪白，如果发黄且米粒上有黑点儿，就是发霉了，不宜购买。糯米是白色不透明状颗粒，如果糯米中有半透明的米粒，则是滥竽充数，掺了大米。

❸ 看腰纹：

陈米的米粒上会"爆腰"。仔细看米粒的中间，有"横纹"的叫做"爆腰"。

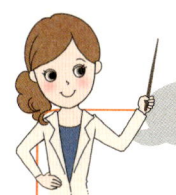

生活妙招

1. 取土豆去皮洗净，和糯米一同放入蒸锅，不要掺在一起，蒸30分钟，直至酥烂。将土豆切小块放入搅拌机，再倒入糯米、蜂蜜、冷开水，搅拌均匀。将糯米土豆蜂蜜泥倒入玻璃器皿，待冷却后即可使用，即成土豆面膜。

2. 把淘糯米的水存放一段时间后，用沉淀的部分混合洗发水冲洗头发，可以达到很好的洗发效果。

家庭成员

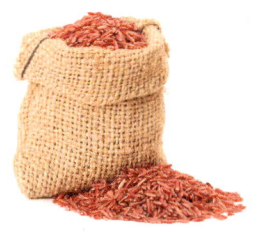

红糯

红糯米原称为红栗米，富含蛋白质、铁质及维生素A，有保护眼睛之效，适合妇女产前产后滋补。

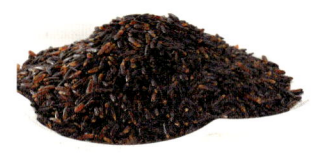

黑糯

黑糯是带有紫红色种皮的大米，又称为血糯米，有补血养气功效，长吃可健身，也可泡酒。

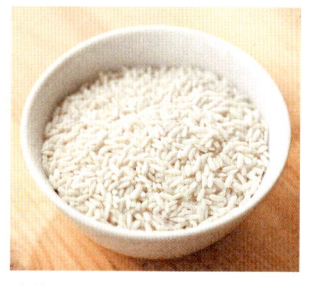

白糯

米粒细长，颜色呈粉白、不透明状，黏性强，口感甜腻，适合做粽子、酒酿、汤圆、米饭等。

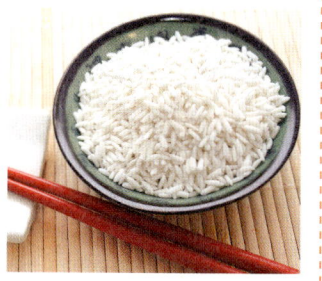

香禾糯

香禾糯中蛋白质和人体必需赖氨酸含量都超过一般优质稻米，气味香醇，被称为"糯中之王"。

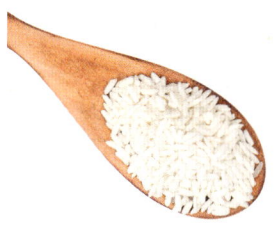

香米糯

香米糯米质优良，颗粒整齐，口感润滑香软，清香回甜，因此赢得了广大消费者的喜爱。

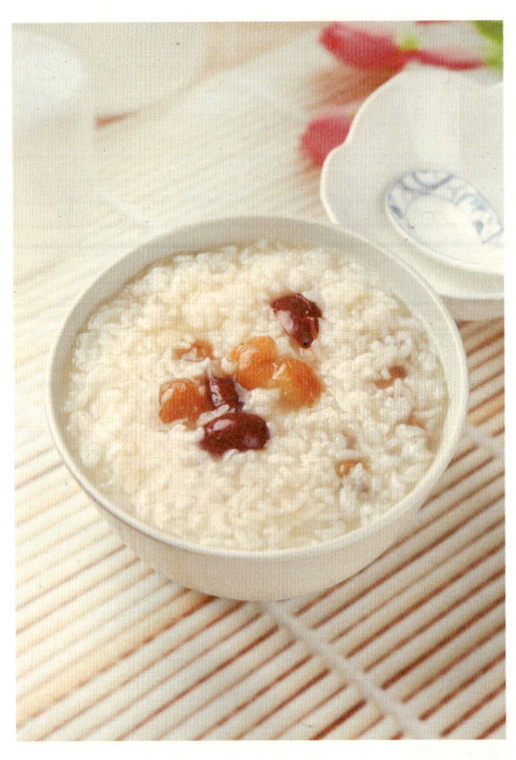

补中益气、健脾养胃
桂圆红枣糯米稀饭

原料

水发糯米...120 克
水发大米...150 克
桂圆肉......15 克
红枣..........少许

调料

无

做法

1. 红枣洗净切开，去核，把果肉切成小块。
2. 砂锅中注入适量清水烧热，倒入备好的大米、糯米、红枣，撒上桂圆肉，搅拌匀。
3. 盖上盖，烧开后用小火煮约 30 分钟至米粒熟透。
4. 揭盖，搅拌几下，关火后盛出煮好的稀饭，装入碗中，待稍微冷却后即可食用。

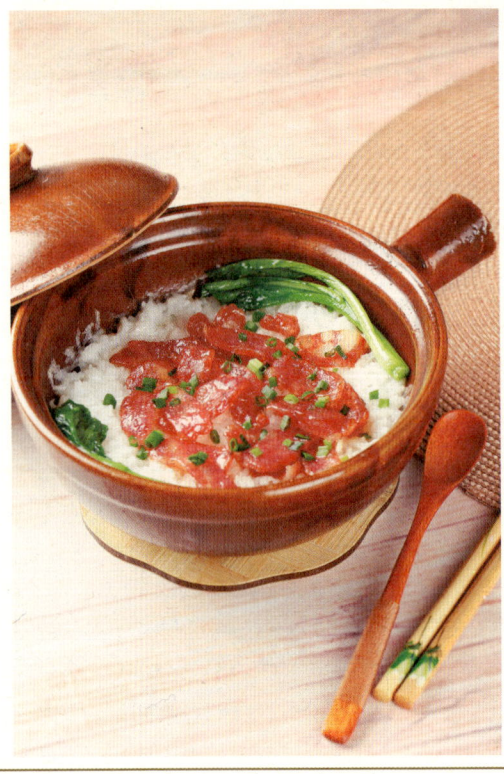

促进食欲、增强免疫力
腊肠糯米香饭

原料

水发糯米...100 克
腊肠..........40 克
菜心..........10 克

调料

葱花..........少许
猪油、食用油
........各适量

做法

1. 锅中注水烧开，倒入食用油，放入菜心，拌匀，煮至其断生，捞出菜心，沥干水分。
2. 热锅注油，倒入片状腊肠，略炒一会儿后盛出，装盘，砂锅中注水烧开，倒入糯米拌匀，加入猪油拌至溶化，盖上盖。
3. 烧开后用小火煲煮约 25 分钟，揭盖，倒入腊肠，盖上盖，用小火续煮约 15 分钟，揭盖，撒上葱花，盖上盖，焖煮一会儿。揭盖，关火后，放入菜心摆好即可。

开胃消食、增强免疫力

豌豆糯米小米豆浆

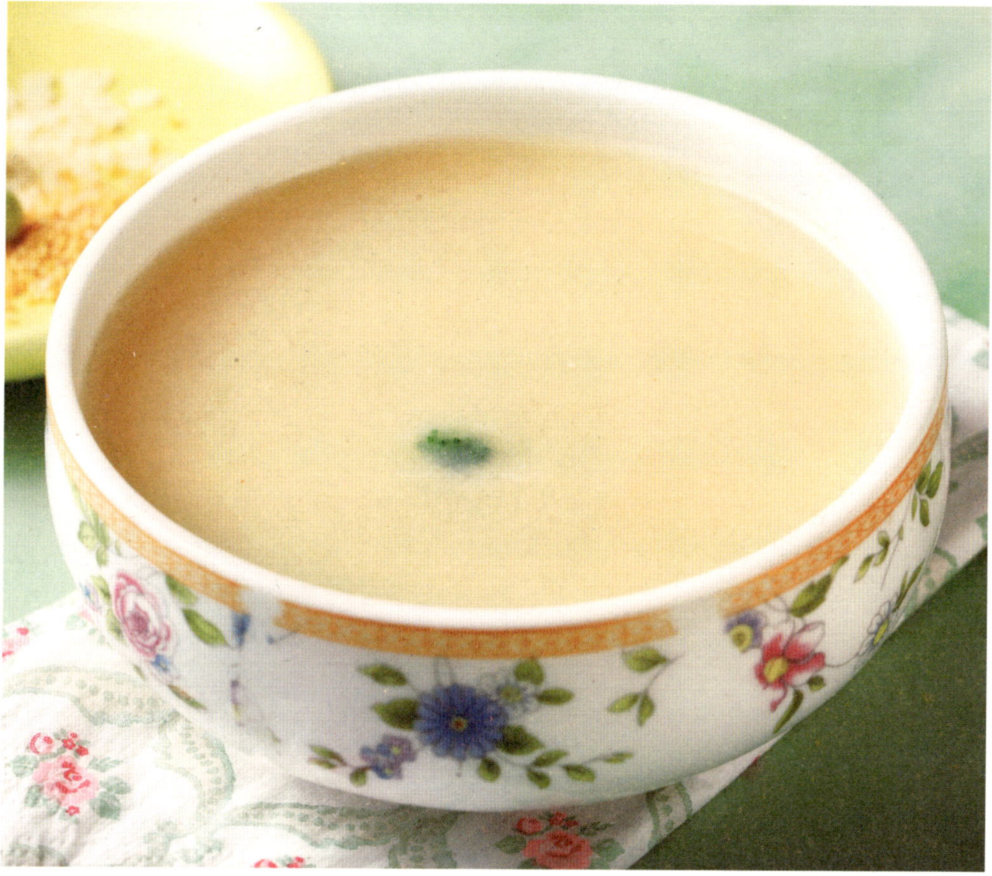

原料

糯米..........10克
小米..........10克
豌豆..........50克

调料

无

Tips：此款豆浆也可以不用过滤，味道会更醇厚。

做法

1. 将糯米、豌豆、小米倒入碗中，注入适量清水，用手搓洗干净后倒入滤网，沥干水分，待用。
2. 将所有食材倒入豆浆机中，注入清水至水位线。
3. 盖上豆浆机机头，选择"五谷"程序，再选择"开始"键，开始打浆，待豆浆机运转约20分钟，将豆浆机断电。
4. 取下机头，把煮好的豆浆倒入滤网，滤取豆浆即可。

糙米

改善肠胃机能、降低胆固醇

糙米是指除了外壳之外都保留的全谷粒,即含有皮层、糊粉层和胚芽的米,由于口感较粗、质地紧密,所以煮起来比较费时。与全麦相比,糙米的蛋白质含量虽然不多,但是蛋白质质量较好,主要是米精蛋白,氨基酸的组成比较完全,人体容易消化吸收,含有较多的脂肪和碳水化合物,短时间内可以为人体提供大量的热量。

别名:胚芽米、玄米
性味归经:性平,味甘,入脾、胃经
产地:东北各省、云南等地

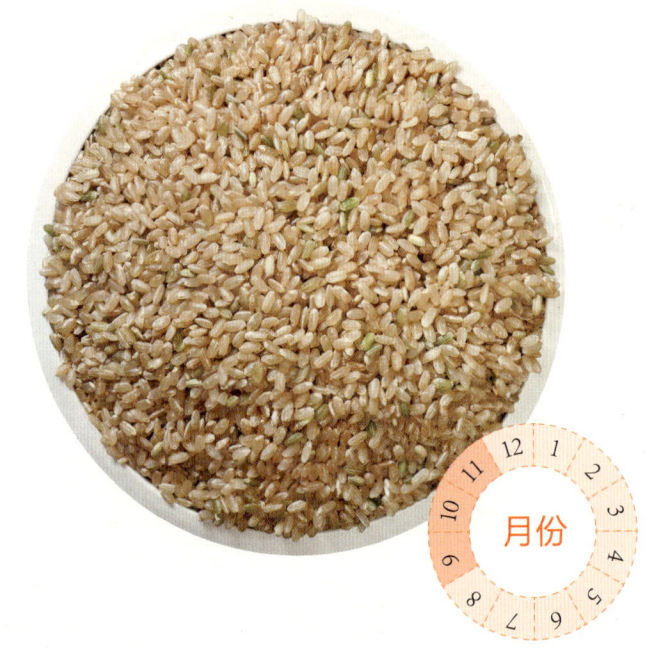

盛产期:秋季

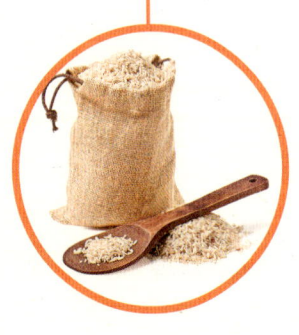

◎ 营养成分表 ◎ 以每100克为例

热量............1447.66千焦	维生素E............0.46毫克
蛋白质............7.4克	钙............13毫克
脂肪............0.8克	钠............3.8毫克
碳水化合物............77.2克	铁............2.3毫克
膳食纤维............0.7克	
维生素B_1............0.11毫克	
维生素B_2............0.05毫克	
烟酸............1.9毫克	

养生功效

1 改善肠胃机能
糙米中含有大量纤维素,能有效促进排便,改善肠胃机能。

2 降低胆固醇
糙米胚芽中的不饱和脂肪酸具有降低胆固醇、保护心脏的作用。

3 促进血液循环
糙米胚芽中含有丰富的维生素E,能促进血液循环,有效维护全身机能。

4 改善糖尿病
糙米中的锌、铬、锰、钒等微量元素有利于提高胰岛素的敏感性,对糖耐量受损的人有较大的帮助。

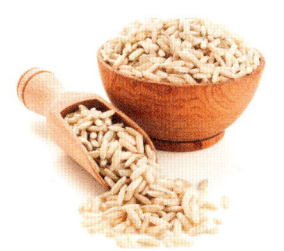

人群宜忌

宜 一般人群均可食用,尤适宜肥胖、贫血、便秘者。

忌 胃肠消化不好的人慎食。

搭配宜忌

✓ **相宜食物**

糙米 + 枸杞	→ 补肾养阴,益血明目
糙米 + 荠菜	→ 健脾补虚,明目,止血,利尿
糙米 + 辣椒	→ 可防止维生素C被氧化
糙米 + 红薯	→ 减肥
糙米 + 鱼	→ 预防慢性病
糙米 + 南瓜	→ 美容
糙米 + 胡萝卜	→ 保护视力
糙米 + 瘦肉	→ 强健身体
糙米 + 牛奶	→ 解毒,通便

✗ **相忌食物**

| 糙米汤 + 牛奶 | → 导致维生素A大量损失,容易得夜盲症 |

多吃粗粮少生病 Part2 营养秘方,五谷为先

保 存

　　为了保证糙米的品质，可采用以下几种家庭实用的储存方法：

1.冰箱冷藏法：可以用小袋子分装，放入冰箱的冷藏室内冷藏保存。

2.花椒防虫法：花椒是天然抗氧化剂，又有特殊气味，用锅煮花椒水，凉后将布袋浸泡于其中，捞出晾干后，把晾干的糙米倒入处理过的布袋中，再用纱布包些花椒，分放在糙米的各部分，扎袋后置于阴凉通风处。

3.海带防霉杀虫法：干海带的吸湿能力较强，同时还具有抑制霉菌和杀虫的作用。将海带和糙米按重量1∶100的比例混装，一周后取出海带晒干，然后再放回糙米袋中，这样可使糙米干燥且具有防霉防虫的效果。

4.无氧保存法：先将要存放的糙米放在通风处摊开晾吹（注意不宜在阳光下曝晒）干透，然后将糙米装入透气性较小的无毒塑料口袋内（宜装满），扎紧袋口，放在阴凉干燥处，这样糙米可以保存较长时间。

5.蒜瓣防虫法：将糙米放在阴凉通风处，糙米堆里放些蒜瓣即可防虫。食用时，如果糙米中有蒜味，只要淘米时用手多搓几次即可。

6.白酒灭虫杀菌法：将糙米放进铁桶或水缸内，另取一个酒瓶，在酒瓶中装入50毫升白酒，将酒瓶埋在米中，瓶口高出米面，酒瓶要打开盖子，然后将容器密封。糙米的微弱呼吸使空气越来越少，酒中挥发的乙醇有灭虫、杀菌的作用，因此可防止糙米生虫。

选 购

　　糙米营养丰富，挑选糙米时，可以从外形、气味等方面判断糙米的好坏：

❶ 观外形：
好的糙米表面的膜光滑，无斑点，胚颜色呈黄色，如胚颜色发暗发黑，则是糙米存放时间过长。好的糙米粒型饱满，无稻壳、水稻草籽等杂质，青粒、病斑粒少。

❷ 闻气味：
品质优良的糙米，有一股米的清香，无霉烂味。

❸ 用手摸：
用手插入米袋摸一下，手上无油腻、米粉的为佳。用手碾一下，米粒不碎，说明米干燥，未掺水。

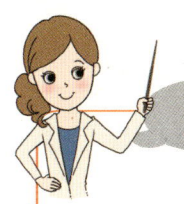

生活妙招

取煮熟的糙米饭一碗,把糙米饭搓成团状,然后在脸上皮肤从下往上轻轻滚动,10分钟后,用温水洗面。糙米饭不仅可粘去皮肤表面的灰尘、脂肪及其他污物,令皮肤细腻洁净,更可给面部皮肤补充营养,适合油性及毛孔粗大的皮肤进行彻底面部清洁。

家庭成员

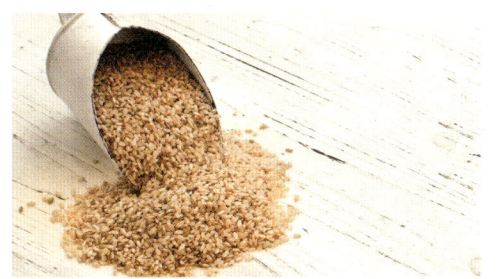

籼糙米

按粒质和籼稻收获季节分为早籼糙米和晚籼糙米,前者米粒腹白较大,硬质颗粒较少,后者反之。

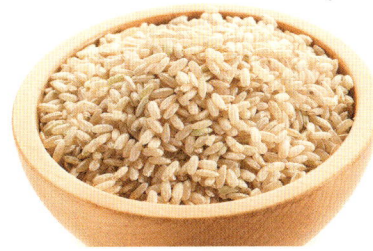

粳糙米

按粒质和粳稻收获季节分为早粳糙米和晚粳糙米,前者米粒腹白较大,硬质颗粒较少,后者反之。

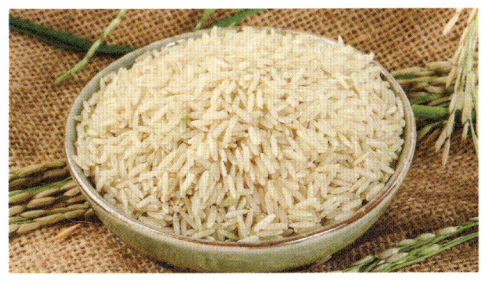

糯糙米

用糯性稻谷制成的糙米。按其粒形和粒质分为籼糯糙米和粳糯糙米两种。

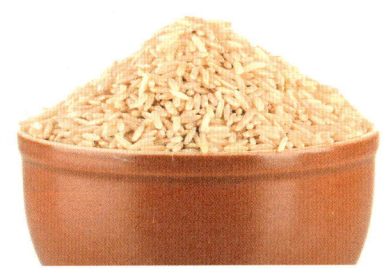

北大荒糙米

产自东北优质原料基地,糙米内含丰富的营养,比起白米更富含维生素、矿物质与膳食纤维。

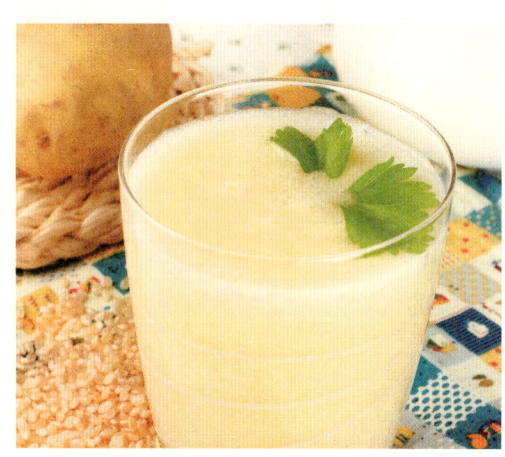

降低血压、预防心血疾病

土豆糙米汁

原料

去皮土豆...100 克
糙米饭......150 克
蜂蜜..........30 克

调料

无

做法

1. 沸水锅中倒入土豆片，搅匀加盖，用大火煮约 5 分钟至熟，揭盖，捞出氽好的土豆片，装盘待用。
2. 榨汁机中加入糙米饭和适量凉开水，加盖榨约 20 秒成糙米汁。
3. 揭盖，将糙米汁过滤到碗中；榨汁机洗净，倒入土豆片和糙米汁，加盖，榨约 20 秒成土豆糙米汁，倒入杯中淋上蜂蜜即可。

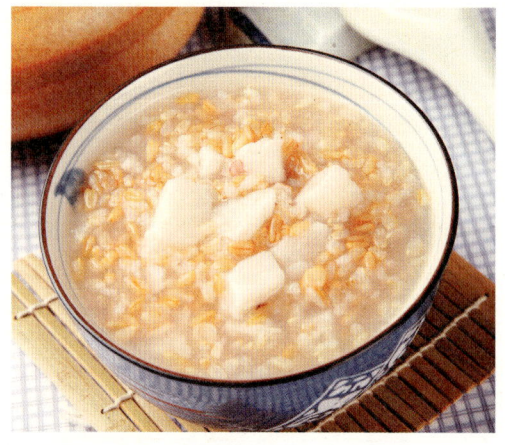

降脂降压、清血管

芋头糙米粥

原料

水发糙米...125 克
水发燕麦...100 克
去皮芋头...140 克

调料

无

做法

1. 芋头洗净去皮，切成丁状，待用。
2. 砂锅注水，加入洗净的糙米和燕麦，搅匀。
3. 加盖，用大火煮开后转小火煮 40 分钟至食材变软。
4. 揭盖，倒入切好的芋头丁，搅匀，加盖，续煮 30 分钟至熟。
5. 揭盖，搅拌一下，关火后盛出煮好的粥，装碗即可。

瘦身排毒、治疗便秘

糙米凉薯枸杞饭

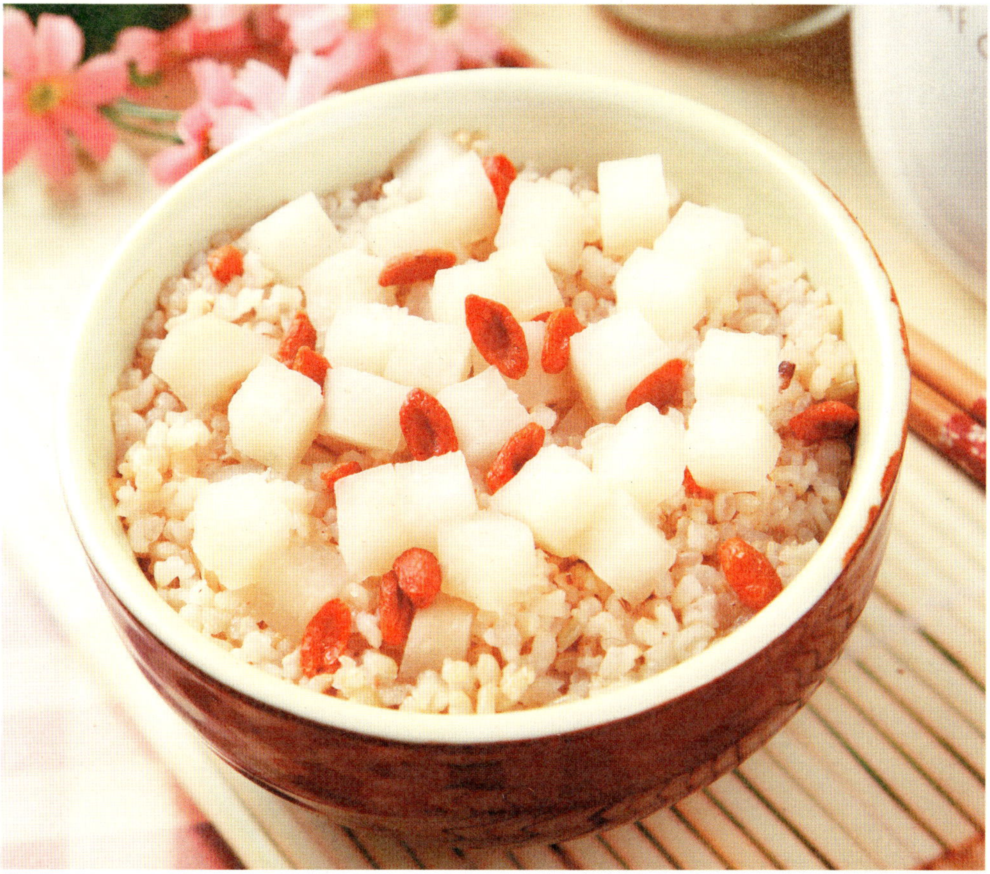

原料

凉薯………80克
泡发糙米…100克
枸杞………5克

调料

无

Tips：糙米要提前浸泡30分钟左右，这样可以节省煮制时间。

做法

1. 将糙米倒入碗中，加入适量清水，没过糙米1厘米处。
2. 蒸锅中注入适量清水烧开，放入装好糙米的碗，盖上盖，大火炖40分钟至糙米熟软。
3. 揭盖，放入切好的凉薯，铺平，撒上枸杞。
4. 盖上盖，转中火继续炖20分钟至食材熟透。
5. 关火，揭盖，取出炖好的糙米凉薯枸杞饭，待稍凉即可食用。

高粱

健脾养胃、清热止血

别名：蜀黍、木稷、荻粱、乌禾、芦檫

性味归经：性温，味甘、涩，入脾、胃经

产地：华北、东北等地区

高粱为禾本科植物蜀黍的种仁，自古就有"五谷之精"、"百谷之长"的盛誉，是世界四大谷类作物之一。中国主要产区集中在东北地区、内蒙古东部以及西南地区丘陵山地。按其性质分，有粳性和糯性两种，粒质分为硬质和软质。籽粒色泽有黄色、红色、黑色、白或灰白色、淡褐色五种。

月份

盛产期：春季和秋季

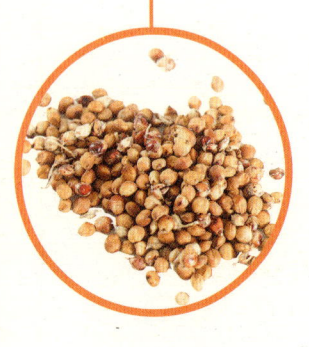

◎ 营养成分表 ◎ 以每100克为例

热量............1468.58千焦	维生素E............1.88毫克
蛋白质............10.4克	钙............22毫克
脂肪............3.1克	钠............6.3毫克
碳水化合物............70.4克	铁............6.3毫克
膳食纤维............4.3克	
维生素B$_1$............0.29毫克	
维生素B$_2$............0.1毫克	
烟酸............1.6毫克	

养生功效

1 治脾胃虚弱
适用于下痢及小便湿热不利,用于脾胃虚弱、消化不良、便溏腹泻。

2 清热止血
高粱佛焰苞能清热止血,治一切失血之病。

3 利小便
高粱根能利小便,治疗小便淋沥不尽、小便中带血、泄精以及膝痛、脚跟痛。

4 和胃温中、凉血解毒
高粱米具有和胃、消积、温中、涩肠胃、止霍乱、凉血解毒的功效。

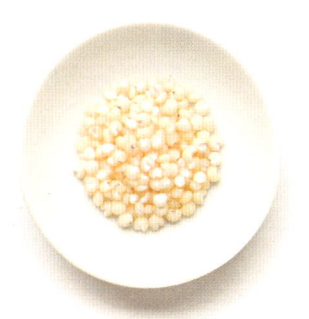

搭配宜忌

✅ **相宜食物**

高粱 + 冰糖	→ 健脾益胃,生津止渴
高粱 + 桑螵蛸	→ 和胃健脾,益气消积
高粱 + 甘蔗汁	→ 补脾消食,清热生津
高粱 + 桂圆	→ 清热润肺,滋养皮肤,助消化

❌ **相忌食物**

| 高粱 + 附子 | → 恶心呕吐 |

人群宜忌

宜 一般人都可食用。适宜小儿消化不良、脾胃气虚、大便溏薄之人服食;黏性较强的高粱,适宜于肺结核病人食用。

忌 糖尿病患者应禁食高粱;大便燥结以及便秘者应少食或不食高粱。

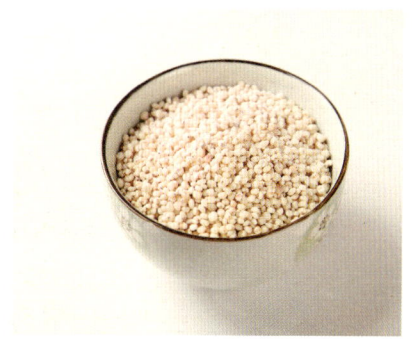

多吃粗粮少生病 Part2 营养秘方,五谷为先

保 存

高粱有较高的营养价值,可以使用以下方法进行储存:

1.通风储存法:将高粱装入有盖容器中,置于通风、干燥处保存,要注意防虫蛀。
2.冰箱冷藏法:可以用小袋子分装,放入冰箱的冷藏室内冷藏保存。
3.瓶装储存法:将高粱装进大的塑料瓶里,装满,将瓶盖拧好,这样可以保存较长时间。
4.花椒防虫法:花椒是天然的抗氧化剂,又有特殊气味。用锅煮花椒水,凉后将布袋浸泡于其中,捞出晾干后,把晾干的高粱倒入布袋中,再用纱布包些花椒,分放在高粱的各部分,扎袋后置于阴凉通风处。
5.蒜瓣防虫法:将高粱放在阴凉通风处,高粱堆里放些蒜瓣即可防虫。食用时,如果高粱中有蒜味,只要淘洗时用手多搓几次即可。

选 购

高粱粒小,可以从外形、气味等方面去判断其品质优劣:

❶ 观外形:
一般高粱米呈乳白色,有光泽,颗粒饱满完整、均匀一致。观察断面质地紧密,无杂质、虫害和霉变。次质和劣质高粱米色泽暗淡,颗粒皱缩不饱满,质地疏松,有虫蚀粒、生芽粒、破损粒,有杂质。

❷ 闻气味:
取少量高粱米于手掌中,用嘴哈热气,然后立即嗅其气味,优质高粱米具有高粱固有的气味,无任何其他不良气味。

❸ 尝味道:
取少量高粱米咀嚼,优质高粱米的滋味微甜,劣质的高粱米则会有涩味、苦味、辛辣味等其他味道。

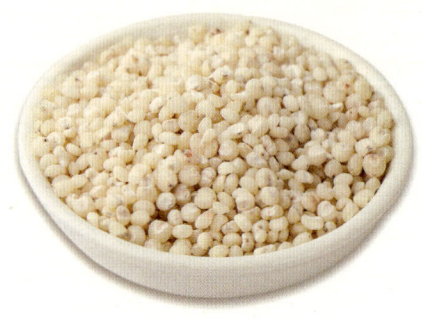

家庭成员

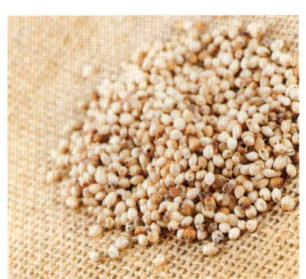

草高粱

草高粱的品种很多，按穗形可分为直穗、弯穗和散穗三大类，种子圆形或倒卵形。

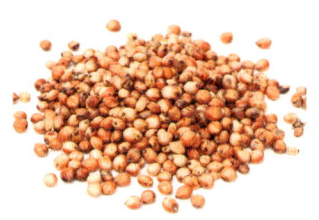

甜高粱

又名甜芦素、雅津甜高粱。在我国华东地区野生的甜芦素，一般也称作甜高粱。

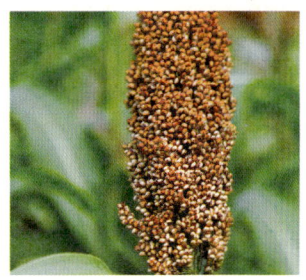

光高粱

产于山东、安徽、江西、广东、广西等地。叶可作家畜饲料，种子含淀粉，可磨粉或酿酒。

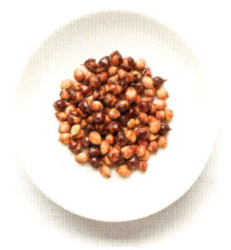

球果高粱

果实宽可达4毫米，无毛或顶端有毛，颖果熟时完全为颖所包或微露，倒卵形至亚球形。

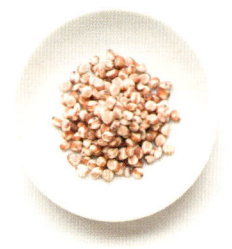

多脉高粱

颖果成熟时顶端微外露，长3～5毫米，宽2～4毫米，椭圆形或倒卵状椭圆形，谷粒可酿酒。

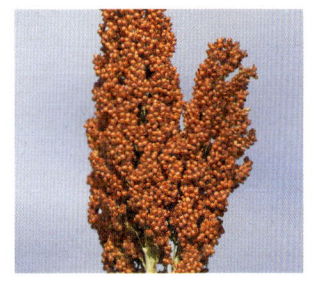

卡佛尔高粱

颖果呈椭圆形至近圆形，两面平凸，或腹面微扁平，熟时呈白色、黄色或棕红色。

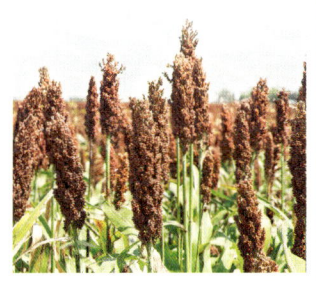

拟高粱

茎叶质地柔嫩、多汁，谷粒棕黄色。子粒似橄榄，光滑，呈棕黑色，谷粒棕黄色，千粒重2.5克左右。

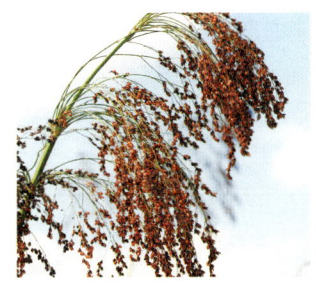

散穗高粱

颖果成熟时为乳白色、暗黄色、红色至暗棕色，散穗高粱在我国东北曾作为主要谷物栽培。

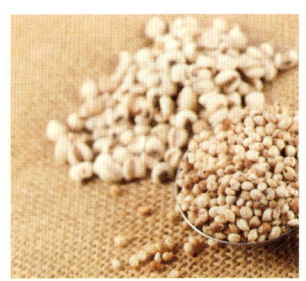

弯头高粱

颖果近圆形，背腹扁，成熟时露于颖之外，乳白色，侧线明显，胚痕椭圆形，胚乳白色。

开胃消食、降血压

山楂高粱粥

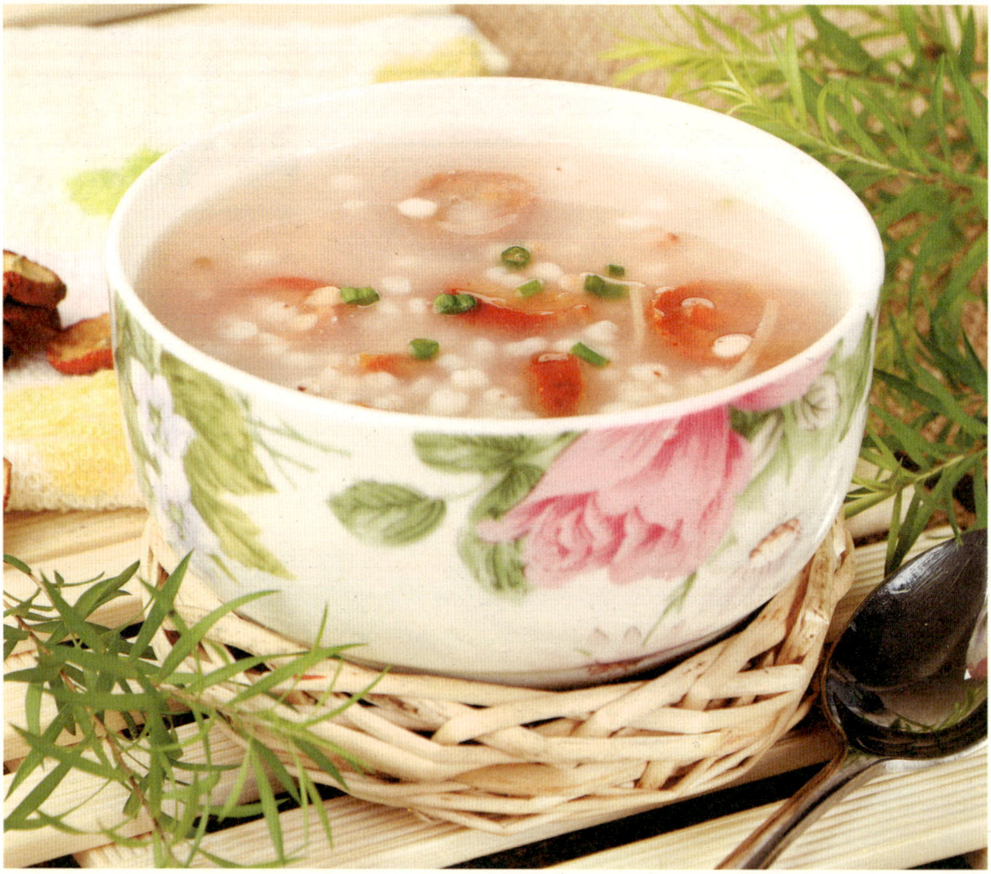

原料

水发高粱米 200克
山楂片 15克
姜丝、葱花 .... 各少许

调料

盐、鸡粉
.... 各2克

Tips：山楂可以切成小片，这样更方便食用。

做法

1. 砂锅中注入适量清水，用大火烧开。
2. 倒入备好的高粱米、山楂片，拌匀。
3. 盖上盖，烧开后用小火煮40分钟。
4. 揭盖，放入姜丝、盐、鸡粉、葱花，拌匀。
5. 关火后盛出煮好的粥，装入碗中，撒上葱花。
6. 待稍微放凉后即可食用。

和中益肾、安神助眠

高粱小米抗失眠豆浆

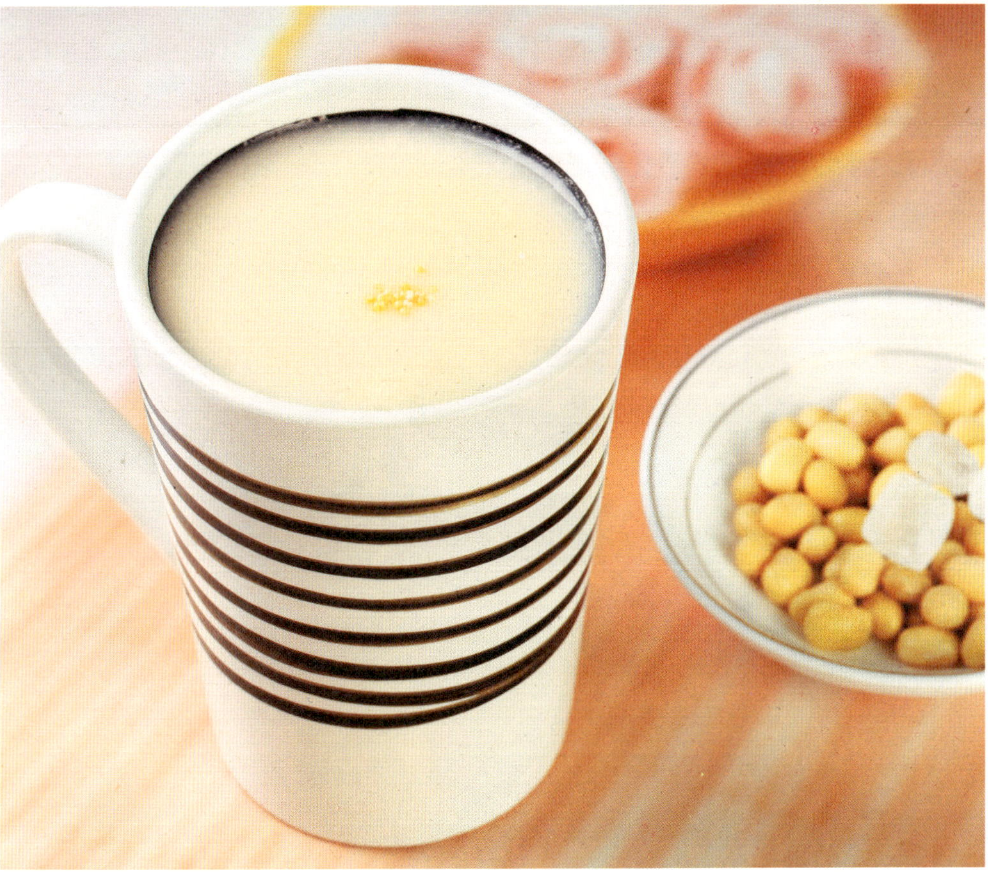

原料

高粱米......25克
小米..........30克
水发黄豆...45克

调料

冰糖..........适量

Tips：过滤豆渣时不宜倒太多，以免溢出。

做法

1. 将已浸泡8小时的黄豆倒入碗中，放入小米、高粱，加入适量清水，用手搓洗干净，倒入滤网，沥干水分。
2. 将所有原料倒入豆浆机中，加入冰糖，注入清水至水位线。
3. 盖上豆浆机机头进行打浆，待其运转约20分钟即成豆浆。
4. 将豆浆机断电，取下机头，把煮好的豆浆倒入滤网，滤取过后将豆浆倒入杯中，用汤匙撇去浮沫即可。

小麦

养心益肾、消暑解热

小麦是小麦属植物的统称,是一种在世界各地广泛种植的禾本科植物,起源于中东地区。小麦是世界上总产量第二的粮食作物,仅次于玉米。小麦的颖果是人类的主食之一,磨成面粉后可制作面包、馒头、饼干、蛋糕、面条等,发酵后可制成啤酒、酒精、伏特加,或生物质燃料。小麦富含淀粉、蛋白质、脂肪、矿物质、钙、铁、核黄素及维生素A等。

别名:麸麦、浮麦、浮小麦、空空麦

性味归经:性凉,味甘,有微毒,入心、脾、肾经

产地:北方各省份

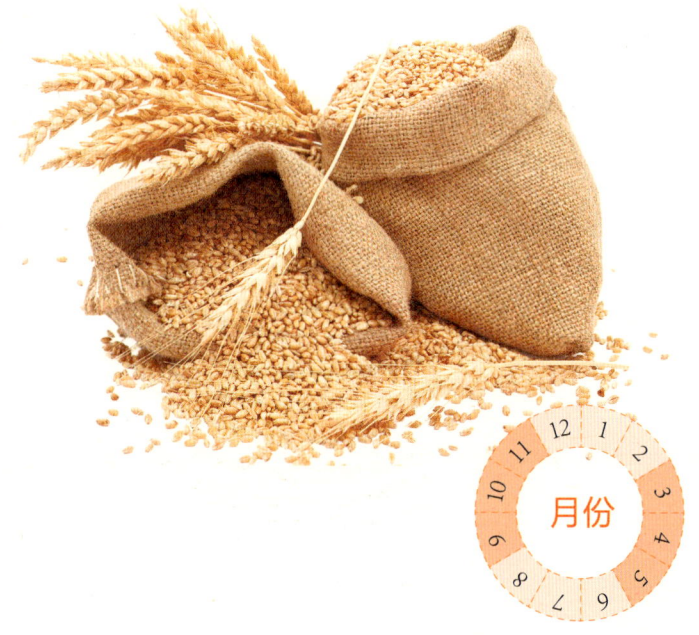

盛产期:春季和秋季

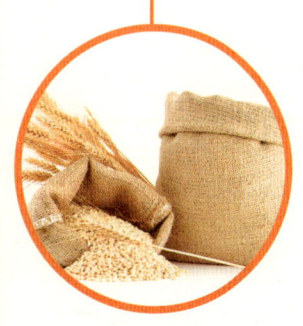

◎ 营养成分表 ◎ 以每100克为例

热量............1472.77千焦	维生素E............1.91毫克
蛋白质....................12克	钠....................107.4毫克
碳水化合物............76.1克	铁........................5.9毫克
膳食纤维................10.2克	
维生素B₁............0.48毫克	
维生素B₂............0.14毫克	

养生功效

① 护血安脏

小麦含淀粉、蛋白质、脂肪、卵磷脂、尿蛋白、磷、铁等营养素,以及多种酶及维生素,因而具有保护人体血液、心脏以及神经系统正常工作的作用。

② 养心益肾

小麦有养心益肾、清热止渴、调理脾胃的功效,特别适合体虚者食用。

③ 养心安神

小麦可养心气,能安定精神、治疗神经衰弱、增加气力。

④ 缓解更年期综合征

对于更年期妇女,食用未经加工的小麦能够缓解更年期综合征。

⑤ 消暑解热

小麦和水调服,可以治疗中暑、肺热。

⑥ 散血止痛

小麦敷在痈疮伤处,可以散血止痛。

人群宜忌

宜 一般人群均可食用。

忌 慢性肝病患者、对小麦过敏者忌食。

搭配宜忌

✅ **相宜食物**

小麦 + 豌豆 → 预防结肠癌

小麦 + 荞麦 → 营养更全面

小麦 + 糯米 → 辅助治疗腹泻

小麦 + 通草 → 防治身热腹痛

小麦 + 红枣 → 养心健脾

小麦 + 鹌鹑蛋 → 辅助治疗神经衰弱

小麦 + 大米 → 养心神,补脾胃

小麦 + 山药 → 防治小儿脾胃虚弱

❌ **相忌食物**

小麦 + 食用碱 → 破坏维生素

小麦 + 蜂蜜 → 易引起身体不适

Part2 营养秘方,五谷为先 — 多吃粗粮少生病

保 存

1. 通风储存法：小麦可以保存在通风、阴凉处。如果选购袋装密封小麦，可直接放通风处即可；散装小麦需要放入保鲜袋或不锈钢容器内，密封后置于阴凉通风处保存。
2. 冰箱冷藏法：可以用小袋子分装，放入冰箱的冷藏室内冷藏保存。
3. 瓶装储存法：把小麦放在大的塑料瓶里，封口，放冰箱里保存。
4. 蒜瓣防虫法：将小麦放在阴凉通风处，小麦堆里放些蒜瓣即可防虫。食用时，如果小麦中有蒜味，只要淘米时用手多搓几次即可。
5. 塑料袋贮藏法：选用无毒的塑料袋若干个，每两个套在一起备用，将晾干的小麦装入双层袋内，装好之后挤掉袋中的残余空气，用绳扎紧袋口，使袋内小麦和外界环境隔绝，可长期保鲜。

选 购

在选购小麦时主要看小麦的色泽、饱满度、干潮程度、大小均匀和净度。品质良好的小麦去壳后，小麦皮色呈白色、黄白色、金黄色、红色、深红色、红褐色，有光泽，颗粒完整，个体大小比较均匀，碎粒少，干燥不潮湿，分量适中，硬度较大，味佳微甜，无异味。

品质较差的小麦色泽变暗，无光泽，颗粒饱满度差，有少量破损粒，生芽粒、虫蚀粒，有杂质，乏味或微有异味。

家庭成员

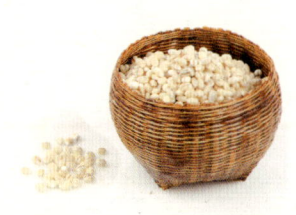

白麦

为小麦的一种，白麦分为硬质白小麦和软质白小麦。籽实呈纺锤形，长芒、白壳、白粒、硬质。

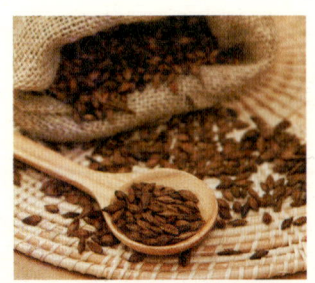

黑麦

黑麦能制成黑麦面粉，富有营养，含淀粉、脂肪和蛋白质、B族维生素和磷、钾等。

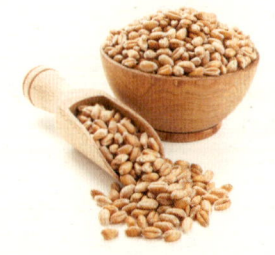

东方小麦

又名高拉山小麦。籽粒大而长，长度为1.0～1.2厘米，千粒重达60克以上。

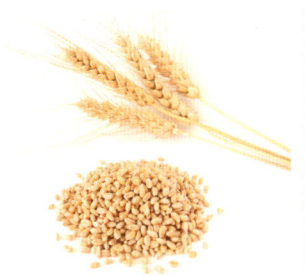

密穗小麦

平均单果重 0.85 克。在长春地区 7 月中旬成熟。该品种品质优良，丰产性、稳产性均好，不需打药。

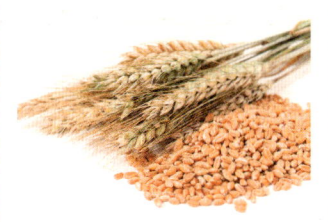

矮败小麦

是中国农科院作物所创制的具有矮秆基因标记的太谷核不育小麦，综合抗性好、适应范围广。

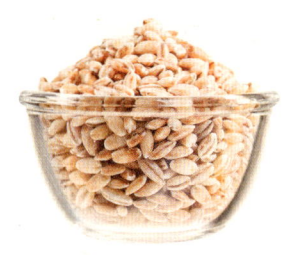

二粒小麦

穗扁平，每小穗结实 2 粒，穗轴易断，籽粒带皮。籽粒较长，两端稍尖，硬质，红色或浅红色。

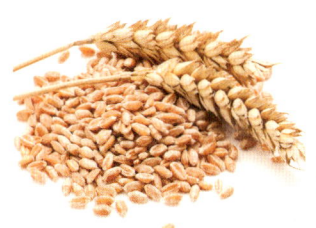

兴化红皮小麦

兴化红皮小麦具有优异的蒸煮效果，特别是麦香浓郁，做成的面条口感与弹性较佳。

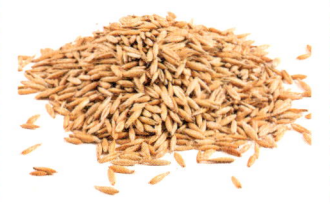

圆锥小麦

穗大、多花、多实，芒粗硬，长度超过穗子，芒色有黑、白两种，粒色有白、红两种。

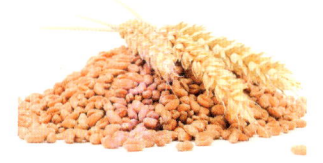

杜兰小麦

质地最硬的小麦品种，杜兰小麦是制作意大利面的专用小麦品种，用其磨制的面粉颗粒较粗。

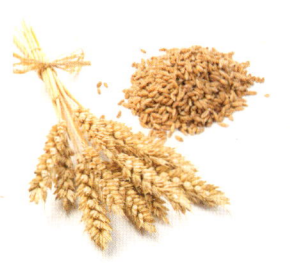

超级小麦

是肥水利用效率高、品质好、高产、抗病和抗逆性好的新品种小麦的总称。

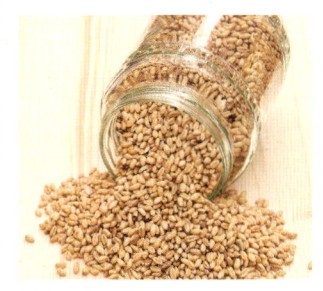

转基因小麦

转基因小麦是基因组中含有外源基因的小麦，可通过基因工程技术获得。

多吃粗粮少生病 Part2 营养秘方，五谷为先

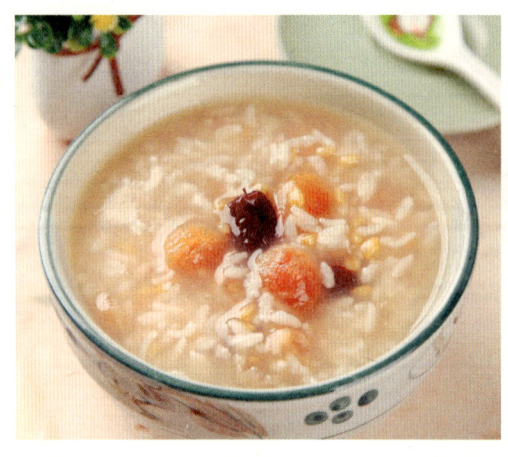

补中益气、养血安神
红枣小麦粥

原料

大米、小麦......各200克
桂圆肉......15克
红枣..........10克

调料

白糖..........3克

做法

1. 砂锅中注入适量清水烧热,倒入洗好的小麦、大米,拌匀。
2. 放入洗过的桂圆肉、红枣,拌匀。
3. 盖上盖,用大火煮开后转小火煮40分钟至食材熟透。
4. 揭盖,加入白糖,拌匀,煮至溶化。
5. 关火后盛出煮好的粥,装入碗中,待稍微放凉后即可食用。

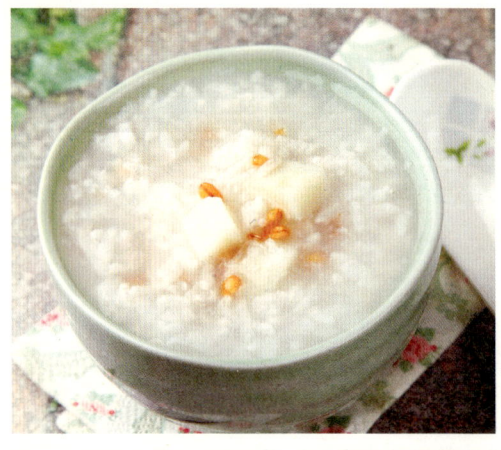

健脾养胃、开胃消食
山药小麦粥

原料

水发大米...150克
水发小麦...65克
山药..........80克

调料

盐............2克

做法

1. 洗净去皮的山药切片,再切条形,改切成丁,备用。
2. 砂锅中注入适量清水烧开,放入洗好的大米、小麦,放入山药,拌匀。
3. 盖上盖,烧开后用小火煮约1小时。
4. 揭开盖,加入少许盐,拌匀调味,关火后盛出煮好的粥即可。

养心安神、生津养胃

小麦排骨汤

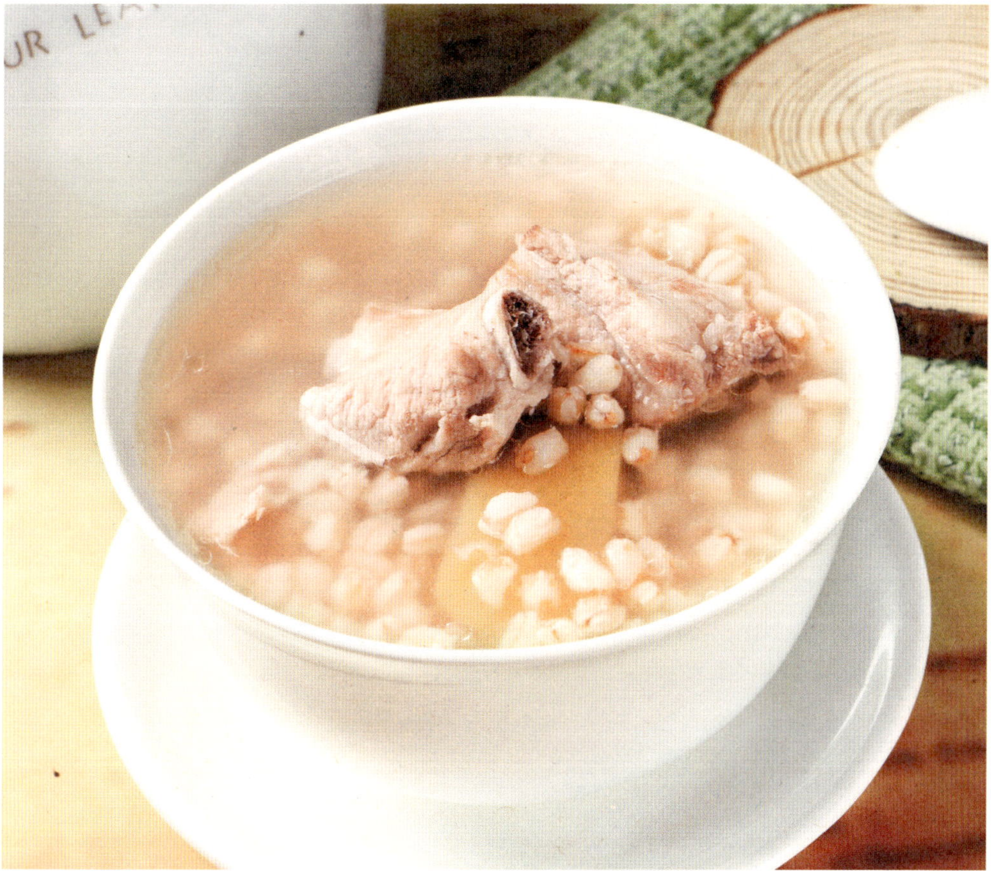

原料

排骨..........500克
水发小麦...280克
姜片..........少许

调料

盐..............3克
鸡粉..........2克

Tips：小麦可以泡发后再烹制，会更好煮熟。

做法

1. 锅中注入适量清水大火烧开，倒入备好的排骨，搅匀，汆去血水，将排骨捞出，沥干水分，待用。
2. 砂锅中注入适量清水大火烧热，倒入排骨、小麦、姜片，搅拌片刻，盖上锅盖，煮开后转小火煲1小时至熟软。
3. 掀开锅盖，加入少许盐、鸡粉，搅匀调味。
4. 将煮好的汤盛出装入碗中即可。

大麦

抗癌通便、降胆固醇

大麦属禾本科大麦属一年生、越年生或多年生草本，是一种主要的粮食和饲料作物，是中国古老粮种之一，已有几千年的种植历史，是世界上第五大耕作谷物。大麦按播种季节可分为冬大麦和春大麦，二者成分相似。一般根据品种分为皮大麦和裸大麦两类。

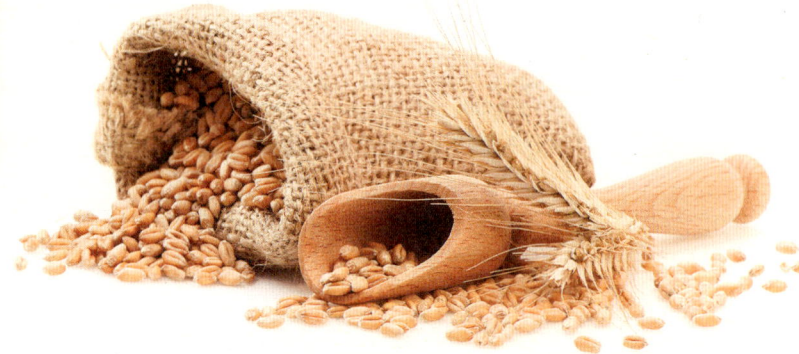

别名：三月黄

性味归经：性凉，味甘、咸，入脾、胃经

产地：北方各省份

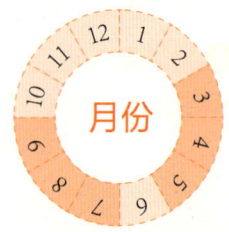

盛产期：春季和秋季

◎ 营养成分表 ◎ 以每100克为例

热量..........1284.49千焦	维生素E..........0.25毫克
蛋白质..........10.2克	钙..........13毫克
脂肪..........1.4克	铁..........5.1毫克
碳水化合物..........63.3克	钠..........1.6毫克
膳食纤维..........9.9克	
维生素B_1..........0.14毫克	
维生素B_2..........0.05毫克	
烟酸..........5毫克	

养生功效

1 营养丰富

大麦含有大量的维生素B_1与消化酶,对幼儿、老人、维生素B_1缺乏者有食疗效果,对预防脚气病有很好的功效,还能活神醒脑、消除脑部疲劳。

2 抗癌通便

大麦含有大量的膳食纤维,不仅可刺激肠胃蠕动,起到通便作用,还可以抑制肠内致癌物质产生。

3 降胆固醇

大麦可降低血中胆固醇,预防动脉硬化、心脏病等疾病,而且富含对孩童生长发育有益的钙元素。

4 治风湿

大麦制醋后的糟,对手臂脚膝风湿性疼痛有良好的治疗效果。

搭配宜忌

✅ **相宜食物**

大麦 + 红糖 → 辅助治疗腹泻

大麦 + 羊肉 → 暖脾胃,祛腹胀

大麦 + 南瓜 → 补虚养身

大麦 + 豌豆 → 降低血糖

大麦 + 红枣 → 促进营养吸收

❌ **相忌食物**

大麦 + 牛奶 → 不利于营养吸收

人群宜忌

宜 一般人群均可食用,尤适宜胃气虚弱、消化不良者,肝病、食欲不振、伤食后胃满腹胀者,妇女回乳时乳房胀痛者。

忌 怀孕期间和哺乳期内妇女忌食。

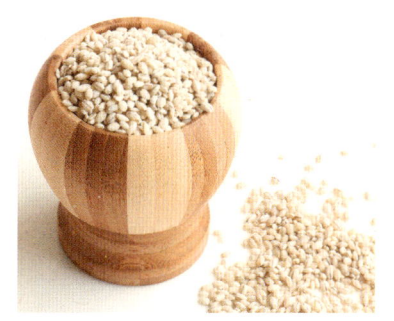

多吃粗粮少生病 Part2 营养秘方,五谷为先

保 存

比较实用的大麦储存方法有以下几种：

1.通风储存法：大麦可以保存在通风、阴凉处。如果选购袋装密封大麦，可直接放通风处即可；散装大麦需要放入保鲜袋或不锈钢容器内，密封后置于阴凉通风处保存。

2.冰箱冷藏法：大麦可以用小袋子分装，放入冰箱的冷藏室内冷藏保存。

3.瓶装储存法：把大麦放在大的塑料瓶里，封口，放冰箱里保存。

4.蒜瓣防虫法：将大麦放在阴凉通风处，大麦堆里放些蒜瓣即可防虫。食用时，如果大麦中有蒜味，只要淘米时用手多搓几次即可。

5.塑料袋贮藏法：选用无毒的塑料袋若干个，每两个套在一起备用，将晾干的大麦装入双层袋内，装好之后挤掉袋中的残余空气，用绳扎紧袋口，使袋内大麦和外界环境隔绝，可长期保鲜。

选 购

在选购大麦时应与选购小麦时一样，主要看大麦的色泽、饱满度、干潮程度、大小均匀和净度。

品质优良的大麦具有淡淡的坚果香味，挑选时以颗粒饱满、完整，无杂质、无虫蛀，色泽呈现黄褐色为宜。

家庭成员

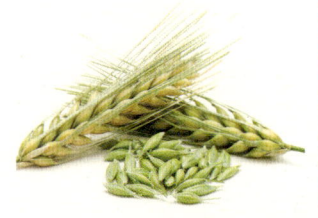

青稞

籽粒是裸粒，与颖壳完全分离。籽粒长6～9毫米，宽2～3毫米，形状有纺锤形、椭圆形、菱形等。

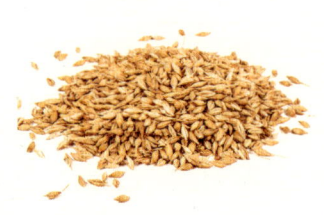

晋大麦

籽粒椭圆形，淡黄色，籽粒皮薄饱满，整粒率90%以上，千粒重40克左右，适宜酿造啤酒。

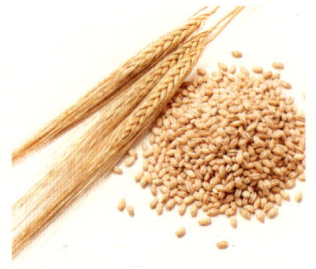

啤酒大麦

啤酒工业的主要原料，随着啤酒产业的升级和行业竞争加剧，对啤酒大麦的品质要求也越来越高。

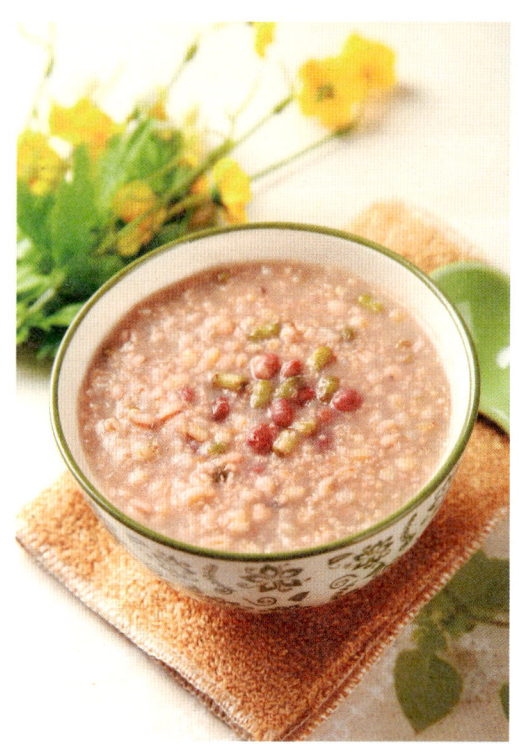

美容养颜、促进新陈代谢
大麦杂粮粥

原料
水发薏米...40克
水发红豆...40克
水发小米...40克
水发绿豆...40克
水发大麦...100克
荞麦..........30克

调料
无

做法

1. 砂锅中注水烧开，倒入大麦拌匀，加盖，大火煮30分钟至熟。
2. 揭盖，加入剩余原料拌匀，加盖，大火煮开之后转小火煮1小时至食材熟软。
3. 揭盖，搅拌片刻，关火后盛出即可。

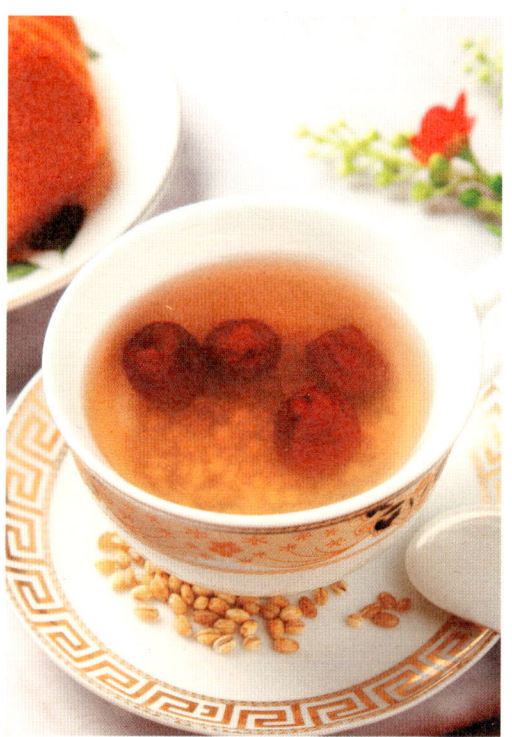

益气补血、健脾养胃
红枣大麦茶

原料
熟大麦......30克
红枣..........20克

调料
无

做法

1. 砂锅中注入适量清水烧开，倒入大麦、红枣，拌匀。
2. 加盖，大火煮15分钟至有效成分析出。
3. 揭盖，关火后将煮好的茶水盛出装入杯中即可。

荞麦

预防高血脂、促进新陈代谢

普通荞麦和同属的苦荞麦、金荞麦都可以作为粮食,但荞麦和其他粮食作物不同的是,它不属于禾本科,而是一种双子叶植物。荞麦是人们主要粮食之一,原产于中国北方内蒙古和云贵地区。荞麦因含丰富营养和特殊的健康成分而颇受推崇,被誉为健康主食品,人们视之为理想的保健食品,尤其是对高血压、冠心病、糖尿病、癌症等有特殊的保健作用。

别名:甜荞、乌麦、三角麦、花荞、荞子

性味归经:性凉,味甘,入脾、胃、大肠经

产地:东北、西南等地区

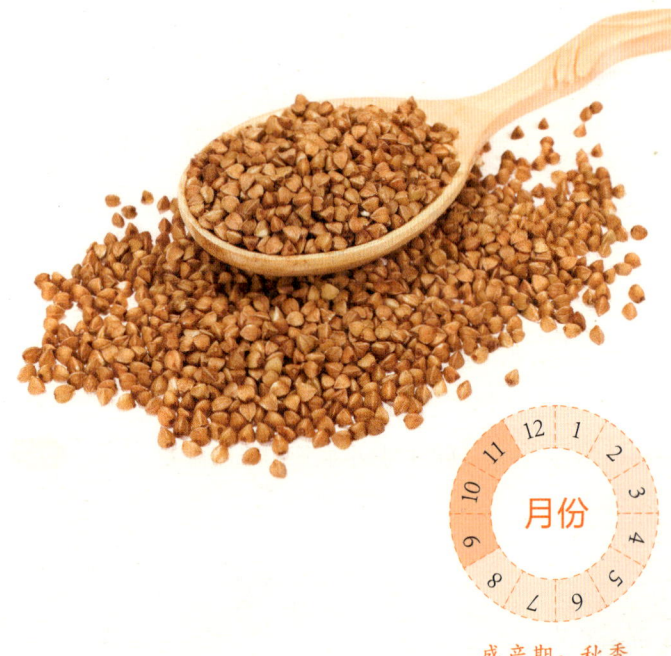

月份

盛产期:秋季

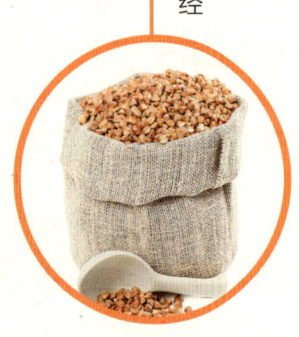

◎ 营养成分表 ◎ 以每100克为例

热量..........1355.61千焦	烟酸..........2.2毫克
蛋白质..........9.3克	维生素E..........4.4毫克
脂肪..........2.3克	钙..........47毫克
碳水化合物..........66.5克	钠..........4.7毫克
膳食纤维..........6.5克	铁..........6.2毫克
维生素A..........3微克	
维生素B_1..........0.28毫克	
维生素B_2..........0.16毫克	

养生功效

1 高蛋白

荞麦粉中含蛋白质7%～13%，高于大米和白面，含19种氨基酸，其中赖氨酸和精氨酸含量大大超过其他粮食作物，尤其符合儿童成长需要。

2 降胆固醇

荞麦含植物脂肪2%～3%，其中对人体有益的油酸和亚油酸含量也很高，可降低胆固醇。

3 预防高血脂症

荞麦因含钙、镁、铁、维生素B_1等有效成分，对于高血脂症及因此而引起的心脑血管疾病具有良好的预防保健作用，是一种理想的保健食品。

4 促进新陈代谢

荞麦含有烟酸，能够促进机体的新陈代谢，增强机体解毒能力，还能扩张小血管和降低血液胆固醇。

5 消炎、降血糖

荞麦中的某些黄酮成分还具有抗菌、消炎、止咳、平喘、祛痰的作用，因此荞麦还有"消炎粮食"的美称，另外这些成分还具有降低血糖的功效。

人群宜忌

宜 一般人群均可食用，适宜冠心病、糖尿病人。

忌 脾胃虚寒者不宜食。体质易过敏者当慎重或不食。

搭配宜忌

✓ 相宜食物

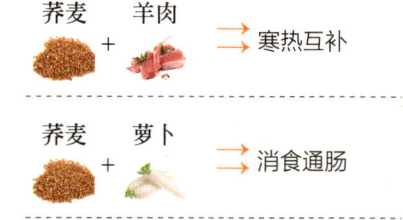

荞麦 + 羊肉 → 寒热互补

荞麦 + 萝卜 → 消食通肠

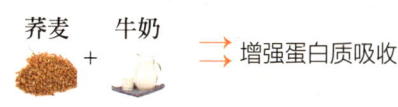

荞麦 + 牛奶 → 增强蛋白质吸收

✗ 相忌食物

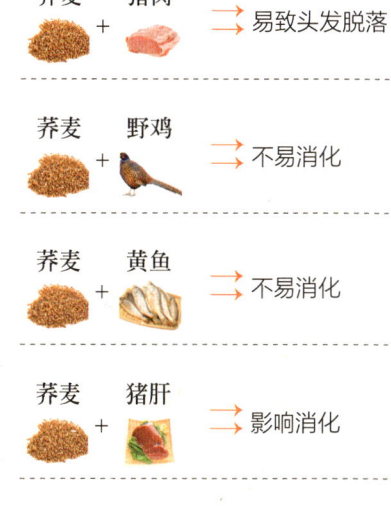

荞麦 + 猪肉 → 易致头发脱落

荞麦 + 野鸡 → 不易消化

荞麦 + 黄鱼 → 不易消化

荞麦 + 猪肝 → 影响消化

保存

荞麦的储存方法有以下两种：

1. 通风储存法：荞麦或荞麦粉可以用膜袋装好、扎口，置有盖容器内并于阴凉、干燥处保存，需谨防潮湿。
2. 冰箱冷藏法：荞麦面可以与干燥剂同放在密闭容器内，放在冰箱冷藏里低温保存。

选购

荞麦的形状一般为卵形，黄色或青褐色，表皮光滑。挑选时，以颗粒饱满完整、无虫蛀、干燥、大小均匀的为佳品。

❶ 看大小：
要挑选大小均匀的荞麦，在同等条件下，同样的种子长出来的荞麦应是大小均匀的，若发现大小不一的荞麦时，则需要留心，可能是好坏掺合在一起销售的。

❷ 看颗粒：
要挑选颗粒饱满的荞麦，颗粒干瘪的荞麦可能是放了很长时间的，或者是根本没有发育好，这样的荞麦其营养是大打折扣的。

❸ 看光泽：
要挑选具有光泽的荞麦，荞麦一般呈现为黄色或青褐色，以表皮光滑、有光泽的为佳。

家庭成员

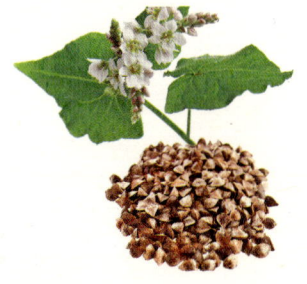

苦荞麦

别名菠麦、乌麦、花荞等。苦荞麦具有降血糖、降血脂、降尿糖、防便秘等功效。

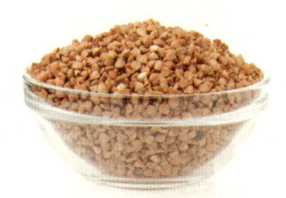

甜荞麦

味甘，性凉，能健脾除湿、消积降气、健胃、收敛，用于止虚汗。炒香研末，外用收敛止汗、消炎。

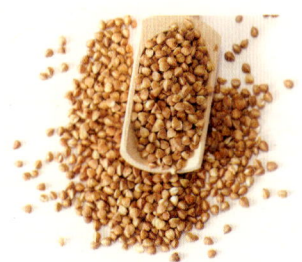

金荞麦

别名苦荞麦、野桥荞麦、天荞麦。其性凉，味辛、苦，有清热解毒、活血化瘀、健脾利湿的作用。

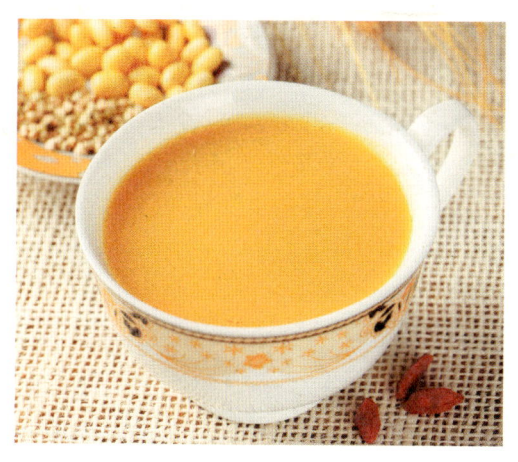

清肝明目、调节血脂
荞麦枸杞豆浆

原料

水发黄豆...55克
枸杞.........25克
荞麦.........30克

调料

无

做法

1. 将黄豆倒入碗中，加入荞麦。加入适量清水，用手搓洗干净。倒入滤网，沥干水分；将备好的枸杞、黄豆倒入豆浆机中。
2. 注入清水至水位线，盖上豆浆机机头，开始打浆。
3. 待豆浆机运转约15分钟，将豆浆机断电，取下机头，将豆浆倒入滤网，滤取豆浆，完成后倒入杯中，用汤匙撇去浮沫即可。

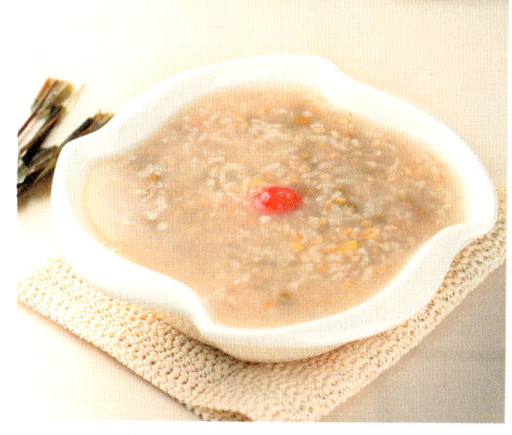

降低血压
竹叶荞麦绿豆粥

原料

水发大米、水发绿豆、水发荞麦各......80克
燕麦.........70克
淡竹叶......10克

调料

冰糖.........20克

做法

1. 取一个隔渣袋，放入洗净的淡竹叶，收紧袋口，制成香袋。
2. 砂锅中注水烧开，放入备好的香袋，倒入剩余原料搅拌匀。
3. 盖上盖，煮沸后用小火煮约40分钟，至食材熟透。
4. 揭盖，取出香袋，加入少许冰糖，搅拌匀。
5. 用大火续煮一会儿，至冰糖溶化，关火后盛出装碗即可。

薏米

抗癌防癌、祛斑养颜

薏米为禾本科植物薏苡的种仁，又名薏苡仁、药玉米。薏米在我国栽培历史十分悠久，是我国古老的药、食皆佳的粮种之一。

别名：六谷米、药玉米、薏苡仁、菩提珠

性味归经：性微寒，味甘、淡，入脾、胃、肺、大肠经

产地：中国大陆均广泛分布

盛产期：秋季

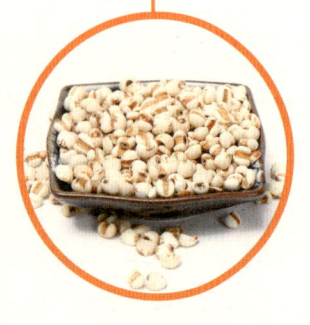

◎ 营养成分表 ◎ 以每100克为例

成分	含量	成分	含量
热量	1493.69千焦	维生素E	2.08毫克
蛋白质	12.8克	钙	42毫克
脂肪	3.3克	钠	3.6毫克
碳水化合物	69.1克	铁	3.6毫克
膳食纤维	2克		
维生素B$_1$	0.22毫克		
维生素B$_2$	0.15毫克		
烟酸	2毫克		

养生功效

❶ 促进新陈代谢
薏米因含有多种维生素和矿物质,有促进新陈代谢和减少胃肠负担的作用,可作为病中或病后体弱患者的补益食品。

❷ 防癌抗癌
薏米有防癌的作用,其抗癌的有效成分中包括硒元素,能有效抑制癌细胞的增殖,可用于胃癌、子宫颈癌的辅助治疗。

❸ 祛斑养颜
薏米中含有一定的维生素E,是一种美容食品,常食可以保持人体皮肤光泽细腻,消除粉刺、色斑,改善肤色,并且它对于由病毒感染引起的赘疣等有一定的治疗作用。

❹ 美白养颜
薏米含有大量的维生素B_1,可以改善粉刺、黑斑、雀斑与皮肤粗糙等现象,是皮肤光滑、美白的好帮手。另外它对防治脚气病十分有益。

人群宜忌

宜 一般人群均可食用。尤适宜胃癌、子宫颈癌、脚气病、水肿、关节炎患者;适宜各种疣赘及美容者食用,如青年性扁平疣、寻常性赘疣、传染性软疣、青年粉刺疙瘩以及其他皮肤营养不良粗糙者;适宜肺痿、肺痈者食用。

忌 妇女怀孕早期忌食;汗少、便秘者忌食;脾虚无湿、大便燥结及孕妇慎服。

搭配宜忌

✓ 相宜食物

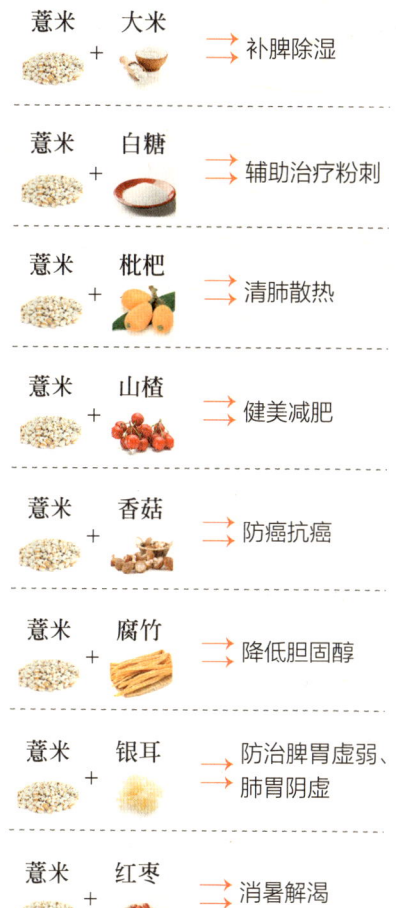

薏米 + 大米 → 补脾除湿
薏米 + 白糖 → 辅助治疗粉刺
薏米 + 枇杷 → 清肺散热
薏米 + 山楂 → 健美减肥
薏米 + 香菇 → 防癌抗癌
薏米 + 腐竹 → 降低胆固醇
薏米 + 银耳 → 防治脾胃虚弱、肺胃阴虚
薏米 + 红枣 → 消暑解渴

✗ 相忌食物

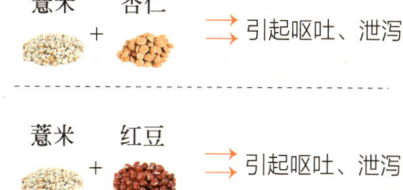

薏米 + 杏仁 → 引起呕吐、泄泻
薏米 + 红豆 → 引起呕吐、泄泻

保 存

薏米的营养价值丰富，可以用以下几种家庭储存方法加以储存。

1. 通风储存法：可将薏米放在干燥、密封效果好的容器内，置于阴凉处保存即可。
2. 冰箱冷藏法：可以用小袋子分装，放入冰箱的冷藏室内冷藏保存。
3. 瓶装储存法：将薏米装进大的塑料瓶里，装满，将瓶盖拧好，放在阳光下（注意：瓶盖一定要拧紧），这样可以保存较长时间。
4. 海带防霉杀虫法：干海带的吸湿能力较强，同时还具有抑制霉菌和杀虫的作用。

选 购

选购薏米时，可以从薏米的外形、颜色等方面去挑选。

❶ 观外形：
挑选薏米时，要选择粒大完整、结实，杂质及粉屑少的。要看薏米是否有光泽，有光泽的薏米颗粒饱满，这样的薏米成熟得比较好，营养也高。

❷ 看颜色：
好的薏米颜色一般呈白色或黄白色，色泽均匀，带点粉性，非常好看。

❸ 尝味道：
上品薏米味道甘甜或微甜，吃起来口感清淡。

家庭成员

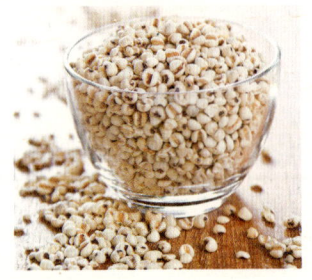

念珠薏苡
总苞骨质，坚硬，平滑有光泽，其与原变种区别为：总苞大而圆，呈直径约10毫米的圆球形。

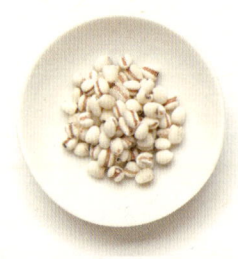

窄果薏苡
总苞长圆形，长1.1～1.3厘米，宽2～3毫米，珐琅质，白色，坚硬，有光泽。

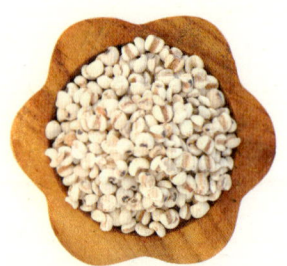

小珠薏苡
产于海拔1400米左右山谷林地较阴湿的环境下。分布于亚洲东南部、中南半岛及印度尼西亚。

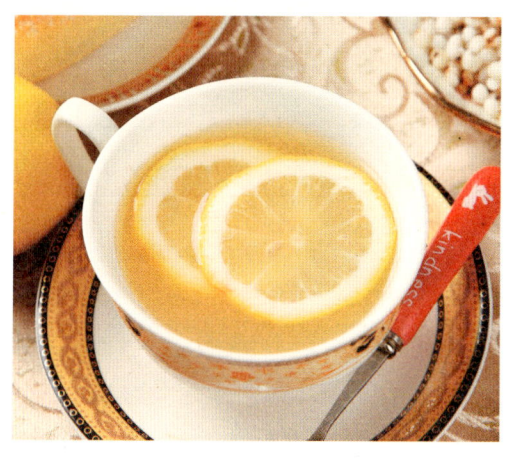

增强免疫力

柠檬薏米水

原料

水发薏米...100克
柠檬片......3克

调料

无

做法

1. 砂锅中注入适量清水,大火烧开。
2. 倒入洗净的薏米,搅拌匀。
3. 盖上盖,烧开后用小火煮约45分钟,至米粒变软。
4. 揭盖,搅拌几下,关火后盛出煮好的薏米水。
5. 装在茶杯中,再放入备好的柠檬片,浸泡一会儿即成。

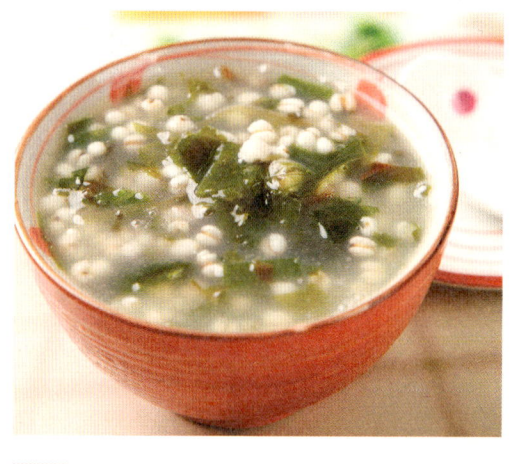

健脾清热

薏米海藻粥

原料

水发薏米...150克
水发海藻...70克
水发海带...45克

调料

无

做法

1. 海带洗净切细丝,海藻洗净切碎,砂锅中注入适量清水烧热。
2. 倒入薏米、海带丝,搅散拌匀,盖上盖,大火烧开后用小火煮约40分钟,至米粒变软,揭盖,撒上切好的海藻,搅拌匀。
3. 盖上盖,用中小火续煮约20分钟,至食材熟透,揭盖,搅拌几下,关火后盛出煮好的薏米粥,装在小碗中,稍稍冷却后食用即可。

降低血脂
薏米红豆莲子粥

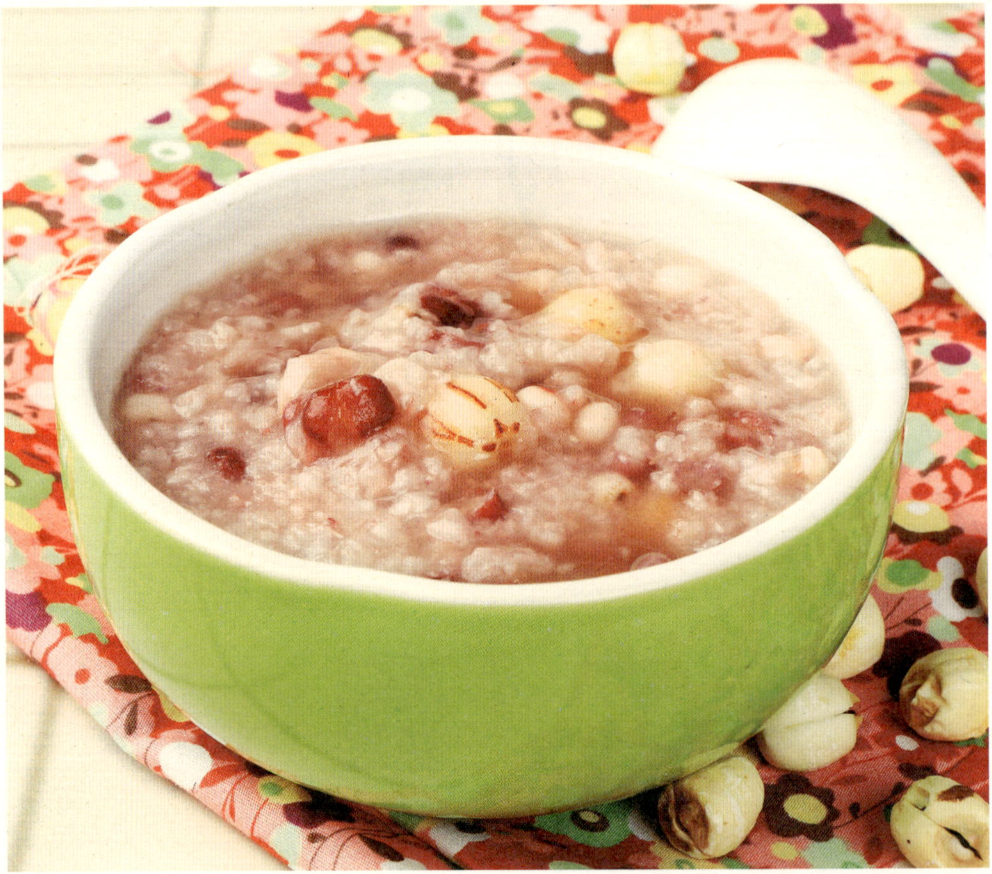

原料

水发大米....100克
水发薏米....90克
水发莲子....70克
水发红豆....70克

Tips：喜甜者可适量加点白糖调味。

做法

1. 砂锅中注入适量清水烧开。
2. 倒入洗净的大米、薏米、莲子、红豆，搅拌均匀。
3. 盖上盖，烧开后用小火煮30分钟，至食材软烂。
4. 揭开盖，用勺搅动片刻。
5. 关火后将煮好的粥盛出，装入汤碗中即可。

补中益气、养血安神

红枣薏米鸭肉汤

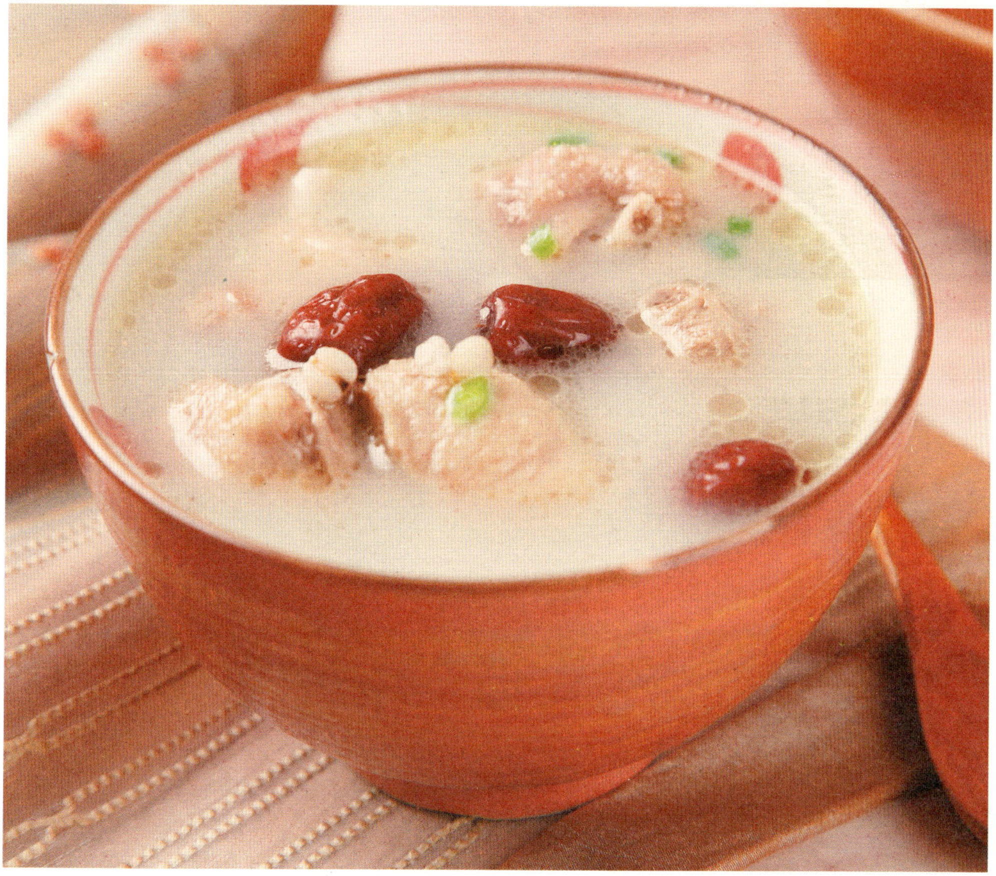

原料

薏米..........100克
红枣、葱花...各少许
鸭肉块......300克
高汤..........适量

调料

盐............2克

Tips：薏米可先用水浸泡至发，这样能节省烹煮时间。

做法

1. 锅中注水烧开，放入洗净的鸭肉搅拌匀，煮2分钟，汆去血水。
2. 从锅中捞出鸭肉后过冷水，盛入盘中备用。
3. 另起锅，注入适量高汤烧开，加入鸭肉、薏米、红枣，拌匀。
4. 盖上锅盖，调至大火，煮开后调至中火，炖3小时至食材熟透。
5. 揭开锅盖，加入适量盐，搅拌均匀，至食材入味。
6. 将煮好的汤料盛出，装入碗中，撒上葱花即可。

玉米

抗衰通便、抗癌健脑

玉米是一年生禾本科草本植物，是重要的粮食作物和饲料来源，也是全世界总产量最高的粮食作物。玉米素有长寿食品的美称，含有丰富的蛋白质、脂肪、维生素、微量元素、纤维素及多糖等，具有开发高营养、高生物学功能食品的巨大潜力。其营养价值超过面粉、大米，经常食用能预防动脉硬化、心脑血管疾病、癌症、高胆固醇血症、高血压等病。

别名：玉蜀黍、仙麦、包谷、包芦、苞米、棒子、苞谷

性味归经：性平，味甘，入脾、胃经

产地：中国大陆均广泛分布

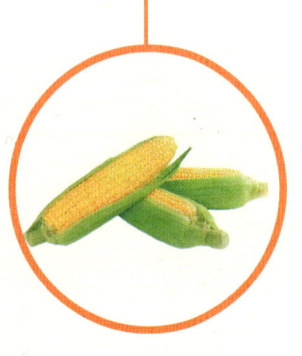

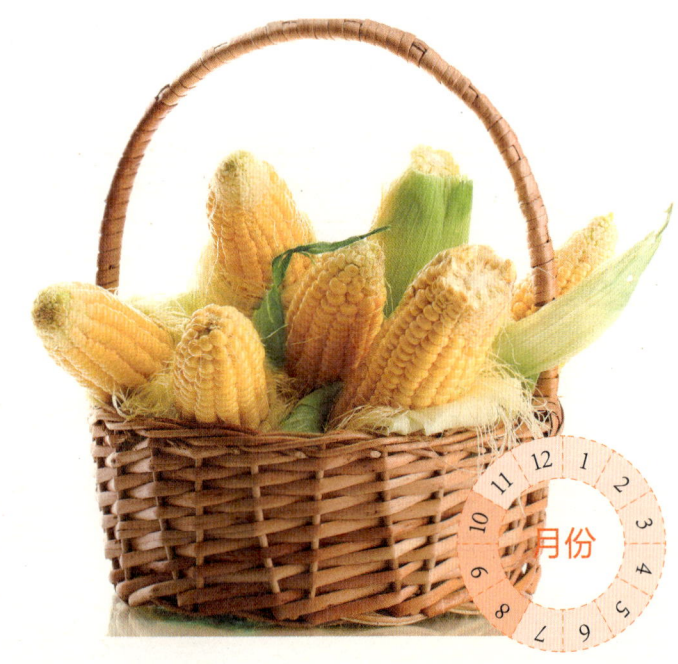

盛产期：夏末秋初

◎ 营养成分表 ◎ 以每100克为例

热量	1405.82千焦
蛋白质	4克
脂肪	1.2克
碳水化合物	19.9克
膳食纤维	2.9克
维生素B_1	0.16毫克
维生素B_2	0.11毫克
烟酸	1.8毫克
维生素E	0.46毫克
钠	1.1毫克
铁	1.1毫克

养生功效

① 通便

玉米中的纤维素含量很高,具有刺激胃肠蠕动、加速粪便排泄的特性,可防治便秘、肠炎、肠癌等。

② 抗衰老

玉米中含有的维生素E有促进细胞分裂、延缓衰老、降低血清胆固醇、防止皮肤病变的功能,还能减轻动脉硬化和脑功能衰退。玉米含有的黄体素、玉米黄质可以对抗眼睛老化。

③ 抗癌健脑

多吃玉米还能抑制抗癌药物对人体的副作用,刺激大脑细胞,增强人的脑力和记忆力。

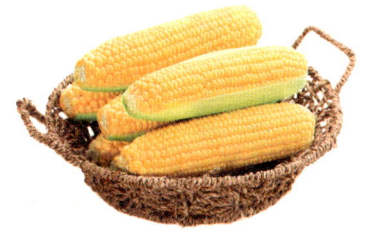

搭配宜忌

✓ 相宜食物

玉米 + 草莓	→ 可防黑斑和雀斑
玉米 + 松子	→ 可辅助治疗脾肺气虚、干咳少痰、皮肤干燥
玉米 + 洋葱	→ 生津止渴,降血压,降血脂,抗衰老
玉米 + 苦瓜	→ 清热解暑
玉米 + 大蒜	→ 养心健胃,食疗养生
玉米 + 菜花	→ 健脾益胃,补虚,助消化
玉米 + 碱	→ 降低癞皮病的发病率
玉米 + 鸡蛋	→ 降低胆固醇

✗ 相忌食物

| 玉米 + 田螺 | → 中毒 |

人群宜忌

宜 一般人群均可食用。尤适宜便秘、高血压、动脉硬化患者。

忌 患有干燥综合征、糖尿病、更年期综合征且属阴虚火旺之人不宜食用爆玉米花,否则易助火伤阴。此外,腹胀、尿失禁患者忌食。

保 存

适合家用的玉米储存方法有三种:

1. 冰箱冷藏法:保存生玉米时需将外皮及须去除,清洗干净后擦干,用保鲜膜包起来,再放入冰箱中冷藏即可,可保存2天。
2. 冰箱冷冻法:若是保存熟玉米,只需将煮熟的玉米装入保鲜袋中,封紧袋口,放入冰箱冷冻室,可保存一周。
3. 干玉米不用剥皮,晒干后放在干燥、通风处即可。

选 购

选购玉米,可以从外形和软硬程度两方面去把关:

❶ 观外形:

看外观:玉米棒子必须翠绿无黄叶,无干叶子,最好不要有玉米螟虫。看玉米须子:玉米须子裸露在外部的,是干燥的。稍微拉开点苞叶,看到里面的须子呈现固有的颜色(有的绿色,有的白色),没有发霉,即为正常的玉米。

看玉米粒:没有塌陷,饱满有光,用指甲轻轻掐,能够溅出水的为佳;如果是老的,会干瘪塌陷,中间空。

❷ 摸软硬:

用手捏捏,以软硬适中的玉米为上乘。过硬的成熟过度,过软的过嫩。

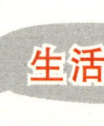

生活妙招

1. 在咸鱼、咸肉上撒一些玉米粉,可保持其味道不变。
2. 玉米粉可除牛肠异味。先用清水把牛肠表面污垢、黏膜洗一下放入盆中,加入食盐100克、玉米粉100克、食醋30毫升,搓洗15分钟后冲洗2遍,锅中烧开水放入洗好的牛肠余水,捞出用清水冲洗一下就可以煮了。经过上述加工后的牛肠就干净无异味了。
3. 将猪肚翻过来,在脏的一面撒上些玉米粉和面粉,等10分钟左右,再用手轻轻揉搓,并用清水清洗,这样就可以将沾在上面的脏物全部除掉。

家庭成员

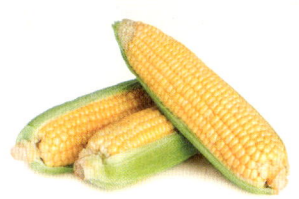

糯玉米

穗锥形，口感好，种皮薄，有特殊的芳香味，糯性强，营养丰富，被人们称为"黄金作物"。

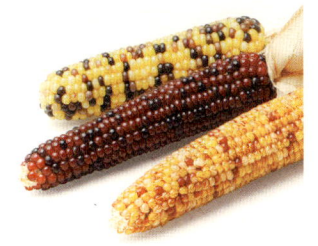

江南花糯

该品种肉质厚，糯性强，香味浓，外观美，不易与其他玉米混淆，深受消费者青睐。

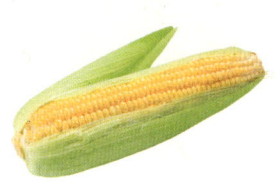

甜玉米

又称蔬菜玉米，籽粒淡黄或乳白色，胚较大，富含水溶性多糖、维生素A和蛋白质等。

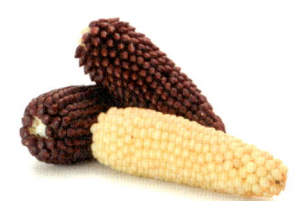

草莓玉米

三个多月即可结果，果为紫红色，呈椭圆形，酷似草莓，其果实甜度高，营养价值高，完全可生食。

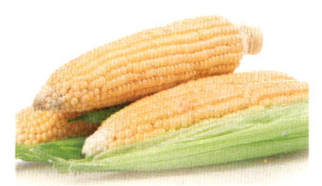

水果玉米

最适合生吃的一种超甜玉米，皮薄汁多、质脆而甜，像水果一样，因此被称为"水果玉米"。

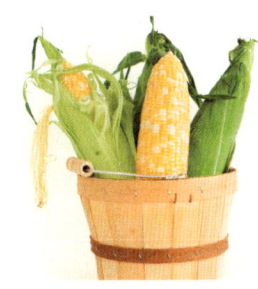

金脆王

水果型珍品质，生食熟食皆宜，栗粒黄白相混。薄皮无渣，粒脆嫩香甜，籽粒色泽亮丽。

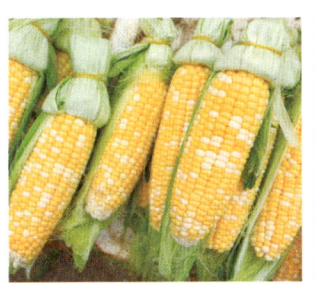

小米滋

果穗筒形，籽粒黄白相间，皮薄，甜脆无渣，品质极佳。

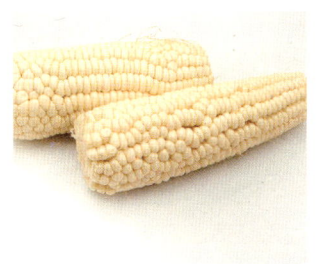

嫩白玉

口感脆嫩，皮薄香醇，含糖量高，白色颗粒，洁白美观，是鲜食、加工和家庭种植的首选品种。

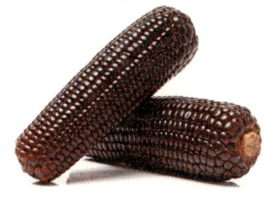

黑玉米

黑玉米作为玉米中的一朵"黑牡丹"，以其丰富的营养成分和良好的保健功效备受青睐。

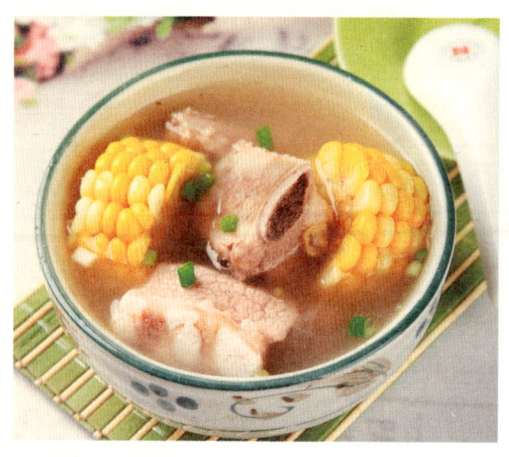

开胃消食
玉米排骨汤

原料
猪小排......250 克　　玉米......250 克
生姜.........5 克　　　葱.........5 克

调料
食盐.........3 克　　　鸡粉......2 克
料酒.........5 毫升

做法
1. 锅内注水烧开，倒入排骨，加入料酒，焯去血水后捞出沥水。
2. 砂锅内注水烧开，依次加入玉米、排骨、姜片、葱和料酒，大火烧开，沸腾后搅拌一下，盖上盖（稍留一条缝），熬煮约 1 个小时。
3. 揭盖，加入盐和鸡粉调味，搅拌均匀后关火，盛入碗中，撒上葱花即可。

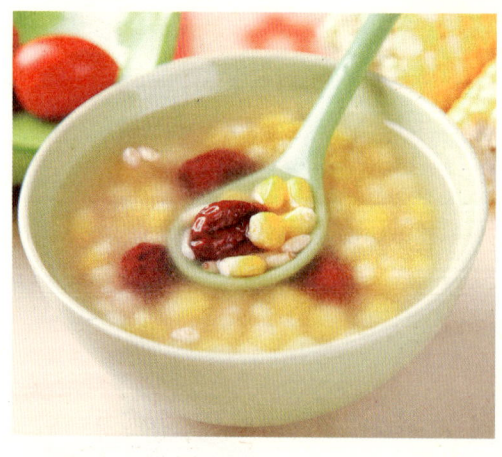

健脾止泻、延缓衰老
松子鲜玉米甜汤

原料
松子.........30 克
玉米粒......100 克
红枣.........6 颗

调料
白糖.........15 克

做法
1. 砂锅中注入适量清水烧开，倒入红枣、玉米粒，拌匀。
2. 盖上盖，大火煮开转下火煮 15 分钟至熟，揭盖，放入松子，拌匀。
3. 加盖，小火续煮 10 分钟至食材熟透。
4. 揭盖，加入白糖，搅拌约 1 分钟至白糖融化。
5. 关火，将煮好的汤装入碗中即可。

降低血糖、清热解暑
玉米苦瓜煎蛋饼

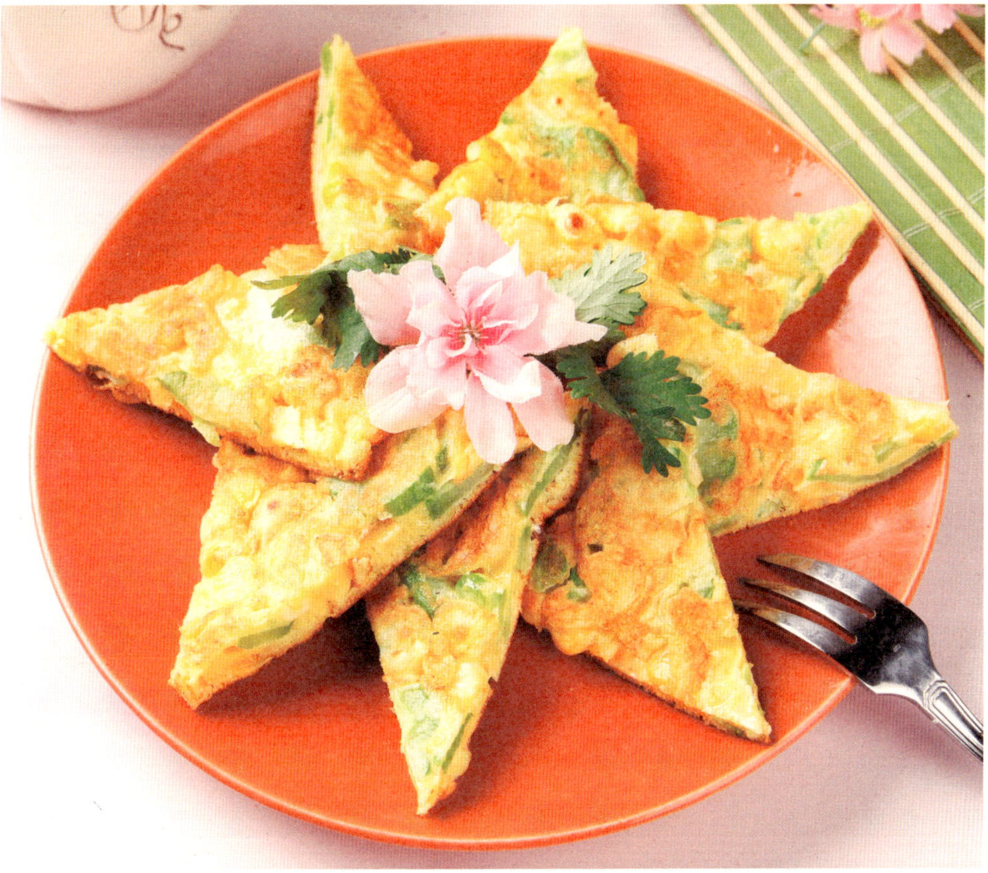

原料

玉米粒......100克
苦瓜..........85克
高筋面粉...30克
玉米粉......15克
鸡蛋液......130克

调料

盐.............少许
鸡粉..........2克
胡椒粉、食用油
............各适量

Tips：调制蛋糊时可加入少许白糖，能中和苦瓜的苦味。

做法

1. 锅中注水烧开，倒入洗净的玉米粒，焯约1分钟，倒入切好的苦瓜薄片搅匀，煮至食材断生后捞出，沥干水分，待用。
2. 鸡蛋液倒入碗中搅散，加入焯过水的材料、高筋面粉、玉米粉拌匀，加入盐、鸡粉、胡椒粉，快速搅拌匀，制成蛋糊。
3. 用油起锅，倒入调好的蛋液，铺开、摊平，转中火煎成饼形，再翻转蛋饼，煎至两面熟透，关火后盛出煎好的蛋饼，食用时分切成小块，摆好盘即可。

多吃粗粮少生病　Part2　营养秘方，五谷为先

黑米

开胃益中、抗衰美容

黑米为黑稻加工产品，是糯米类的一种，形状比普通大米略扁，是中国稻谷中的珍品。黑米在古代是专供内廷的"贡米"。黑米色泽呈黑色或黑褐色，内质色白，营养丰富，食、药用价值高，除煮粥外还可以制作各种营养食品和酿酒，素有"黑珍珠"和"世界米中之王"的美誉。

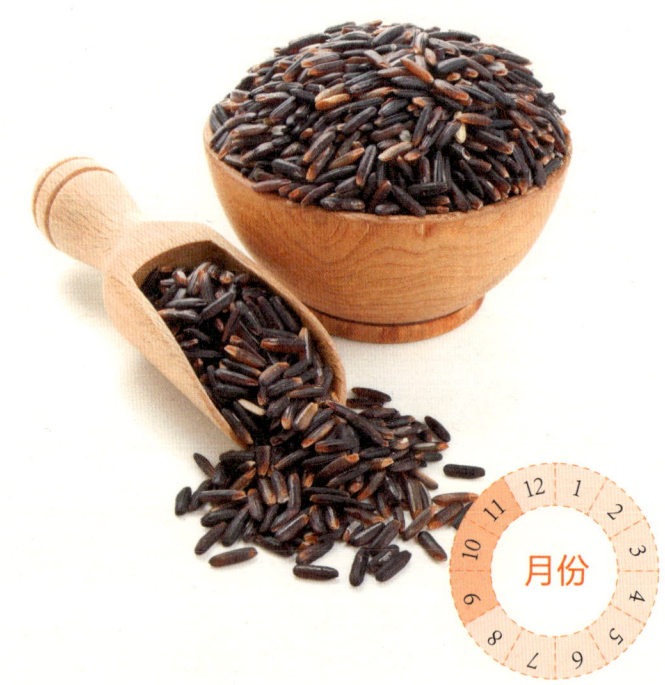

盛产期：秋季

别名：月米、补血米

性味归经：性平，味甘，入脾、胃经

产地：中国大陆均广泛分布，以贵州、湖南、陕西著名

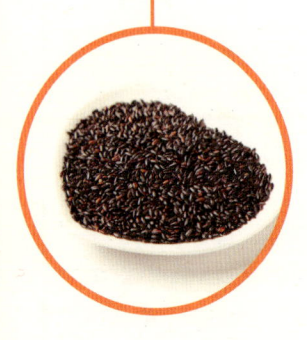

◎ 营养成分表 ◎ 以每100克为例

热量..........1393.27千焦	维生素E..........0.22毫克
蛋白质..........9.4克	钙..........12毫克
脂肪..........2.5克	钠..........7.1毫克
碳水化合物..........68.3克	铁..........1.6毫克
膳食纤维..........3.9克	
维生素B$_1$..........0.33毫克	
维生素B$_2$..........0.13毫克	
烟酸..........7.9毫克	

养生功效

1 开胃益中、健脾暖肝

黑米具有开胃益中、健脾暖肝、明目活血、滑涩补精之功效，对于少年白发、妇女产后虚弱、病后体虚以及贫血、肾虚均有很好的补养作用。

2 抗衰美容、防病强身

黑米具有滋阴补肾、益气强身之功效，是抗衰美容、防病强身的滋补佳品。

3 保护血管

黑米中的黄铜类化合物能维持血管正常渗透压，减轻血管脆性，防止血管破裂，还有止血作用。

4 降血压

黑米还具有改善心肌营养、降低心肌耗氧量、降低血压等功效。

5 预防心脏病

黑米中的膳食纤维含量十分丰富，能够降低血液中胆固醇的含量，有助预防冠状动脉硬化引起的心脏病。

搭配宜忌

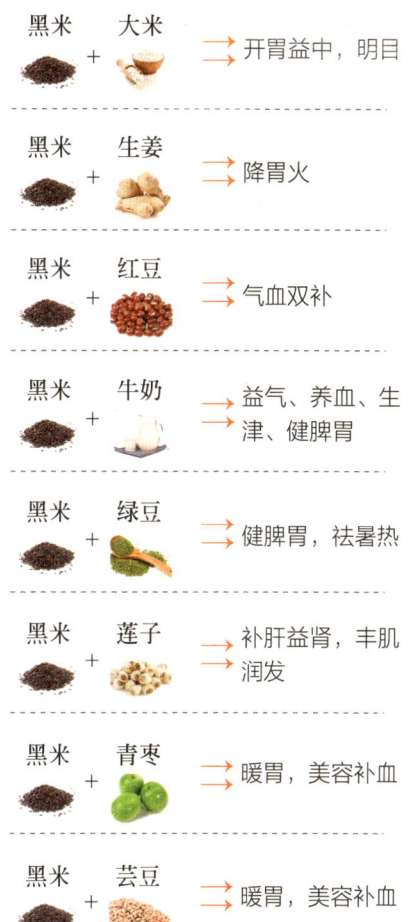

✓ **相宜食物**

黑米 + 大米 → 开胃益中，明目

黑米 + 生姜 → 降胃火

黑米 + 红豆 → 气血双补

黑米 + 牛奶 → 益气、养血、生津、健脾胃

黑米 + 绿豆 → 健脾胃，祛暑热

黑米 + 莲子 → 补肝益肾，丰肌润发

黑米 + 青枣 → 暖胃，美容补血

黑米 + 芸豆 → 暖胃，美容补血

✗ **相忌食物**

无

人群宜忌

宜　一般人群均可食用。

忌　病后消化能力弱的人慎食。

保存

黑米可采用以下几种实用的家庭储存方法保存,以保证黑米的品质:

1.通风储存法:黑米要保存在通风、阴凉处。如果选购袋装密封黑米,可直接放通风处。散装黑米需要放入保鲜袋或不锈钢容器内,密封后置于阴凉通风处保存。

2.容器储存法:将黑米装于有盖密封的容器中,置通风、阴凉、干燥处储存,要防鼠、防潮、防米虫。把黑米放在大的塑料瓶里,封口,放冰箱里保存。

3.花椒防虫法:花椒是天然的抗氧化剂,又有特殊气味,用锅煮花椒水,凉后将布袋浸泡于其中,捞出晾干后,把晾干的黑米倒入处理过的布袋中,再用纱布包些花椒,分放在黑米的各部分,扎袋后置于阴凉通风处。

4.海带防霉杀虫法:干海带的吸湿能力较强,同时还具有抑制霉菌和杀虫的作用。将海带和黑米按重量1∶100的比例混装,一周后取出海带晒干,然后再放回黑米袋中,这样可使黑米干燥且具有防霉防虫的效果。

5.蒜瓣防虫法:将黑米放在阴凉通风处,黑米堆里放些蒜瓣即可防虫。食用时,如果黑米中有蒜味,只要淘米时多搓几次即可。

6.白酒灭虫杀菌法:将黑米放进铁桶或水缸内,另取一个酒瓶,在酒瓶中装上50毫升的白酒,把装有酒的瓶子埋在米中,瓶口高出米面,酒瓶要打开盖子,然后将容器密封。由于黑米的微弱呼吸,使空气越来越少,酒中挥发的乙醇有灭虫、杀菌的作用,所以可以防止生虫。

选购

选购黑米时,可以从黑米的外形、气味等方面去判断真伪及品质优劣。

❶ 观外形:
一般黑米有光泽,米粒大小均匀,很少有碎米、爆腰(米粒上有裂纹),无虫,不含杂质。次质、劣质黑米的色泽暗淡,米粒大小不匀,饱满度差,碎米多,有虫,有结块等。

❷ 看颜色:
对于染色黑米,由于黑米的黑色集中在皮层,胚乳仍为白色,因此,消费者可以将米粒外面皮层全部刮掉,观察米粒是否呈白色,若不是呈白色,则极有可能是人为染色黑米。

❸ 闻气味:
手中取少量黑米,向黑米哈一口热气,然后立即嗅气味。优质黑米具有正常的清香味,无其他异味;微有异味或有霉变气味、酸臭味、腐败味和不正常的气味的,为次质、劣质黑米。

❹ 用手摸：

正宗黑米是糙米，米上有米沟。正宗米不掉色，水洗时才掉色，而染色米一般手搓会掉色。用手触摸有滑爽感，在手中握一会儿有发黏感，说明黑米被涂刷上了矿物油。

❺ 尝味道：

可取少量黑米放入口中细嚼，或磨碎后再品尝。优质黑米味佳，微甜，无任何异味；没有味道，微有异味、酸味、苦味及其他不良滋味的，为次质、劣质黑米。

家庭成员

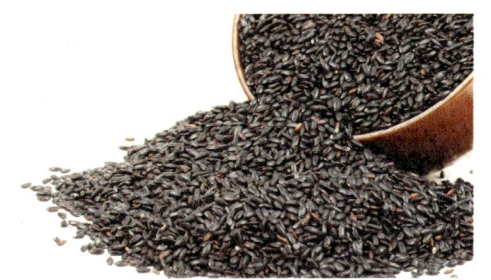

洋县黑米

洋县黑米古称"粳谷奴"，外皮墨黑，米心雪白，有"黑珍珠"、"世界米中之王"的美称。

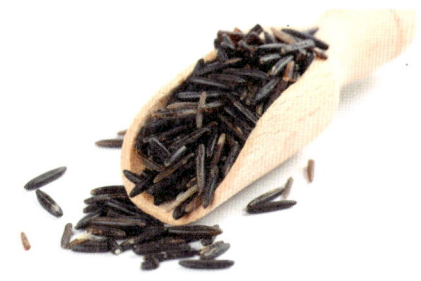

梅陇黑米

梅陇的黑油黏（俗称黑米、乌米）因颜色黑亮、营养价值高、煮熟后富有弹性而闻名遐迩。

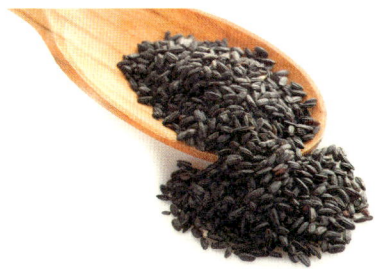

黑珍米

在杭州地区种植，谷壳呈浅褐色，米粒呈黑色有光泽，犹如黑色的珍珠。

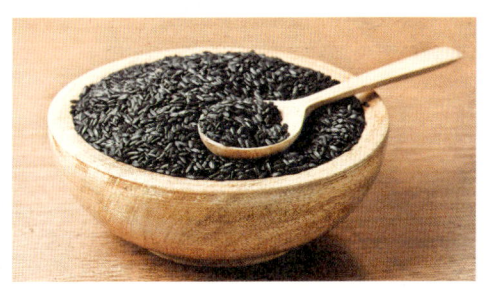

全黑米

全黑米的表皮与米心都是黑色的，米心的黑色素具有可溶性，蛋白质含量高达 10.7%。

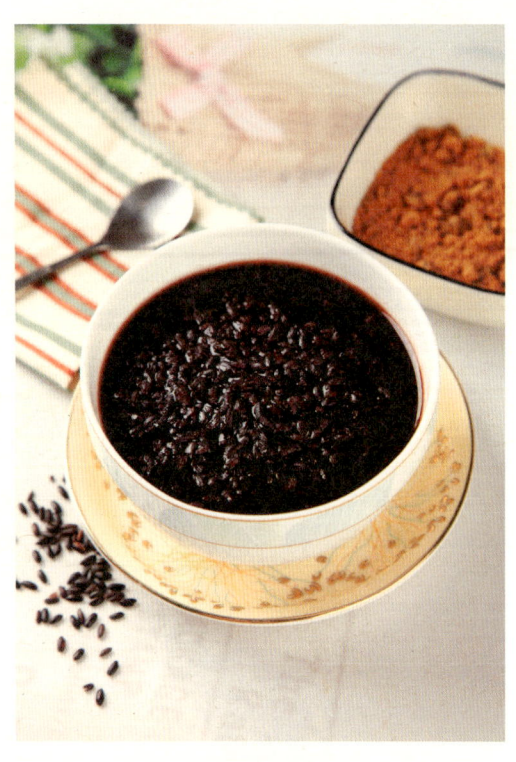

养心润肺
红糖黑米粥

原料

水发黑米...100克
红糖.........25克

调料

无

做法

1. 砂锅中注入适量清水,用大火烧开。
2. 倒入洗净的黑米,搅散、拌匀。
3. 盖上盖,烧开后转小火煮约50分钟,至米粒熟透。
4. 揭盖,撒上备好的红糖,搅拌匀,用中火煮至溶化。
5. 关火后,盛出煮好的黑米粥,装在碗中即成。

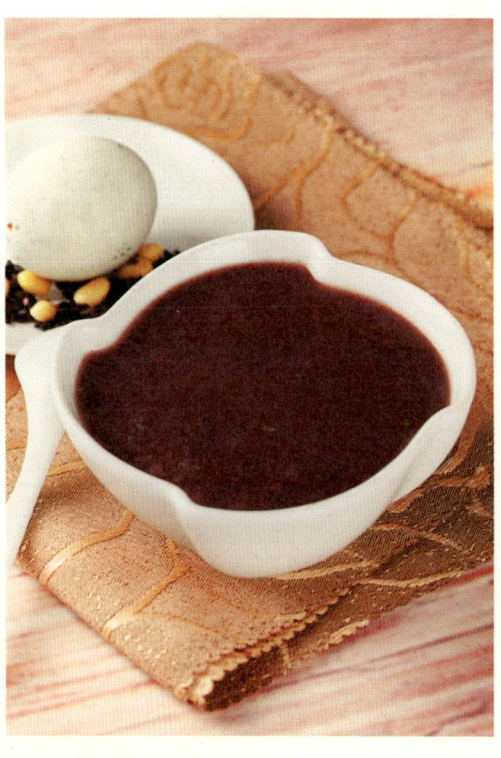

滋阴补肾、补益脾胃
松花蛋黑米豆浆

原料

水发黄豆...40克
松花蛋......1个
黑米.........55克

调料

白糖..........10克

做法

1. 松花蛋洗净去皮,切成小块,装盘待用。
2. 将已浸泡好的黑米和黄豆倒入碗中,加入清水,用手搓洗干净后倒入滤网沥水。
3. 将黑米和黄豆倒入豆浆机中,注水至水位线,盖上豆浆机机头,开始打浆。
4. 待豆浆机运转约15分钟断电,取下机头,把煮好的豆浆倒入滤网过滤至碗中。
5. 加入白糖搅拌匀,待微凉后即可饮用。

Part3 养生杂粮,吃"粗"健康

本章主要介绍的是豆薯类粗粮,包括豆类和薯类。

豆类包括黄豆、红豆、黑豆等,营养价值非常高,富含优质蛋白。我国传统饮食讲究"五谷宜为养,失豆则不良",日常饮食要靠豆类平衡营养。针对现代城市人面临的营养不良和营养过剩的双重负担局面,营养学家呼吁市民恰当增加豆类食品,改善饮食结构。

薯类作物又称根茎类作物,主要包括红薯、马铃薯、山药、芋头等,富含碳水化合物、多种矿物质以及维生素,对预防慢性病有积极作用。

黄豆

预防骨质疏松、促进生长发育

黄豆又名大豆，隶属于真核域，植物界，被子植物门，双子叶植物纲，豆目，豆科，蝶形花亚科，大豆属，大豆种，属一年生草本植物。由于它的营养价值很高，被称为"豆中之王"、"田中之肉"、"绿色的牛乳"等，是数百种天然食物中最受营养学家推崇的。

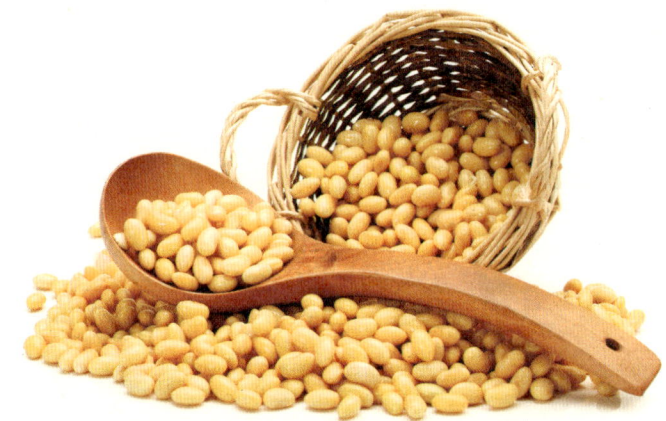

别名：菽、青豆、黑豆、黑皮青豆、青仁乌豆、泥豆、马料豆、秣食豆

性味归经：性平，味甘，入脾、大肠经

产地：东北、华北、陕、川及长江下游地区

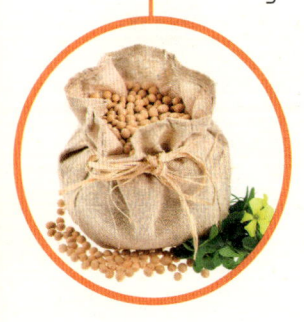

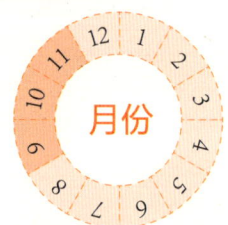

盛产期：秋季

◎ 营养成分表 ◎ 以每100克为例

热量 1502.06千焦	烟酸 2.1毫克
蛋白质 35.1克	维生素E 18.9毫克
脂肪 16克	钙 191毫克
碳水化合物 18.6克	钠 2.2毫克
膳食纤维 15.5克	铁 8.2毫克
维生素A 37微克	
维生素B_1 .... 0.41毫克	
维生素B_2 .... 0.2毫克	

养生功效

① 高蛋白

黄豆中的大豆蛋白质和豆固醇能明显地改善和降低血脂和胆固醇，从而降低患心血管疾病的概率。大豆脂肪富含不饱和脂肪酸和大豆磷脂，有保持血管弹性、健脑和防止脂肪肝形成的作用。

② 抗癌

黄豆中富含皂角苷、蛋白酶抑制剂、异黄酮、钼、硒等抗癌成分，对前列腺癌、皮肤癌、肠癌、食道癌等几乎所有的癌症都有抑制作用。

③ 预防骨质疏松

黄豆中还富含钙质，对更年期骨质疏松也有疗效，可谓一举两得。

④ 促进代谢

黄豆中的皂甙类物质能降低脂肪吸收功能，促进脂肪代谢。

⑤ 延年益寿

黄豆富含维生素E、胡萝卜素、磷脂，可防止老年斑、老年夜盲症生成，增强老人记忆力。

人群宜忌

宜 一般人群均可食用。

忌 黄豆性偏寒，胃寒者和易腹泻、腹胀、脾虚者以及常出现遗精的肾亏者不宜多食；消化功能不良、有慢性消化道疾病者慎食；患有严重肝病、肾病、痛风、消化性溃疡、低碘者忌食。

搭配宜忌

✅ 相宜食物

黄豆 + 香菜	→ 健脾宽中，祛风解毒
黄豆 + 牛蹄筋	→ 防治颈椎病，美容养颜
黄豆 + 胡萝卜	→ 有助骨骼发育
黄豆 + 白菜	→ 预防乳腺癌
黄豆 + 花生	→ 丰胸补乳
黄豆 + 红枣	→ 补血
黄豆 + 茄子	→ 润燥消肿
黄豆 + 茼蒿	→ 有效缓解更年期综合征

❌ 相忌食物

| 黄豆 + 虾米 | → 影响钙元素的消化吸收 |
| 黄豆 + 核桃 | → 易导致腹胀、消化不良 |

保 存

家庭储存黄豆时，可使用以下方法：

1. 通风储存法：用塑料袋装好，放进密封的容器里，置于阴凉、干燥、通风处保存，并注意防鼠、防霉变。
2. 蒜瓣储存法：把黄豆晒干，然后把黄豆装进瓶子里再放几片大蒜子，最后把瓶子盖紧。如果瓶子的面积大就多放点大蒜子，这样可以放一年。

选 购

选购黄豆时，应挑选色泽鲜艳、颗粒饱满且整齐均匀的为佳。

❶ 色泽：
先观察大豆的外皮色泽，如果外皮色泽光亮、皮面干净、颗粒饱满且整齐均匀就是好大豆。相反，若色泽暗淡、无光泽则为劣质大豆。

❷ 质地：
颗粒饱满且整齐均匀，无破瓣、缺损、虫害、霉变、挂丝的为好大豆。

❸ 看脐色：
脐色是鉴别大豆质量的重要标准之一，一般可分为黄白色、淡褐色、褐色、深褐色及黑色五种。黄白色或淡褐色的质量较好，褐色或深褐色的质量较次。

家庭成员

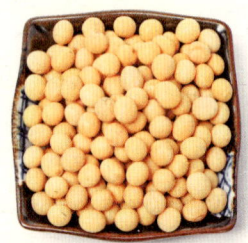

富锦大豆

富锦大豆成熟粒呈圆形和椭圆形，色泽光滑、微黄或黄色，粒大，粒圆，饱满。皮薄，脐色淡黄白。

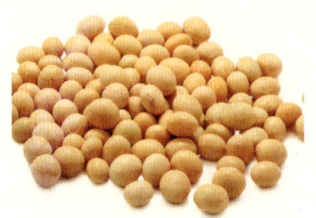

巴彦大豆

巴彦大豆籽粒饱满，呈黄色，粒圆形，直径为4～9毫米，表面光滑。

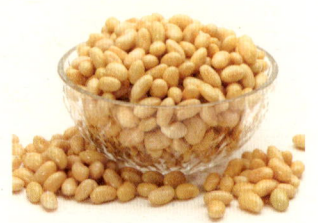

嘉荫大豆

大豆籽粒为黄色，椭圆形，品质优越，蛋白质含量为40.57%，脂肪含量为20.20%。

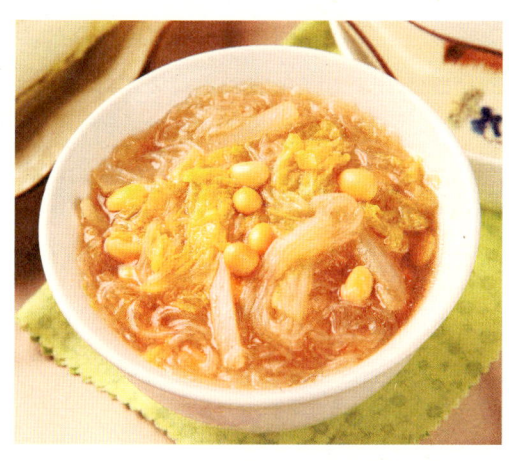

益胃生津、清热除烦
黄豆白菜炖粉丝

原料

熟黄豆......150 克
水发粉丝...200 克
白菜.........120 克
姜丝、葱段各少许

调料

盐.............2 克
鸡粉.........少许
生抽.........5 毫升
食用油......适量

做法

1. 白菜洗净切长段，再切粗丝；用油起锅，撒上姜丝、葱段，爆香。
2. 倒入白菜丝，炒匀至变软，加入生抽和清水，大火煮沸后倒入洗净的黄豆，拌匀，加入少许盐、鸡粉，拌匀调味。
3. 用中火煮约 5 分钟至食材熟透，倒入洗净的粉丝，搅散，煮至熟软，关火后盛出煮好的菜肴即可。

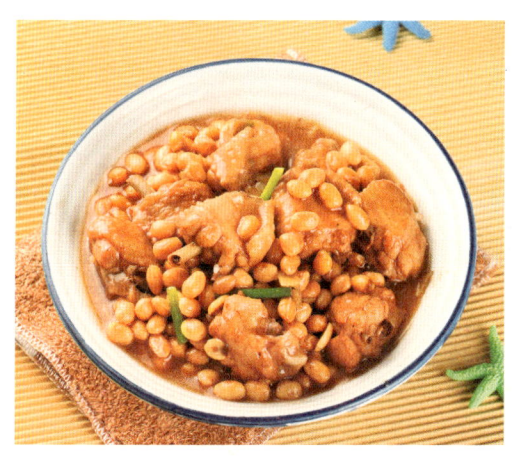

健脑补铁
黄豆焖鸡翅

原料

水发黄豆...200 克
鸡翅.........220 克
姜片、蒜末、葱段
.................各少许

调料

盐.............2 克
鸡粉.........3 克
生抽.........2 毫升
料酒.........6 毫升
水淀粉、老抽、食用油.........各适量

做法

1. 鸡翅洗净斩成块，装入碗中，放入盐、鸡粉、生抽、料酒，倒入水淀粉，腌渍 15 分钟至入味。
2. 用油起锅，放入姜片、蒜末、葱段，爆香，倒入鸡翅，炒匀，淋入料酒，炒香，加入适量盐、鸡粉，炒匀调味。
3. 倒入清水，放入黄豆与老抽，炒匀上色，用小火焖 20 分钟至食材熟透，用大火收汁，倒入水淀粉勾芡，完成后盛出装碗即可。

红豆

养颜补血、利水解毒

红豆又称小豆、赤小豆，小小一颗红豆就有含量相当高的铁质，是很平民化的补血圣品，对气血虚弱的女性尤其有用，常用来煮甜食。此外，红豆也是十分健康的食材。因为红豆本身含有丰富的纤维质、配糖体及皂草甘，因此有活化心脏、增进排毒以及帮助排便的功效。

别名：赤豆、红饭豆、米赤豆

性味归经：性平，味甘、酸，入心、小肠经

产地：中国大陆普遍栽培

盛产期：秋季

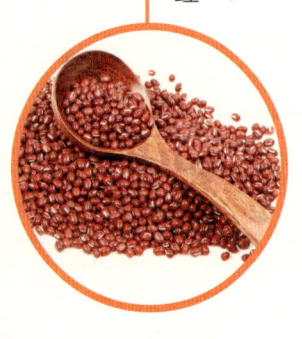

◎ 营养成分表 ◎ 以每100克为例

成分	含量	成分	含量
热量	1004.16千焦	维生素E	9.17毫克
蛋白质	4.8克	钙	2毫克
脂肪	3.6克	钠	3.3毫克
碳水化合物	47.2克	铁	1毫克
膳食纤维	7.9克		
维生素B_1	0.04微克		
维生素B_2	0.05毫克		
烟酸	1.7毫克		

养生功效

1 养颜补血

红豆富含铁质,能让人气色红润。多摄取红豆,还有补血、促进血液循环、强化体力、增强抵抗力、缓解经期不适症状的效果。

2 润肠通便

红豆含有的膳食纤维具有良好的润肠通便、降血压、降血脂、调节血糖、解毒抗癌、预防结石、健美减肥的作用。

3 利水解毒

红豆中的皂角苷可刺激肠道,有良好的利尿作用,能解酒、解毒,对心脏病和肾病、水肿患者均有益。

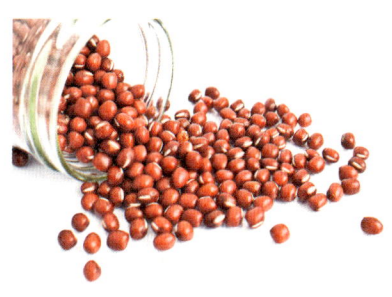

搭配宜忌

✓ **相宜食物**

红豆 + 桑白皮	→ 健脾利湿,利尿消肿
红豆 + 大米	→ 益脾胃,通乳汁
红豆 + 南瓜	→ 润肤,止咳,瘦身减肥
红豆 + 鸡肉	→ 补肾滋阴,活血利尿
红豆 + 鲫鱼	→ 通乳催奶
红豆 + 燕麦	→ 均衡营养
红豆 + 米酒	→ 散血消肿,止血
红豆 + 鲤鱼	→ 利水消肿

✗ **相忌食物**

红豆 + 羊肝	→ 易引起身体不适
红豆 + 羊肚	→ 易导致水肿、腹痛、腹泻

人群宜忌

宜 一般人群均可食用,尤其适宜肾脏性水肿、心脏性水肿等各类型水肿之人与产后缺奶和产后浮肿及肥胖之人食用。

忌 红豆能通利水道,故尿多之人忌食;蛇咬伤者,忌食百日。

多吃粗粮少生病 Part3 养生杂粮,吃「粗」健康

保 存

红豆的家庭储存可采用以下方法：

1. 容器储存法：红豆用有盖的容器装好，放于阴凉、干燥、通风处保存为宜。
2. 辣椒储存法：将红豆放入塑料袋中，再放入一些剪碎的干辣椒，密封起来。将密封好的塑料袋放置于干燥通风处，可以防霉、防虫、防潮，能保存一年不坏。
3. 冰箱冷藏法：先晒一晒，去除水分，将红豆装入干净的食品保鲜袋里，封口后放进冰箱冷藏。
4. 蒜瓣储存法：用塑料袋装好红豆，存放时加几颗大蒜，可防虫蛀两三年。

选 购

选购红豆时选购表面平滑，稍具光泽或无光泽，颗粒饱满、色紫红发暗者为佳。

❶ 看颜色：
颜色越红，吸收的太阳能量更多，表示铁质含量越高，药用价值越大，口感和味道也就越好。

❷ 选颗粒：
豆粒完整、大小均匀、紧实薄皮的红小豆品质较好，过小的发育不良，过大的含有一些生长激素。

❸ 挑表皮：
皮薄的红小豆是品质好的，这是因为红小豆的皮越薄，含铁量越高，营养也越丰富。

家庭成员

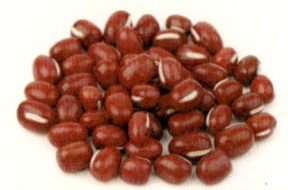

丹波红豆

种子椭圆形，红粒，白脐，色泽鲜，百粒重20～25克，籽粒商品性和适口性好，适应性强。

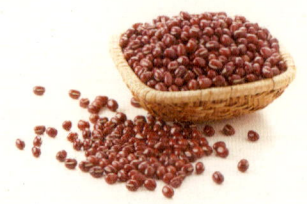

宝清红小豆

产品粒大、皮薄、味香、深红色，色泽鲜艳有光泽，粒形独特，近似三角棱柱形，豆沙含量高。

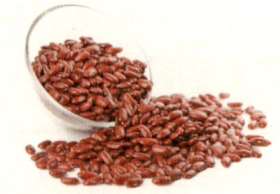

大红袍赤豆

荚果圆柱状，平展或下弯，无毛，种子通常暗红色或其他颜色，长圆形，两头截平或近浑圆。

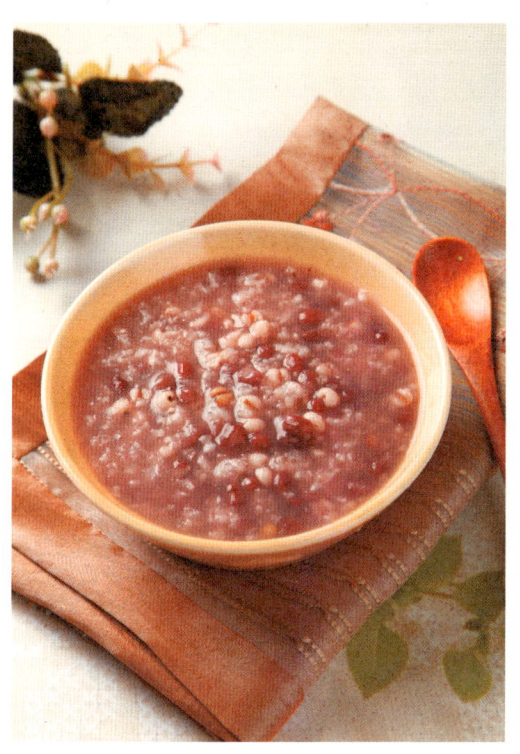

利水除湿、消肿解毒

薏米红豆大米粥

原料

大米..........80克
薏米、红豆...各50克

调料

冰糖..........20克

做法

1. 砂锅中注水烧开,倒入洗净的薏米、红豆,盖上盖,用中火煮约20分钟,至食材变软。
2. 揭盖,倒入洗净的大米,搅拌匀,使米粒散开,盖上盖,用中小火煮约40分钟,至食材熟透。
3. 揭盖,撒上冰糖拌匀,用中火煮至溶化。关火后盛出大米粥,装在碗中即成。

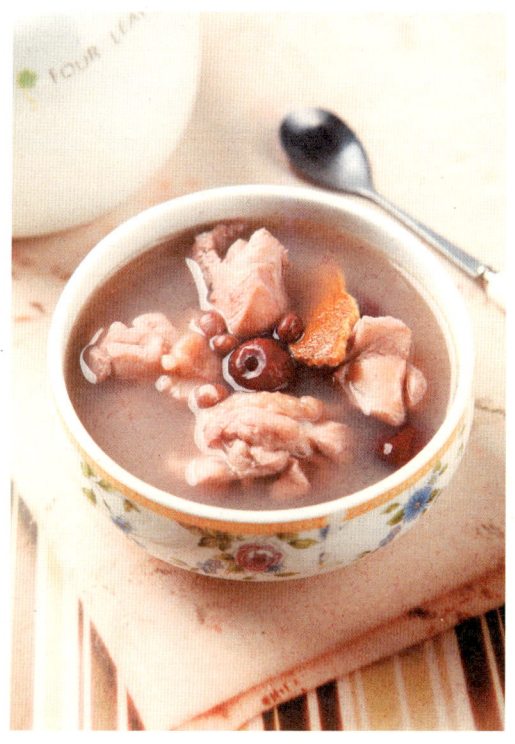

益气补血、美容养颜

陈皮红豆鸡腿煲

原料

水发红豆...100克
红枣..........10克
鸡腿块......200克
陈皮..........2克

调料

盐..............2克
鸡粉..........3克
料酒..........适量

做法

1. 锅中注水烧开,放入洗净的鸡腿块,略煮一会儿,捞出,装盘备用。
2. 砂锅中注水,倒入红豆、红枣、鸡腿,淋入料酒,放入洗净的陈皮,拌匀。
3. 盖上盖,用大火煮开后转小火煮1小时至食材熟透。揭盖,放入盐、鸡粉,拌匀。
4. 关火后盛出煮好的汤料,装入碗中即可。

黑豆

养颜美容、健脑益智

黑豆富含对人体有益的氨基酸、不饱和脂肪酸及钙、磷等多种微量元素，有排脓拔毒、消肿止痛等功效，并有益于防治高血压、高血脂、心脏病等疾病。李时珍在《本草纲目》中记载："久食黑豆，好颜色，变白不老。"所以说黑豆对女性养颜大有裨益。黑豆还可以调理月经，还有安胎作用，孕妇常吃可以益身强健。

别名：橹豆、乌豆、枝仔豆、黑大豆

性味归经：性平，味甘，入脾、肾经

产地：原产中国东北，现河南、河北、山东、江苏亦有种植

盛产期：秋季

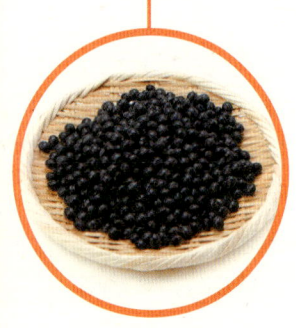

◎ 营养成分表 ◎ 以每100克为例

热量............1594.1千焦	烟酸............2毫克
蛋白质............36.1克	维生素E............17.36毫克
脂肪............15.9克	钙............224毫克
碳水化合物............23.3克	钠............3毫克
膳食纤维............10.2克	铁............7毫克
维生素A............5微克	
维生素B$_1$............0.2毫克	
维生素B$_2$............0.33毫克	

养生功效

1 养颜美容
黑豆含有丰富的维生素E，能清除体内的自由基，减少皮肤皱纹，达到养颜美容的目的。

2 预防便秘
黑豆含有丰富的膳食纤维，可促进肠胃蠕动，预防便秘。

3 健脑益智
黑豆中约含2%的蛋黄素，能健脑益智，防止和延缓大脑因老化而迟钝。

4 延缓脑机体衰老
黑豆含有丰富的微量元素，如锌、铜、镁、钼、硒、氟等，这些元素能满足大脑的需求而延缓脑机体衰老，降低血液黏稠度，保持身体功能正常。

5 治疗皮肤病
黑豆可作药物外用，能治疗湿疹、神经性皮炎、白癜风等疾病。

搭配宜忌

✓ **相宜食物**

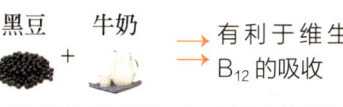
黑豆 + 牛奶 → 有利于维生素 B_{12} 的吸收

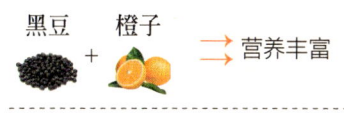
黑豆 + 橙子 → 营养丰富

黑豆 + 排骨 → 补肾活血，祛风利湿

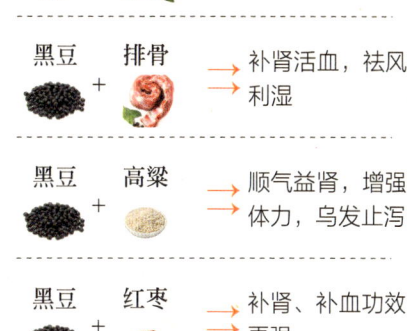
黑豆 + 高粱 → 顺气益肾，增强体力，乌发止泻

黑豆 + 红枣 → 补肾、补血功效更强

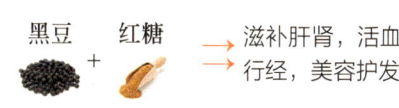
黑豆 + 红糖 → 滋补肝肾，活血行经，美容护发

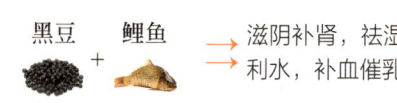
黑豆 + 鲤鱼 → 滋阴补肾，祛湿利水，补血催乳

✗ **相忌食物**

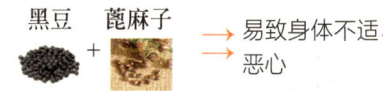
黑豆 + 蓖麻子 → 易致身体不适、恶心

人群宜忌

宜 一般人群均可食用。

忌 儿童、肠胃功能不良者慎食。此外黑大豆炒熟后，热性大，多食易上火，故不宜多食。

保 存

储存黑豆要控制好温度,温度是影响黑豆储存的重要因素,一般温度低于16℃为宜。黑豆宜存放在密封罐中,放置在干燥、通风处,不要让阳光直射。此法可以起到防潮、防霉、防虫的效果,能使黑豆保持长时间不变质。

还需注意的是,因豆类食品容易生虫,购回后最好尽早食用。

选 购

应选大豆籽粒均匀、饱满、坚硬、极少杂质为好;籽粒大小不匀、软湿、杂质较多的为次品。

❶ 看色泽:
有些人看到黑豆具有一定的光泽,就认为这是优良的黑豆,其实并不是这样的。黑豆是否新鲜应看其是否有天然的质感,另外,表面有一些白粉的也会比较新鲜。

❷ 用手捏:
为防止买到瘪的黑豆,买的时候应选择圆润的,捏起来比较坚硬的黑豆营养成分高,而且非常美味。

❸ 看颜色:
黑豆往往是颜色乌黑的较好,有的黑豆是绿色的,这是因为品种不同的原故。绿色的黑豆是茶黑豆,其有独特的清爽的口感,营养价值也非常高。

家庭成员

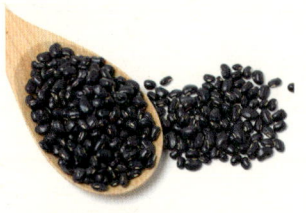

有机黑豆

指在种植过程中进行严格的种植操作和收割,禁用化肥、农药条件下盛产的黑豆为有机黑豆。

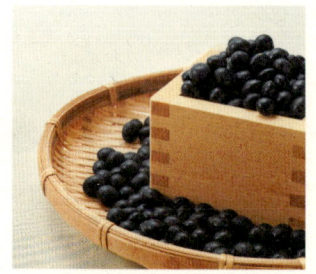

黄仁黑豆

为豆科植物大豆的黑色种子。皮黑,籽粒圆润。

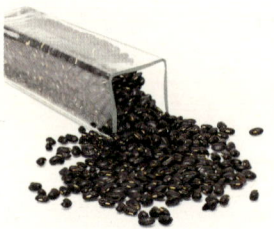

青仁黑豆

中晚熟品种,春播120天,夏播105天,籽粒黑而发亮,豆脐线为白色,内仁碧绿,晶莹透亮。

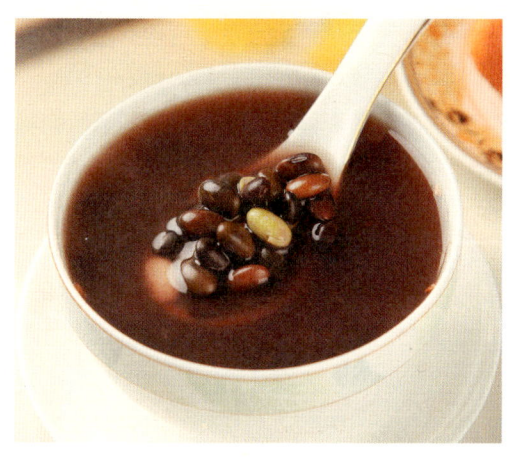

祛痰止喘、改善贫血

枣仁黑豆养心汤

原料

水发黑豆...160 克
酸枣仁、柏子仁
.................各少许

调料

白糖..........适量

做法

1. 砂锅中注入适量清水烧热，倒入备好的酸枣仁。
2. 放入洗净的柏子仁，倒入洗好的黑豆，搅拌匀。
3. 盖上盖，烧开后用小火煮约 40 分钟，至黑豆熟透。
4. 揭盖，加入白糖，搅匀，用中火煮至溶化。
5. 关火后盛出煮好的汤料，装入碗中即成。

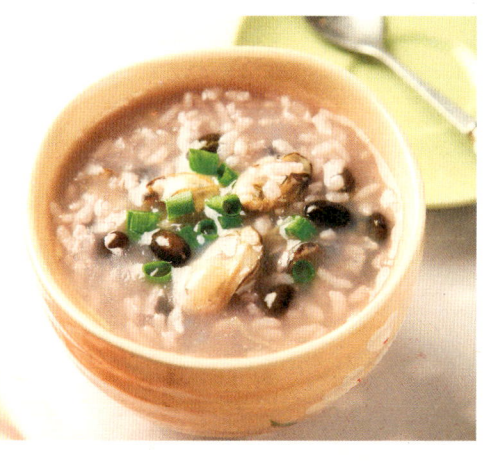

益气补血、促进消化

黑豆生蚝粥

原料

水发黑豆...80 克   生蚝............150 克
水发大米...200 克   姜丝、葱花...各少许

调料

盐............2 克
芝麻油......适量

做法

1. 锅中注水烧开，倒入洗好的生蚝，略煮片刻后捞出，待用。
2. 砂锅中注水，放入洗好的黑豆，盖上盖，用大火煮开后转小火煮 20 分钟，揭盖，倒入洗好的大米，拌匀，盖上盖。
3. 用大火煮开后转小火煮 40 分钟至大米熟软，揭盖，放入生蚝、姜丝，拌匀，盖上盖，续煮 20 分钟至食材熟透。
4. 揭盖，加入盐、芝麻油拌匀。关火后盛出至入碗中，撒上葱花即可。

豌豆

调和脾胃、抗菌消炎

豌豆是豆科豌豆属一年生或二年生攀缘草本植物。圆身的称蜜糖豆或蜜豆，扁身的称为青豆、荷兰豆等，具有益中气、止泻痢、调营卫、利小便、消痈肿、解乳石毒之功效，对脚气、痈肿、乳汁不通、脾胃不适、呃逆呕吐、心腹胀痛、口渴泄痢等病症具有一定的食疗作用。

别名：青豆、麦豌豆、寒豆、麦豆、雪豆、毕豆、麻豆

性味归经：性平，味甘，入脾、胃经

产地：四川、河南、湖北、江苏、青海等十多个省区

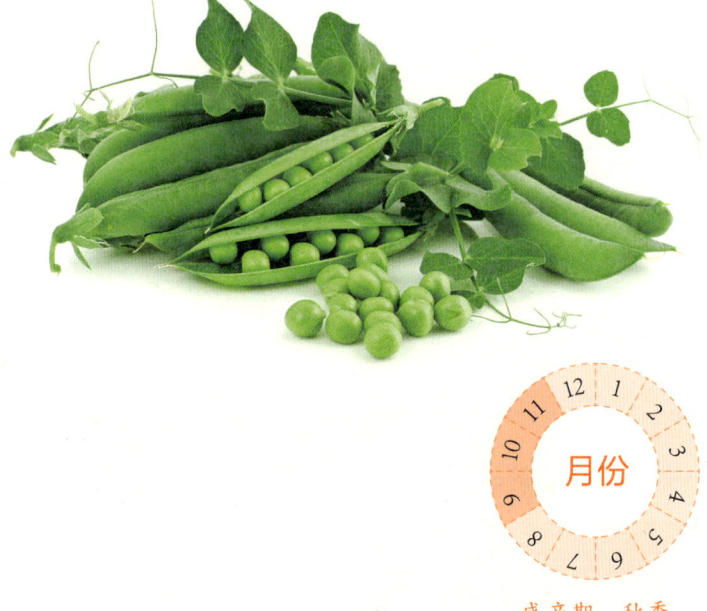

盛产期：秋季

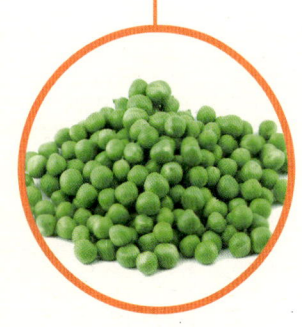

◎ 营养成分表 ◎ 以每100克为例

热量..........1309.59千焦	烟酸..................2.4毫克
蛋白质................20.3克	维生素E..........8.47毫克
脂肪......................1.1克	钙........................97毫克
碳水化合物........55.4克	钠......................9.7毫克
膳食纤维............10.4克	铁......................4.9毫克
维生素A..............42微克	
维生素B$_1$..........0.49毫克	
维生素B$_2$..........0.14毫克	

养生功效

① 调和脾胃

可用于脾虚气弱，或吐泻脾胃不和。

② 通利大肠

豌豆中富含粗纤维，能促进大肠蠕动，保持大便能畅，起到清洁大肠的作用。

③ 抗菌消炎

豌豆所含的止杈酸、赤霉素和植物凝素等物质，有抗菌消炎、增强新陈代谢的功能。

④ 调颜养身

豌豆含有丰富的维生素A原，具有润泽皮肤的作用。

⑤ 防癌治癌

豌豆荚和豆苗的嫩叶中富含维生素C和能分解体内亚硝胺的酶，具有抗癌防癌的作用。

⑥ 美容

豌豆研成末，可除痈肿痘疮；用豌豆粉洗浴，可除去污垢、面色光亮。

人群宜忌

宜 一般人群均可食用。尤适宜糖尿病患者、产后乳汁不下的妇女。

忌 脾胃虚弱者、肾功能不全者忌食；易产气，尿路结石、皮肤病和慢性胰腺炎患者不宜食用；此外，糖尿病患者、消化不良者也要慎食。

搭配宜忌

✅ 相宜食物

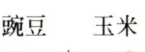
豌豆 + 玉米 → 蛋白质互补

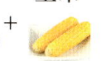
豌豆 + 胡萝卜 → 益肝明目，健脾和胃，通便润肠

豌豆 + 羊肉 → 调养气血

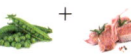
豌豆 + 虾仁 → 提高营养价值

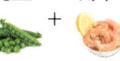
豌豆 + 蘑菇 → 消除食欲不佳

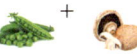
豌豆 + 面粉 → 提高营养价值

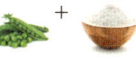
豌豆 + 红糖 → 健脾利尿、通乳

❌ 相忌食物

豌豆 + 醋 → 消化不良

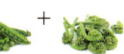
豌豆 + 蕨菜 → 降低营养

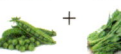
豌豆 + 菠菜 → 影响钙的吸收

保 存

对于没有剥皮的、生的青豌豆不要进行清洗,应该直接放冰箱冷藏。

剥了皮的豌豆放进袋子里(不要清洗),然后密封,并平铺整齐放入冰箱的冷冻室里,直接冷冻即可。待需要食用的时候,将剥了皮的豌豆从冷冻室放进温室里,大概几分钟后就解冻了。

选 购

选购豌豆时,可以从外形、颜色等方面去判断质量的优劣:

❶ 观外形:

豌豆以色泽嫩绿、柔软、颗粒饱满、未浸水者为佳。豌豆扁圆形表示正值最佳的成熟度。豌豆正圆形表示已经过老,筋(背线)凹陷也表示过老。

❷ 看颜色:

剥开豌豆的表皮,新鲜豌豆的肉和外层一样是鲜绿色的;而染过色的老豌豆,豆肉颜色略微发白,有别于外层颜色。

❸ 摸软硬:

老豌豆质地比新鲜豌豆更硬一些。用手捏碎豌豆,新鲜豌豆的两瓣豆肉不会明显分开,而老豌豆的两瓣豆肉会自然分开。

家庭成员

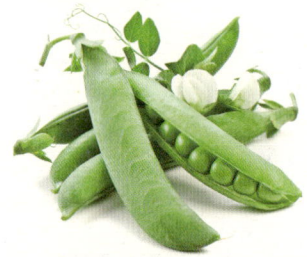

杭州白花豌豆

硬荚种,植株半蔓性,耐寒性强。花白色,每荚含种子4~6粒,嫩豆粒品质佳。种子圆而光滑,淡黄色。以嫩豆粒供食。

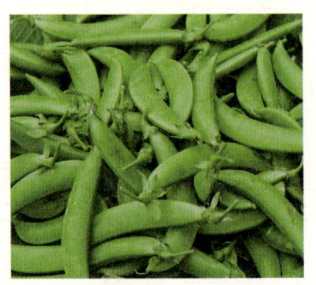

莲阳双花豌豆

软荚种,蔓性,花白色,种子呈圆形,黄白色,嫩荚供食、品质佳。一般9~11月播种,11月下旬至次年2月采收。产于广东澄海。

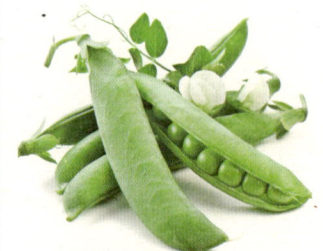

成都冬豌豆

硬荚种,花白色。每荚有子4~6粒,圆形光滑,嫩粒绿色,味美,品质佳,以嫩豆粒供食为主。成都7~9月播种,9~12月采收。

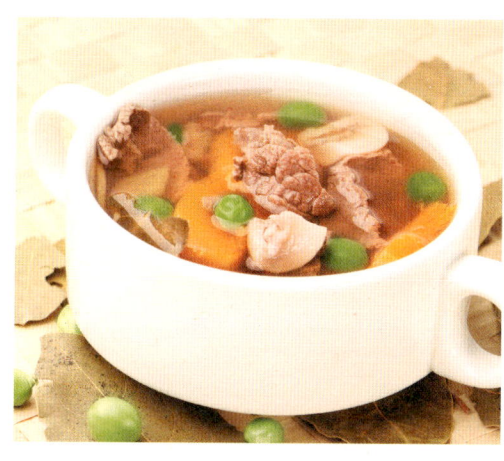

安中补脾、养胃益气

南瓜豌豆牛肉汤

原料

牛肉……… 150 克
南瓜……… 180 克
口蘑……… 30 克
豌豆……… 70 克
姜片、香叶
……… 各少许

调料

料酒……… 6 毫升
盐……… 2 克
鸡粉……… 2 克

做法

1. 锅中注水大火烧开，放入切成片状的豌豆、口蘑、南瓜，汆煮半分钟后捞出，沥水；倒入牛肉，汆煮至转色，捞出，沥水。
2. 砂锅中注水大火烧热，加入姜片、香叶、牛肉、料酒与汆煮好的食材，盖上锅盖，烧开后转小火炖 20 分钟至熟。
3. 揭盖，放入鸡粉、盐，搅匀调味，关火后盛出至碗中即可。

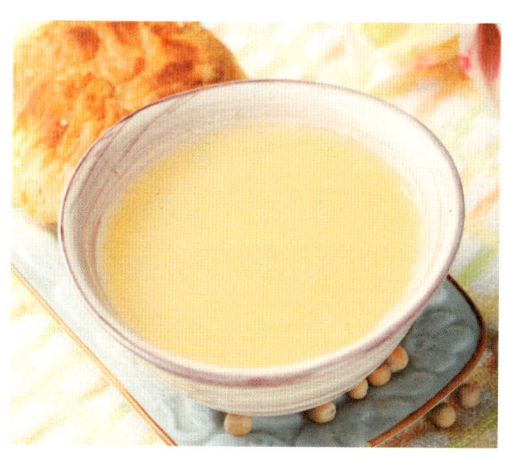

益智健脑

豌豆豆浆

原料

水发豌豆… 100 克

调料

白糖……… 适量

做法

1. 将已浸泡 8 小时的豌豆装入大碗中，倒入清水搓洗干净，放入滤网，沥干水分，放入豆浆机中，加入清水至水位线，盖上豆浆机机头，选择"五谷"程序，再选择"开始"键，开始打浆。
2. 待豆浆机运转约 15 分钟，将豆浆机断电，取下机头，将豆浆倒入滤网，滤去豆渣后倒入小碗中。
3. 加入适量白糖，搅拌均匀至其溶化，待稍微放凉后即可饮用。

扁豆

健脾化湿、抵抗病毒

扁豆一年生缠绕草本植物扁豆的成熟种子,原产于印度、印度尼西亚等热带地区,约在汉晋间引入我国。秋、冬二季采收成熟果实,种子扁椭圆形或扁卵圆形,表面淡苋白色或淡黄色,平滑,略有光泽,一侧边缘有隆起的白色半月形种阜。气微,味淡,嚼之有豆腥味。其营养丰富,既可作滋补珍品,又可作盛暑清凉饮料。

别名:峨眉豆、羊眼豆、肉豆
性味归经:性微温,味甘,入脾、胃经
产地:中国大陆均广泛分布

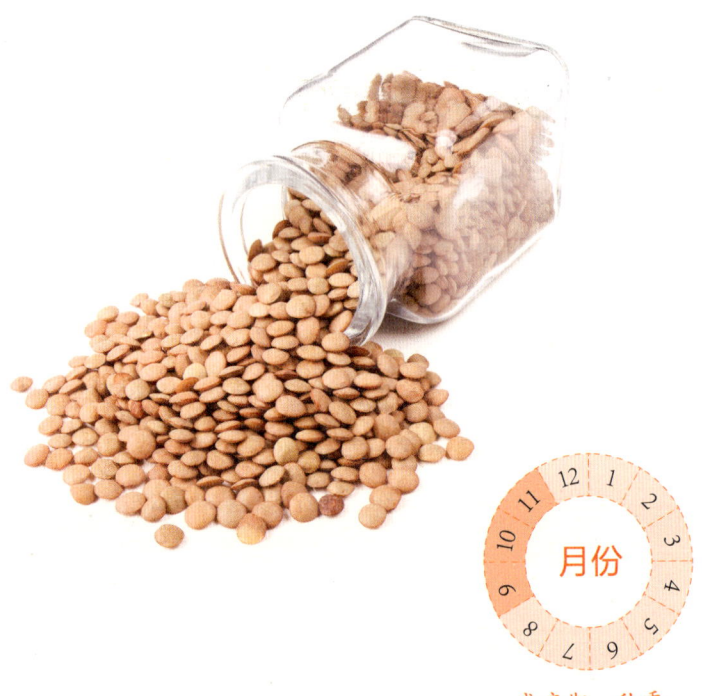

月份

盛产期:秋季

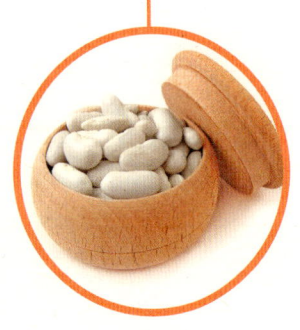

◎ 营养成分表 ◎ 以每100克为例

成分	含量	成分	含量
热量	1363.98千焦	维生素E	1.865毫克
蛋白质	25.3克	钙	137毫克
脂肪	0.4克	钠	2.3毫克
碳水化合物	55.4克	铁	19.2毫克
维生素A	5微克		
维生素B_1	0.26毫克		
维生素B_2	0.45毫克		
烟酸	2.6毫克		

养生功效

❶ 健脾化湿
扁豆含有蛋白质、脂肪油、烟酸等成分，具有健脾化湿、和中消暑、利水消肿等功效，主治脾胃虚弱、食欲不振、大便溏泻、夏日暑湿吐泻、胸闷腹胀等肠胃不适症。

❷ 抗病毒
扁豆含有抑制病毒的成分，具有抗病毒、降低血糖、增强造血功能、抗肿瘤等作用。

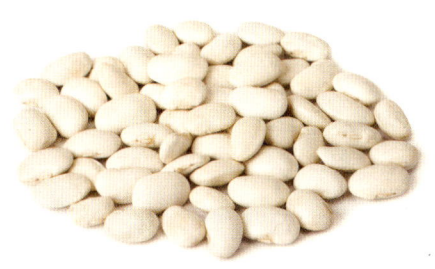

搭配宜忌

✅ 相宜食物

扁豆 + 花菜	→ 补肾脏，健脾胃
扁豆 + 鸡肉	→ 填精补髓，活血调经
扁豆 + 鸭肉	→ 滋阴补虚，养胃益肾
扁豆 + 大米	→ 健脾养胃，清热止咳
扁豆 + 豆腐	→ 补中益气，清热化湿
扁豆 + 荔枝	→ 健脾胃，益肝肾
扁豆 + 蘑菇	→ 美肤
扁豆 + 红枣	→ 防治百日咳

❌ 相忌食物

| 扁豆 + 橘子 | → 易导致高钾血症 |
| 扁豆 + 蛤蜊 | → 容易导致腹痛、腹泻 |

人群宜忌

宜 一般人群均可食用。尤适宜脾胃虚弱、食欲不振、大便溏泻、白带过多、暑湿吐泻、胸闷腹胀症状的患者食用。

忌 患寒热病者，实热、肠燥便秘者不宜食用白扁豆。

Part3 养生杂粮，吃「粗」健康 — 多吃粗粮少生病

保 存

扁豆若要保存，可以使用以下几种方法：

1. 容器储存法：将扁豆放在塑料袋里，放进密封的容器里，置于干燥、通风处即可。
2. 蒜瓣储存法：用塑料袋装好扁豆，存放时加几颗大蒜，可防虫蛀。
3. 辣椒储存法：取足够容量的密封罐一个，辣椒干若干。把辣椒干（整个的辣椒干可切成丝）和扁豆混合，放在密封罐里，将密封罐放在通风干燥处，可以防虫。

选 购

选购白扁豆时，应挑质坚硬、粒大、饱满、气微味淡、嚼之有豆腥气、色白者为佳。

❶ 看颜色：
因荚色不同，可分为白扁豆、青扁豆、紫扁豆。一般以白扁豆为佳，其豆荚肥厚肉嫩，清香味美。

❷ 看质地：
应该选择荚皮光亮、肉厚不显籽的嫩荚为宜；若荚皮薄、籽粒显、光泽暗则已老熟，只能剥籽食用。

❸ 看大小：
小颗粒、不饱满的白扁豆不宜选购。

家庭成员

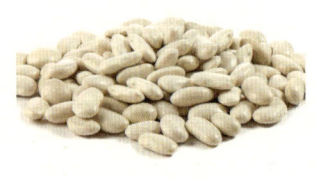

眉豆

球形或扁圆，比黄豆略大，也有状如腰果的，又名饭豇豆、米豆、饭豆、甘豆、白豆等。

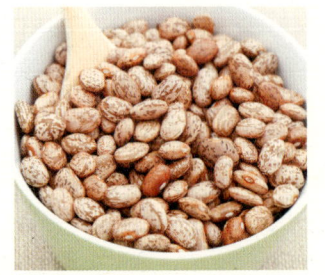

大青荚眉豆

荚刀形，淡绿色，脊背部青绿色，种子褐色，荚肉较厚，纤维中等，质较硬，品质一般。

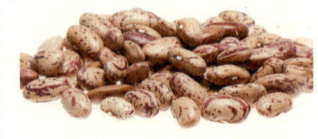

象牙豆

荚面淡绿色，边缘缝合线紫红色，豆荚微弯曲似象牙，故得名。荚肉细嫩，质软味鲜，品质佳。

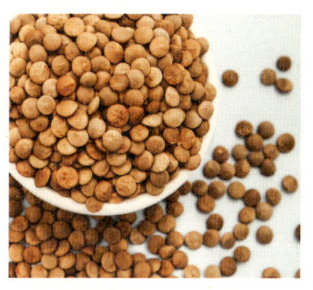

红面互

适于广东省及气候条件相近地区栽培。荚紫红色,长9厘米,宽2厘米,稍弯曲,边缘有小凸点。

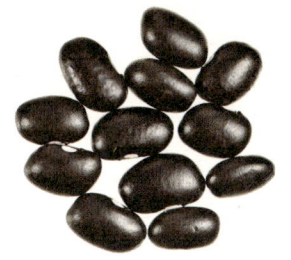

黑饭豆

又名乌饭豆,某些地方也叫乌青豆,外观呈椭圆形,较容易炖烂,口感好,老人、孩子都喜欢。

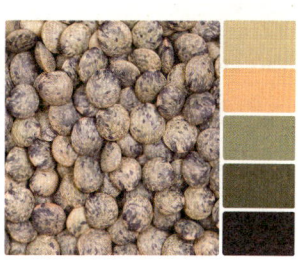

紫扁豆

蔓生,紫花,荚扁形,绿色带紫筋,种子黑色,浅花纹,扁椭圆形,粒中等大。

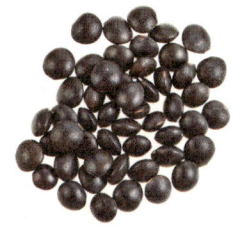

猪耳朵扁豆

济南地方种。蔓生,紫花。荚绿色,单荚重12克,种子黑色,扁椭圆形,粒中等大。纤维多。

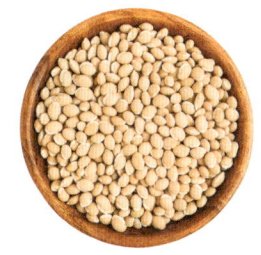

玉梅豆

蔓生,花白色,荚眉形,白绿色,单荚重3.6克,种皮乳白色,扁圆形,中等大。

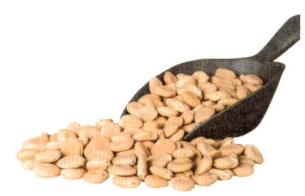

紫皮大荚

蔓生,花紫色,荚眉形,黄绿色带紫边,单荚重10克。种皮红褐色,扁椭圆形,中等大。

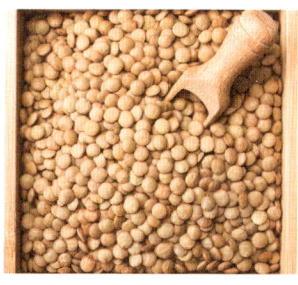

矮性鹊豆

原产日本山口县,荚小,长约6厘米,淡绿色,质佳,种子茶褐色,早熟,适于保护地早熟栽培。

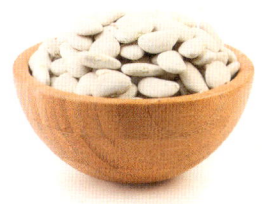

梅豆角

梅豆角又称扁豆,表面黄白色,平滑而光泽,质坚硬,种皮薄而脆,以饱满、色白者佳。

多吃粗粮少生病 | Part3 养生杂粮,吃「粗」健康

降低血脂

荷叶扁豆绿豆汤

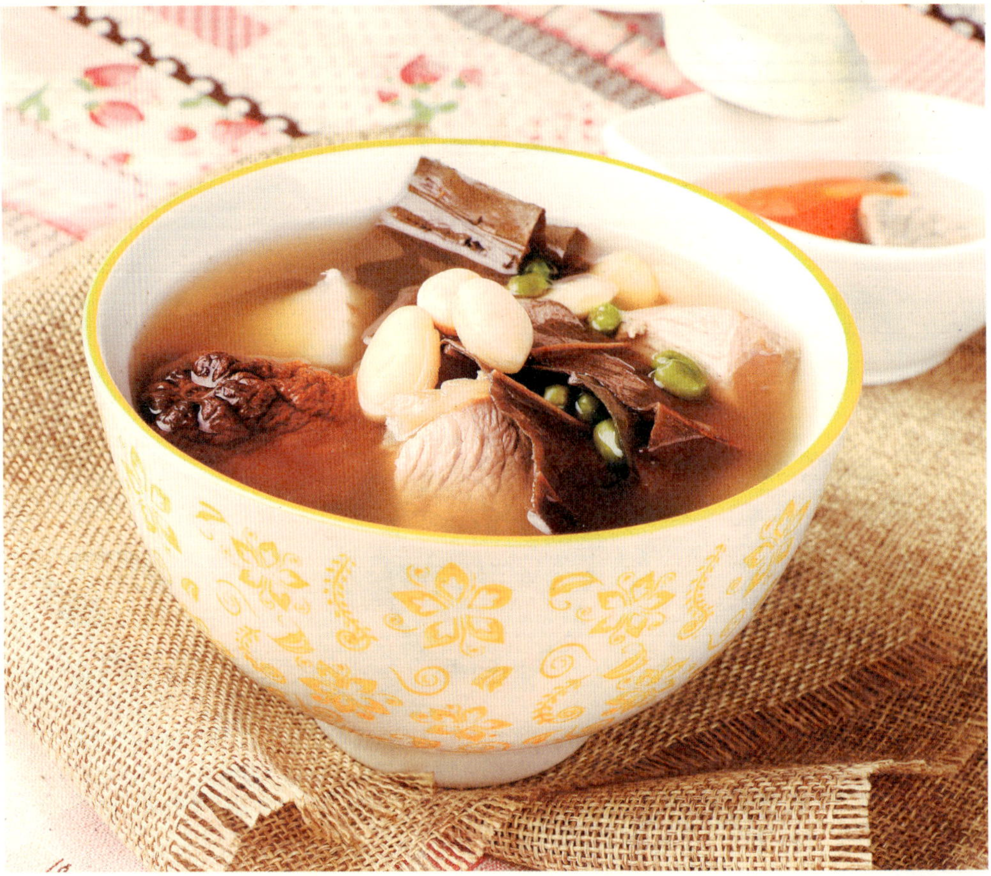

原料

瘦肉..........100 克
荷叶..........15 克
水发绿豆...90 克
水发扁豆...90 克
陈皮..........30 克

调料

盐..............2 克

Tips：绿豆一定要提前浸泡好，这样可以节省煮汤时间。

做法

1. 锅中注水烧开，放入切好的瘦肉块，汆煮片刻。
2. 关火后捞出汆煮好的瘦肉块，沥干水分，装入盘中待用。
3. 砂锅中注水烧开，倒入瘦肉块、荷叶、陈皮、扁豆、绿豆，拌匀，加盖，大火煮开后转小火煮 1 小时至熟。
4. 揭盖，加入盐，搅拌片刻至入味。
5. 关火后盛出煮好的汤，装入碗中即可。

健脾除湿、抗菌消炎

扁豆薏米排骨汤

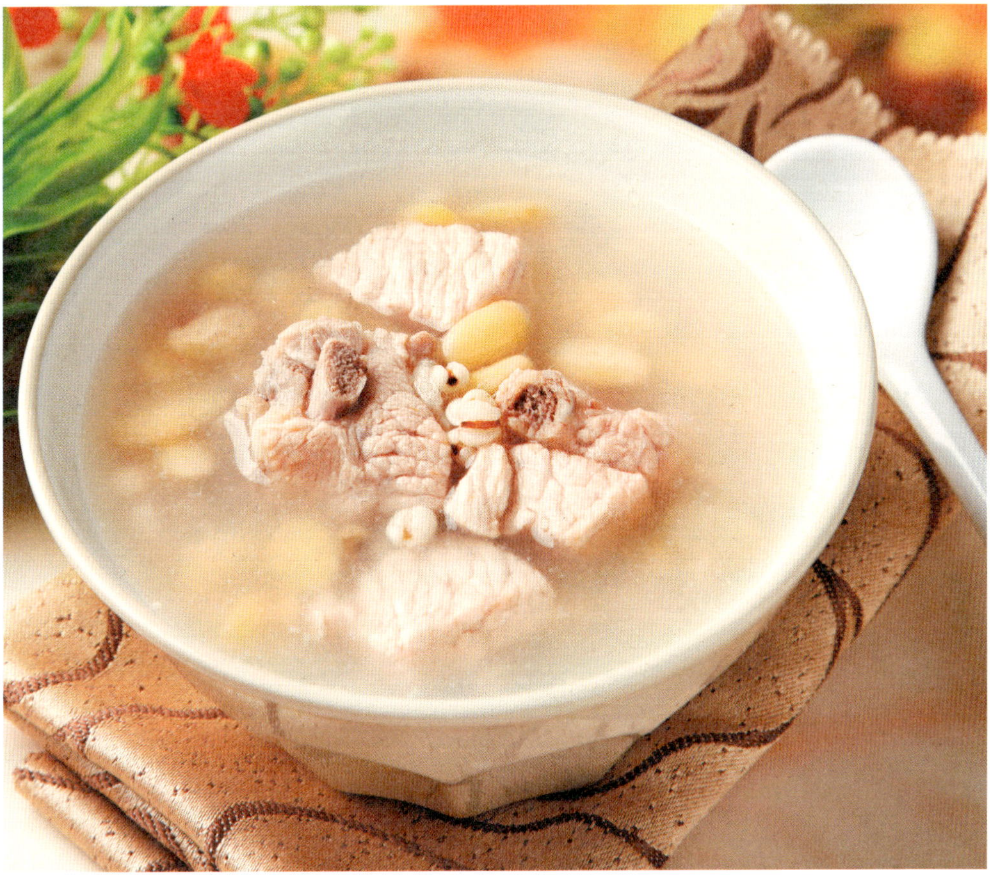

原料

水发扁豆...100克
水发薏米...100克
排骨.........300克

调料

料酒.........8毫升
盐............2克

Tips：给排骨汆水的时候不要煮得太久，以免炖老了。

做法

1. 锅中注水大火烧开，倒入排骨，淋入少许料酒，汆煮去血水。
2. 将排骨捞出，沥干水分待用。
3. 砂锅中注水大火烧热，放入排骨、薏米、扁豆，搅拌片刻。
4. 盖上锅盖，烧开后转小火煮1个小时至食材熟软。
5. 揭盖，加入少许盐，搅拌片刻，使食材入味。
6. 关火，将汤盛出装入碗中即可。

绿豆

抗菌止血、清心安神

绿豆是我国人民的传统豆类食物。绿豆含有多种维生素，钙、磷、铁等矿物质含量比粳米更为丰富，因此，它不但具有良好的食用价值，还具有非常好的药用价值，有"济世之良谷"之称。绿豆在每年的三四月间下种，秋季收获，食用方式较多。

别名：青小豆、菉豆、植豆

性味归经：性寒，味甘，入心、胃经

产地：除上海、西藏、青海、宁夏外，均有分布

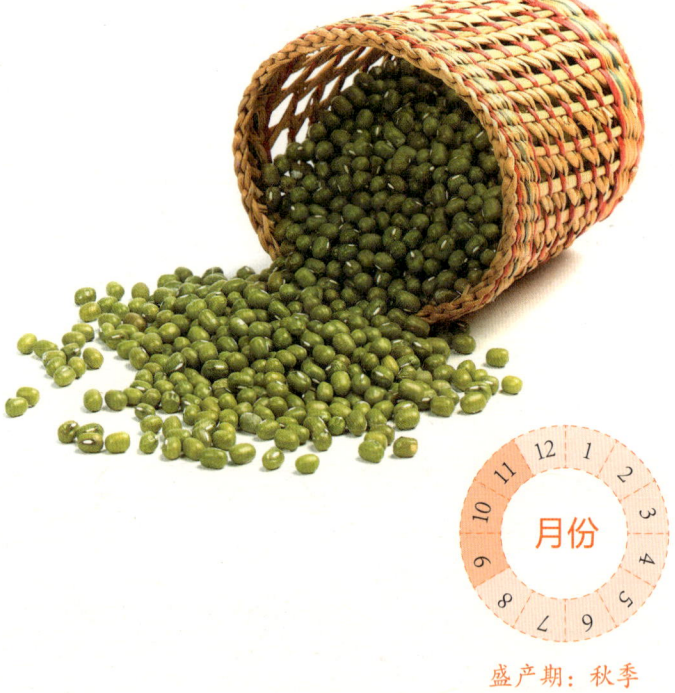

月份

盛产期：秋季

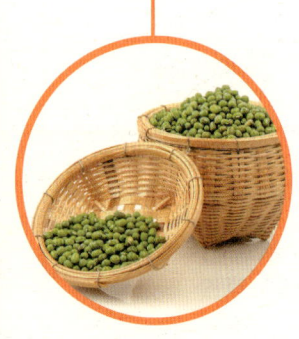

◎ 营养成分表 ◎ 以每100克为例

热量..........1322.14千焦	烟酸..........2毫克
蛋白质..........21.6克	维生素E..........10.95毫克
脂肪..........0.8克	钙..........81毫克
碳水化合物..........55.6克	钠..........3.2毫克
膳食纤维..........6.4克	铁..........6.5毫克
维生素A..........22微克	
维生素B$_1$..........0.25毫克	
维生素B$_2$..........0.11毫克	

养生功效

1 降血脂

绿豆中的多糖成分能增加血清脂蛋白酶的活性,使甘油三酯水解,达到降血脂的疗效,从而防治冠心病、心绞痛。

2 抗菌止血

绿豆中含有鞣质等抗菌成分,有局部止血和促进创面修复的作用。

3 抗衰

绿豆还是提取植物性SOD的良好原料,具有很好的抗衰老功能。

4 清热消暑

中医认为,绿豆具有清热消暑、利尿消肿、润喉止咳及明目降压之功效。

5 清心安神

绿豆能清心安神、治烦渴、润喉止痛,改善失眠多梦及精神恍惚等现象,还能有效清除血管壁中胆固醇和脂肪的堆积,防止心血管病变。

人群宜忌

宜 一般人群均可食用。尤适宜便秘、心血管疾病、消化道癌症患者。

忌 绿豆性寒,体质寒凉的人,如有四肢冰凉、腹胀等症状者,不宜常用;老人、儿童以及体质虚弱的人也应少食。

搭配宜忌

✓ **相宜食物**

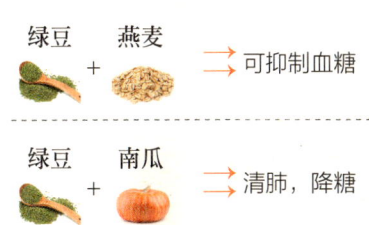

绿豆 + 燕麦 → 可抑制血糖

绿豆 + 南瓜 → 清肺,降糖

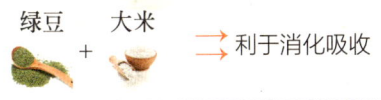

绿豆 + 大米 → 利于消化吸收

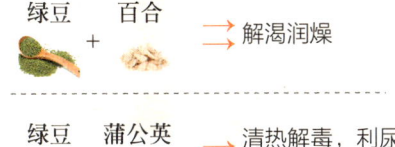

绿豆 + 百合 → 解渴润燥

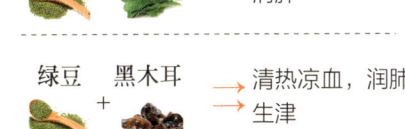

绿豆 + 蒲公英 → 清热解毒,利尿消肿

绿豆 + 黑木耳 → 清热凉血,润肺生津

✗ **相忌食物**

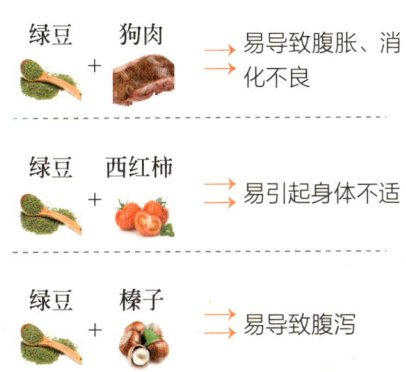

绿豆 + 狗肉 → 易导致腹胀、消化不良

绿豆 + 西红柿 → 易引起身体不适

绿豆 + 榛子 → 易导致腹泻

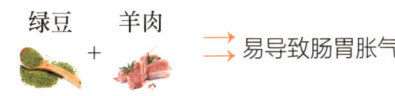

绿豆 + 羊肉 → 易导致肠胃胀气

保 存

家庭储存绿豆时，可以选择以下方法：

1.通风储存法：将绿豆盛装在小布袋中，扎上口系紧，吊在干燥、通风的地方，经常拿到户外晒晒太阳，这样就不容易被虫蛀了。

2.容器储存法：可用坛贮，通常坛底填少量生石灰吸潮，然后用麻袋垫上，再将晒干冷却的种子装进坛内，最后用塑料布将坛口封严，放在干燥冷凉的地方。

选 购

优质绿豆外皮蜡质，籽粒饱满、均匀，很少破碎，无虫，不含杂质。

❶ 观色泽：
优质绿豆外皮呈蜡质，颗粒饱满，均匀，很少有破碎，无虫，不含杂质。劣质的绿豆色泽黯淡，颗粒大小不均，饱满度差，破碎多，有虫，有杂质等。

❷ 闻气味：
抓一把绿豆，向绿豆哈一口热气，然后立即嗅气味。优质绿豆具有正常的清香味，无其他异味；微有异味或有霉变味等不正常气味的为劣质绿豆。

❸ 看外表：
选绿豆的时候不应选霉烂的，这种绿豆的口感已发生了变化，而且含一定的有毒物质。是否霉烂直接看绿豆的表面即可。

家庭成员

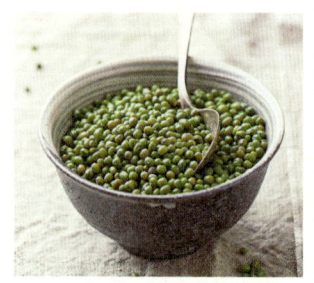

毛绿豆
表皮无光泽，沙性大，易煮烂，适合做各种食品。

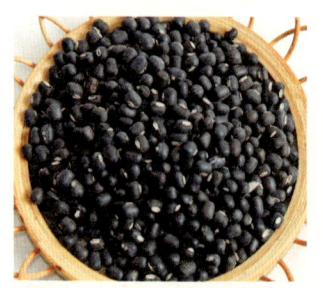

黑绿豆
籽粒色泽乌黑发亮，仁肉雪白，出苗至开花52天，全生育期105天，产量接近于普通绿豆。

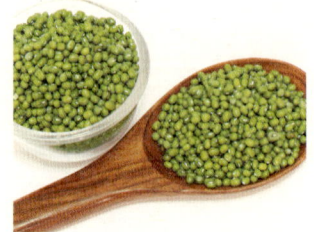

碧玉珍珠绿豆
籽粒饱满墨绿，千粒重65克左右。该品种品质极佳，长期食用可健脾、养肝、清热解毒、提神明目。

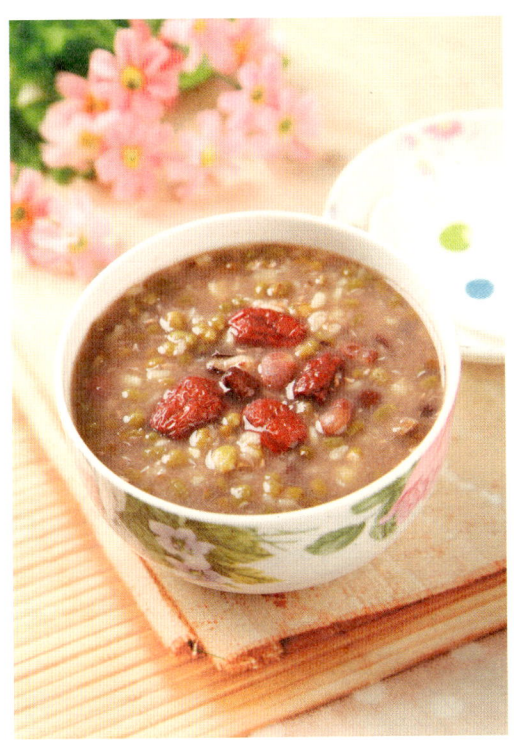

瘦身排毒
红绿豆瘦身粥

原料

红豆.........100克
绿豆.........100克
山楂.........10克
红枣.........10克

做法

1. 锅中注入适量清水，用大火烧开。
2. 倒入洗净的红豆、绿豆，搅拌一下。
3. 盖上盖，大火烧开后转小火煮约30分钟，至食材变软。
4. 开盖，加入山楂和红枣，稍稍搅拌。
5. 盖上盖，续煮约20分钟，至食材熟透。
6. 揭盖，将煮好的粥盛入碗中即可。

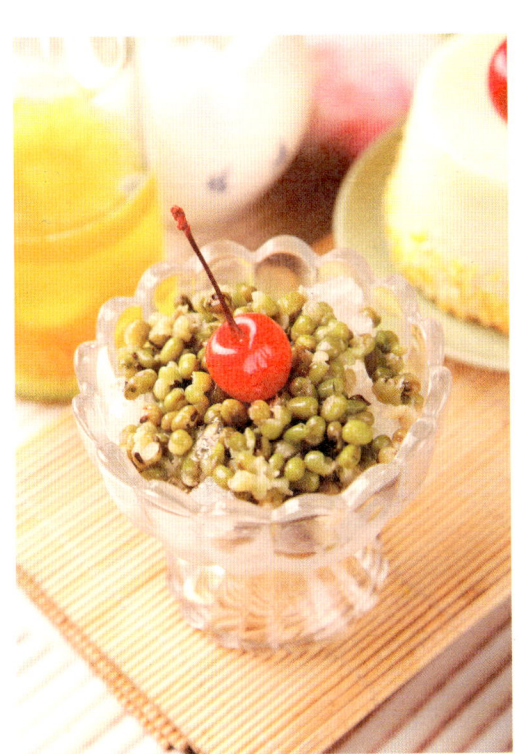

降血脂、降胆固醇
绿豆冰沙

原料

水发绿豆...70克
白糖..........20克
炼奶..........50克
凉开水......150毫升

调料

无

做法

1. 将凉开水倒入冰格中，冷冻约5小时，冻成冰块，取出后搅碎，制成冰沙，待用。
2. 砂锅中注水烧热，倒入洗净的绿豆，盖上盖，大火烧开后转小火煲煮约30分钟，至食材熟透，揭盖，加入白糖，边煮边搅拌，至糖分完全溶化，关火盛出。
3. 取一只玻璃杯，铺上一层冰沙，倒入放凉的绿豆沙，淋上炼奶即可。

四季豆

提高免疫力、养颜排毒

四季豆为豆科一年生缠绕草本植物,其豆荚和种子都是餐桌常见的蔬菜之一。无论单独清炒,还是和肉类同炖,亦或是焯熟凉拌,都很符合人们的口味。但是有小毒,应用清水浸泡20分钟后再烹调食用。

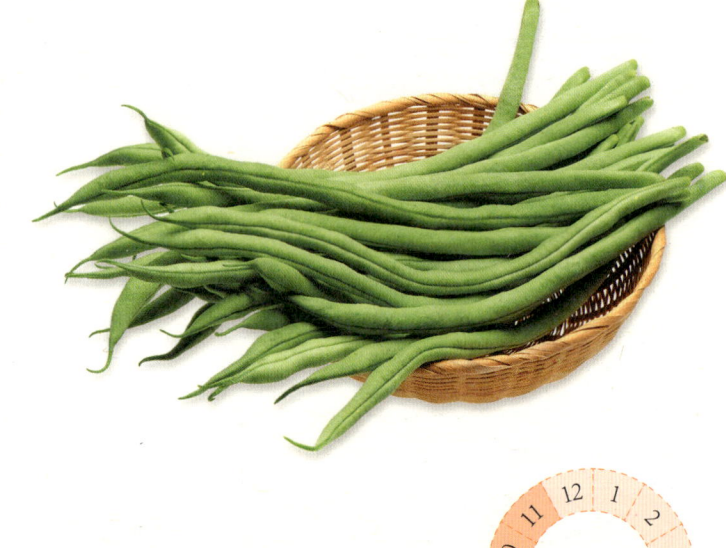

别名:菜豆、芸豆、豆角、白饭豆、云扁豆、龙爪豆、龙骨豆、二生豆

性味归经:性平,味甘,入脾、肝经

产地:全国各地均有栽培

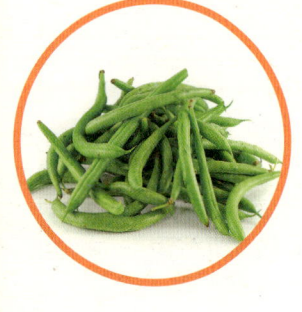

月份

盛产期:秋季

◎ 营养成分表 ◎ 以每100克为例

热量............117.15千焦	烟酸............0.4毫克
蛋白质............2克	维生素E............1.24毫克
脂肪............0.4克	钙............42毫克
碳水化合物............4.2克	钠............8.6毫克
膳食纤维............1.5克	铁............1.5毫克
维生素A............35微克	
维生素B$_1$............0.04毫克	
维生素B$_2$............0.07毫克	

养生功效

1 提高免疫力
四季豆可以提高人体自身的免疫能力，增强抗病能力。

2 养颜排毒
四季豆能提高肌肤的新陈代谢，促进机体排毒，令肌肤常葆青春。

3 强壮骨骼
虽然四季豆的钙含量不是太多，但是含有大量的维生素K。研究表明，维生素K能增加骨质疏松病人的骨密度，降低骨折的风险。

4 补铁、防感染
四季豆含有大量铁元素，非常适合缺铁的人。由于含有许多抗氧化剂和胡萝卜素，对于风湿性关节炎导致的感染，四季豆也是很好的"消炎"食材。

搭配宜忌

✓ **相宜食物**

四季豆 + 香菇 → 保护眼睛、防癌、抗老化

四季豆 + 花椒 → 促进骨骼成长

✗ **相忌食物**

四季豆 + 醋 → 导致营养流失

四季豆 + 鱼 → 影响钙的吸收

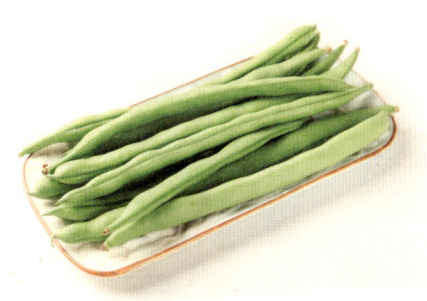

人群宜忌

宜 一般人群均可食用。尤其适合心脏病患者和患有肾病、高血压等需低钠及低钾饮食者食用。

忌 消化功能不良、慢性消化道疾病患者、腹胀者慎食。

保 存

新鲜的四季豆通常直接放在塑料袋中冷藏就能保存5～7天，但是放久了会逐渐出现咖啡色斑点。如果想保存得更久一点，最好将四季豆洗净，用盐水汆烫后沥干，再放入冰箱中冷冻，便可以保存很久。

切记水分一定要沥干，冷冻过的四季豆才不会黏在一起。干燥的种子放在干燥阴凉处贮存即可。

选 购

在选购四季豆时，应挑选鲜艳有光泽、颗粒饱满且整齐均匀、无破瓣、无缺损、无虫害、无霉变、无挂丝的豆子为佳。

① 看色泽：
具有该品种固有的色泽，如黄豆为黄色，黑豆为黑色等，颜色鲜艳有光泽的是好豆。

② 质地：
颗粒饱满并且整齐均匀，无破瓣、无缺损，无虫害、无霉变、无挂丝的为好豆。

③ 干湿度：
牙咬豆粒，发音清脆成碎粒，说明豆子干燥。

家庭成员

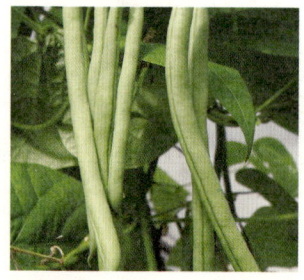

白花架豆

中国农科院蔬菜花卉研究所经选纯复壮的品种，荚圆棍形，绿色，荚纤维少，质脆，品质佳，适用于鲜食加工（制罐或速冻）。

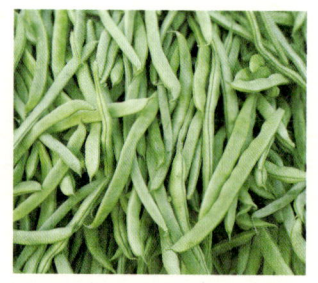

双青 12 号

我国选育出来的品种，豆条端直，浅绿色。产量高，每个节位都能结豆，而且每节结豆两条以上。

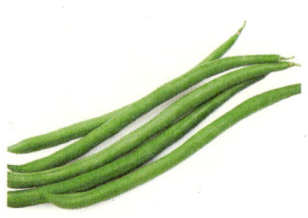

新西兰 5 号

从新西兰引进的品种，荚肉厚，纤维少，品质较好，适于露地和保护地春、秋各茬栽培。

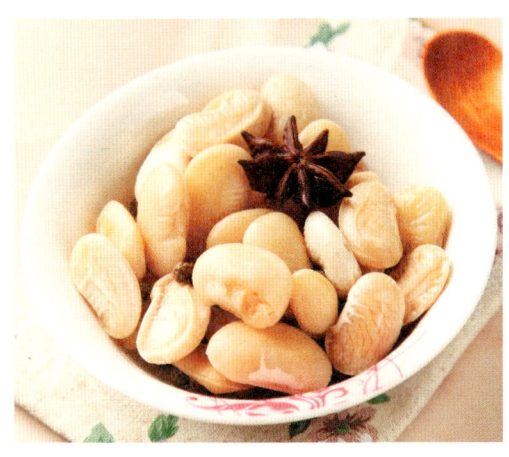

增强免疫力、开胃消食
五香芸豆

原料

水发芸豆... 100 克
花椒.......... 8 克
八角、葱段、姜片 ...... 各少许

调料

白糖.......... 4 克　　盐 .... 2 克

做法

1. 砂锅中注水，用大火烧热，倒入芸豆、八角、花椒、姜片、葱段。
2. 盖上锅盖，烧开后转小火煮 20 分钟至食材熟透。
3. 揭开锅盖，加入少许白糖、盐。
4. 搅拌均匀至食材入味。
5. 关火后将煮好的芸豆盛出，装入碗中，拣去姜片、葱段即可。

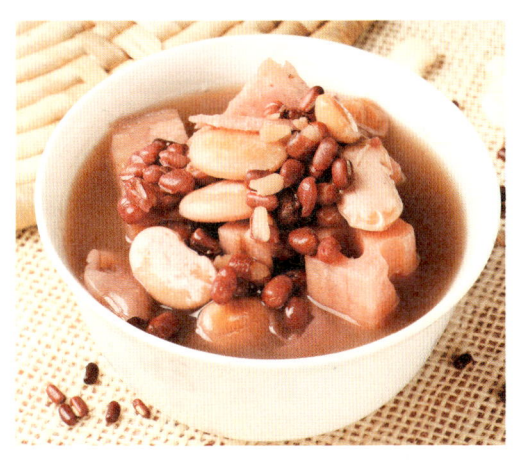

养阴清热、润燥止渴
芸豆赤小豆鲜藕汤

原料

莲藕.......... 300 克
水发赤小豆、芸豆 ...... 各 200 克
姜片.......... 少许

调料

盐............. 少许

做法

1. 莲藕洗净去皮，切成块；砂锅注入适量的清水大火烧热。
2. 倒入莲藕、芸豆、赤小豆、姜片，搅拌片刻。
3. 盖上锅盖，煮开后转小火煮 2 个小时至熟软。
4. 掀开锅盖，加入少许盐，搅拌片刻。
5. 将煮好的汤盛出装入碗中即可。

红薯

预防肺气肿、抵抗糖尿病

别名：番薯、甘薯、山芋、番芋、地瓜、红苕、线苕、白薯、金薯、甜薯、朱薯、枕薯

性味归经：性平，味甘，入脾、肾经

产地：中国大陆均广泛分布

红薯原产美洲，最初引入中国是在明朝万历年间。红薯的块根，皮色发白或发红，肉大多为黄白色，但也有紫色，除供食用外，还可以制糖和酿酒、制酒精。红薯含有丰富的淀粉、维生素、纤维素等人体必需的营养成分，还含有丰富的镁、磷、钙等矿物元素和亚油酸等。这些物质能保持血管弹性，对防治老年习惯性便秘十分有效。

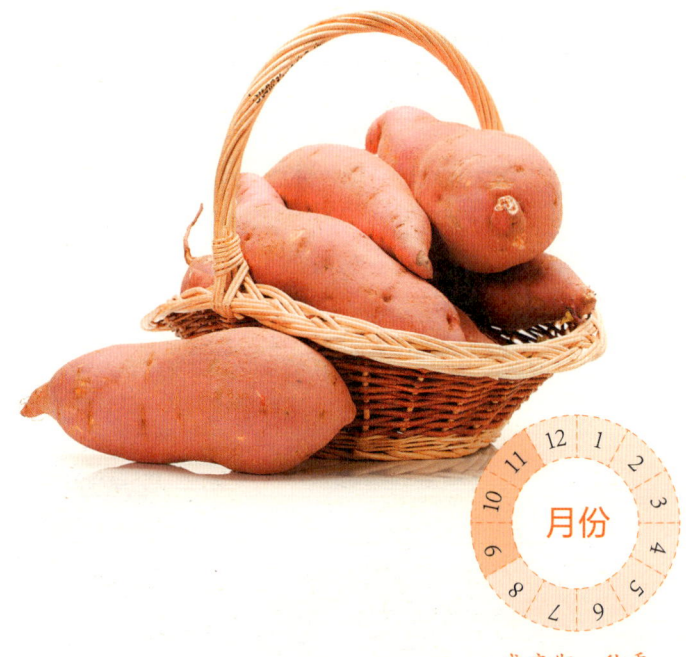

月份

盛产期：秋季

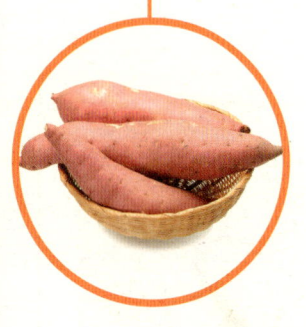

◎ 营养成分表 ◎ 以每100克为例

热量............414.22千焦	烟酸............0.6毫克
蛋白质............1.1克	钙............23毫克
脂肪............0.2克	钠............28.5毫克
碳水化合物............23.1克	铁............0.5毫克
膳食纤维............1.6克	
维生素A............125微克	
维生素B_1............0.04毫克	
维生素B_2............0.04毫克	

养生功效

❶ 抗癌
红薯中高含量的膳食纤维有促进胃肠蠕动、预防便秘和结肠直肠癌的作用。

❷ 有益于心脏
红薯富含钾、β-胡萝卜素、叶酸、维生素C和维生素B_6，这5种成分均有助于预防心血管疾病。钾有助于人体细胞液体和电解质平衡，维持正常血压和心脏功能。

❸ 预防肺气肿
红薯富含维生素A，可预防肺气肿。

❹ 抗糖尿病
进食红薯可以预防糖尿病的发生。

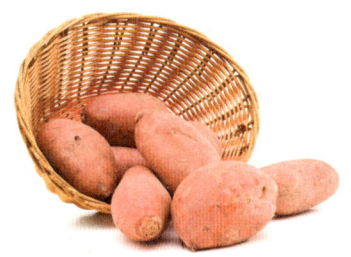

搭配宜忌

✓ 相宜食物

红薯 + 大米 → 消食排气

红薯 + 莲子 → 润肠通便

红薯 + 猪排 → 去腻通便

✗ 相忌食物

红薯 + 柿子 → 肠胃出血

红薯 + 鸡蛋 → 不消化、易腹痛

红薯 + 西红柿 → 会得结石、腹泻

人群宜忌

宜 一般人群都可食用。适宜糖尿病患者。

忌 湿阻脾胃、气滞食积者应慎食。

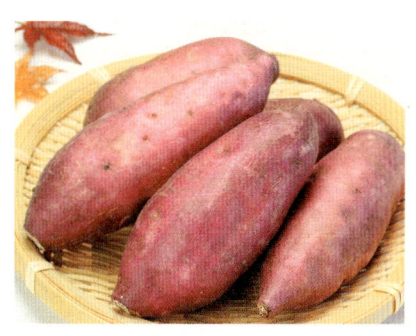

多吃粗粮少生病 Part3 养生杂粮，吃「粗」健康

保 存

红薯买回来后，可放在外面晒一天，保持它的干爽，然后放到阴凉通风处。也可以用报纸包裹放在阴凉处，这样大约可以保存3～4个星期。不过，用报纸包起前要先将红薯摊在报纸上晒晒太阳，然后再包起来保存，这样可增加红薯的甜度。如果条件允许，可以将红薯用报纸包起来，放在冰箱保鲜室，这样红薯保存时间会更长，而且不会发芽。

选 购

选择红薯一般要选择外表干净、光滑、形状好、坚硬和发亮的为佳。

1 看色泽：
选择红薯一般要选择外表干净、光滑、形状好、坚硬和发亮的。发芽、表面凹凸不平的红薯不要买，那表示已经不新鲜。

2 看质地：
表面有伤的红薯也不要买，因为不容易保存，容易腐烂；红薯表面上有小黑洞的，说明红薯内部已经腐烂。

3 闻气味：
品质良好的红薯闻起来是没有异味的；若发现红薯有一股虫蛀的味道或者霉味的话，这样的红薯千万不要购买。

家庭成员

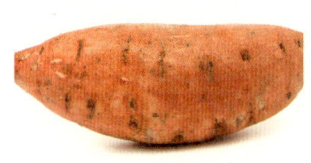

白心红薯

白皮白肉，对季节、气候非常敏感，可与喜爱的水果打成果汁，适合烤和蒸煮（甜度较差）。

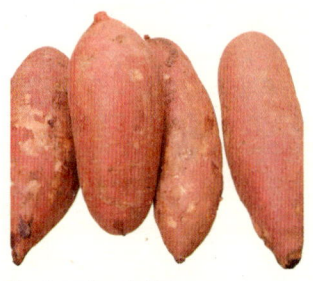

红心尾仔番薯

肉色呈橙红色，质地松软，甜度高，胡萝卜素含量亦高。适口性佳，品质优，适合蒸煮食用、烤和食品加工。

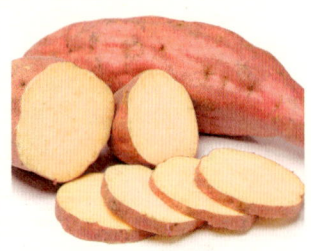

菜用红薯

其茎尖营养丰富，柔嫩爽口，绒毛少，粗纤维含量少。熟化后色泽鲜绿，久放不变色，味道鲜美，可烹炒、作汤。

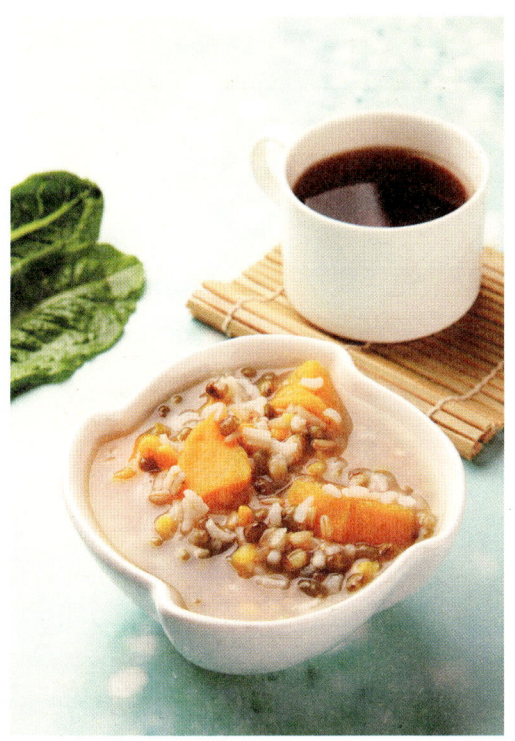

健脾止泻
红薯杂粮粥

原料
水发大米...50克
水发绿豆...50克
红薯块......70克
燕麦..........50克
碎玉米......30克

调料
无

做法

1. 打开电饭锅盖，倒入洗净的大米和绿豆。
2. 放入红薯块，倒入洗好的燕麦与玉米碎，注入适量清水，搅匀。
3. 盖上盖，按功能键，调至"八宝粥"图标，煮约60分钟，至食材熟透。
4. 断电后揭盖，盛出煮好的杂粮粥即可。

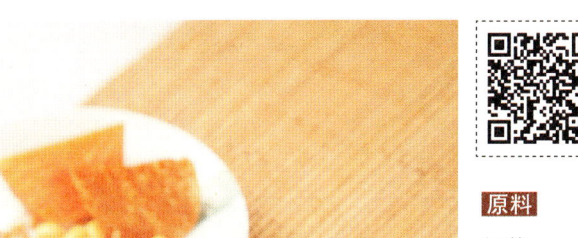

促进消化、增强免疫力
红薯山药麦豆浆

原料
红薯..........30克
山药..........30克
水发黄豆...50克
小麦..........30克

调料
无

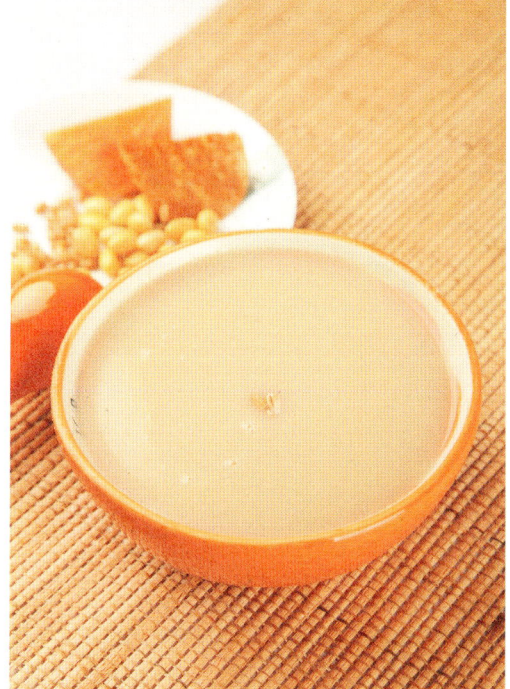

做法

1. 红薯、山药洗净去皮切滚刀块，将已浸泡8小时的黄豆倒入碗中，放入小麦，注水，搓洗干净，倒入滤网，沥干水分。
2. 将山药、红薯、黄豆、小麦倒入豆浆机中。
3. 注水至水位线，盖上豆浆机机头，开始打浆，待其运转约20分钟断电，将豆浆倒入滤网，滤取豆浆，倒入碗中即可。

芋头

洁齿保牙、乌发美容

芋头，多年生块茎植物，常作一年生作物栽培。叶片盾形，叶柄长而肥大，绿色或紫红色；植株基部形成短缩茎，逐渐累积养分肥大成肉质球茎，称为"芋头"或"母芋"，球形、卵形、椭圆形或块状等。

别名：芋、芋艿、芋奶、芋根、毛芋、青芋
性味归经：性平，味甘，入肠、胃经
产地：中国大陆各地均广泛分布

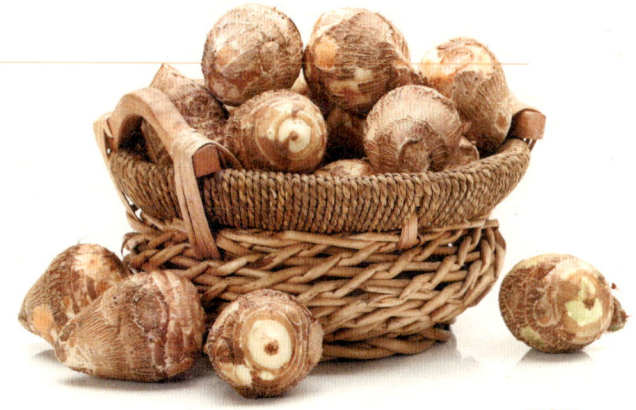

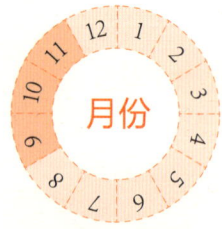

月份

盛产期：秋季

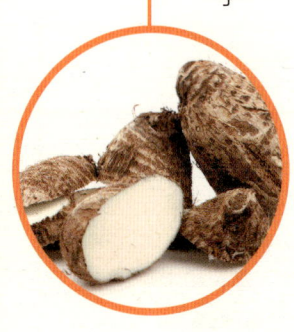

◎ 营养成分表 ◎ 以每100克为例

热量..............330.54千焦	烟酸..............0.7毫克
蛋白质..............2.2克	维生素E..............0.45毫克
脂肪..............0.2克	维生素C..............6毫克
碳水化合物..............17.1克	钙..............36毫克
膳食纤维..............1克	钠..............33.1毫克
维生素A..............27微克	铁..............1毫克
维生素B$_1$..............0.06毫克	
维生素B$_2$..............0.05毫克	

养生功效

1 洁齿护牙
芋头具有洁齿防龋、保护牙齿的作用。

2 增强免疫力
芋头具有丰富的营养价值,能增强人体的免疫功能,可作为防治癌瘤的常用药膳主食。

3 提高抵抗力
芋头含有一种黏液蛋白,被人体吸收后能产生免疫球蛋白,或称抗体球蛋白,可提高机体的抵抗力。

4 乌发美容
芋头为碱性食品,能中和体内积存的酸性物质,调整人体的酸碱平衡,具有美容养颜、乌黑头发的作用,还可用来防治胃酸过多。

5 补中益气
芋头含有丰富的黏液皂素及多种微量元素,可帮助机体纠正微量元素缺乏导致的生理异常,同时能增进食欲,帮助消化,故中医认为芋头可补中益气。

搭配宜忌

✓ 相宜食物

芋头 + 红枣 → 补血养颜

芋头 + 牛肉 → 防治食欲不振

芋头 + 鲫鱼 → 治疗脾胃虚弱

芋头 + 芹菜 → 补气虚、增食欲

✗ 相忌食物

芋头 + 香蕉 → 引起腹胀

人群宜忌

宜 一般人群均可食用。特别适合身体虚弱、肠胃病、结核病及烫伤患者食用。

忌 对于有痰、敏性体质、小儿食滞、胃纳欠佳者以及糖尿病患者应少食;食滞胃痛、肠胃湿热者忌食。

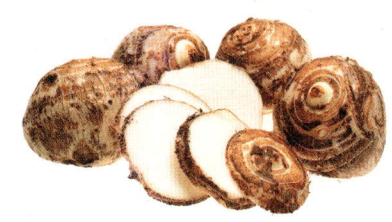

保 存

将芋头置于干燥阴凉通风的地方,可保存3~5天。因为芋头容易变软,在购买之后尽可能快点将它食用完。芋头不耐低温,故鲜芋头一定不能放入冰箱,在气温低于7℃时,应存放于室内较温暖处,防止因冻伤造成腐烂。芋头放太久未用的话很容易腐烂,最好的保存方法是将它去皮、切块、用油炸熟,然后冷藏。

芋头放于温度为10~15℃、相对湿度为85%~90%、通风良好的贮藏库储存,储存时间可长达5~6个月,但需要注意的是,在储存初期,由于外界气温高,芋头呼吸旺盛,要注意通风散热,控制室内温度不得超过15℃。

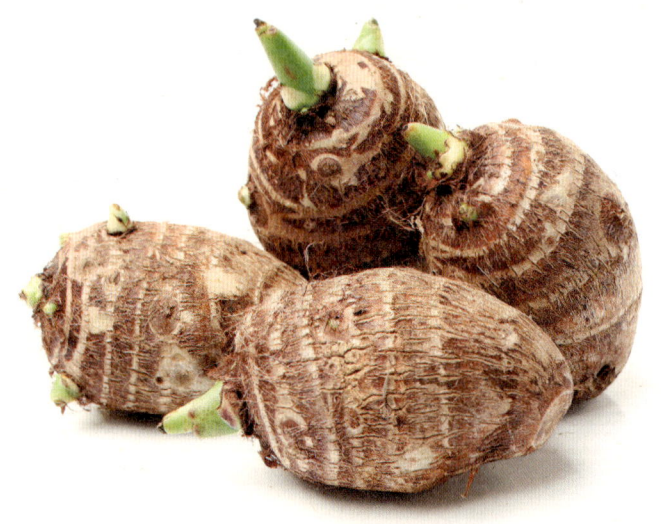

选 购

在选购芋头时,应挑选圆球形、表皮圆润无坑洼的为佳,表面毛长的也可以。

① 看外表:
观察芋头的外表是否完整,有无发霉腐烂、硬化、干萎以及斑点等痕迹,观察芋头的整体完整性和大小,体型越大越好。

② 掂重量:
同样大小的芋头,重量较轻的品质会更好,口感也更佳。

③ 闻气味:
检查芋头是否新鲜,新鲜的芋头一定带有湿润泥土的气息,本身也带着一点湿气。

家庭成员

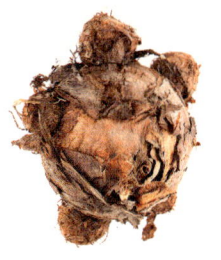

莲花芋

芋球茎扁平状,母芋、子芋连结成块,外皮红褐色,球茎肉质致密,水分少,淀粉多,香味浓。

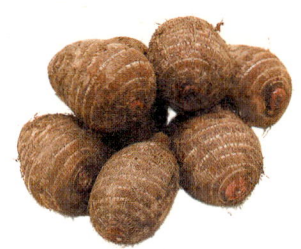

面芋

表面褐黑色,有衣毛,但芋肉白色,粉质中带有黏性,煮熟后以口味似面而得名,香气较差。

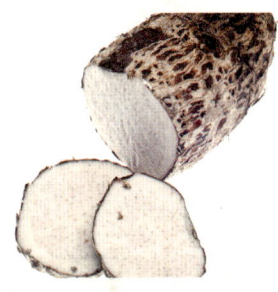

荔浦芋头

产自广西省荔浦县,以食母芋为主,肉质细致松粉,特富芳香味,旱栽。

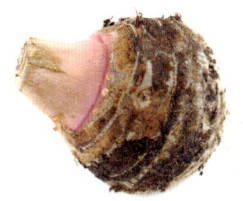

东乡棕包芋

产于江西临川、东乡等地,芋芽淡红色,芋肉白色。母芋近圆形,晚熟,质地柔软,略具香味。

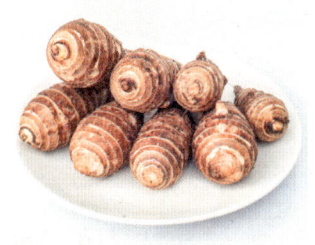

九头芋

又称狗爪芋,广东多栽培,母芋与子芋丛生,子芋稍多,肉质滑,味淡。蔬食和晒干作药用。

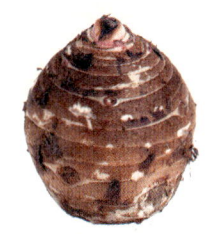

奉化大芋艿

芋头近球形,外表棕黄,顶端粉红色,其品质特性主要表现为个大皮薄、肉粉无筋、糯滑可口。

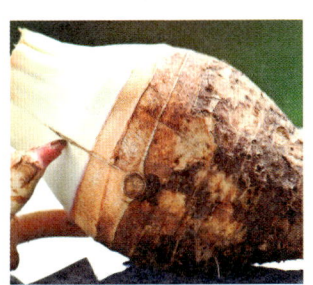

安徽绩溪水芋

白杆芋叶柄浅绿色,芋芽白色;红杆芋叶柄乌绿色,芋芽淡红色;黑杆芋叶柄紫黑色,芋芽白色。

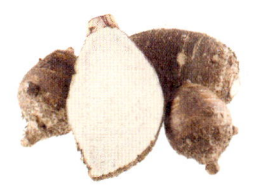

武芋二号

叶柄红紫色,叶片绿色,子孙芋卵圆形,整齐,棕毛少。芋芽、芋肉白色,肉质粉,风味佳。

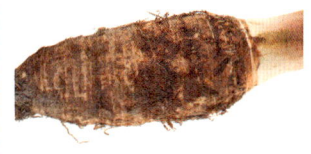

福鼎芋

母芋圆筒形,芋芽淡红色,芋肉白色,有紫红色花纹。以食母芋为主,肉质细致松粉,旱栽。

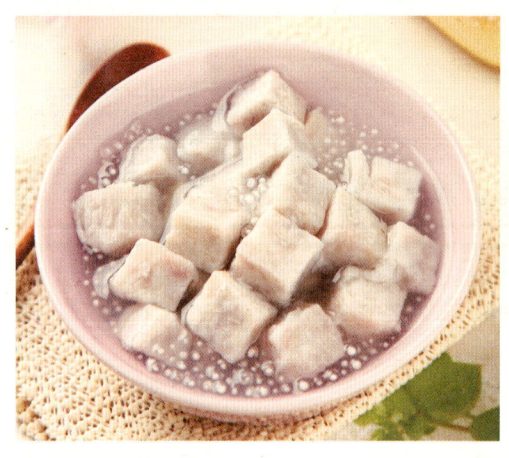

健脾补肺、化痰止咳
芋头西米露

原料

去皮芋头...150 克
西米..........60 克
白砂糖......10 克

原料

无

做法

1. 芋头洗净切开，用刀切块。锅中注水烧开，倒入西米，用中小火煮 10 分钟至成半透明状。捞出西米，放入凉水中待用。
2. 锅中续少许清水烧开，倒入切好的芋头，拌匀。
3. 加盖，用大火煮开后转小火煮 15 分钟至芋头熟软。
4. 揭盖，加入白糖，搅拌至溶化后捞出芋头，倒入铺有西米的碗中即可。

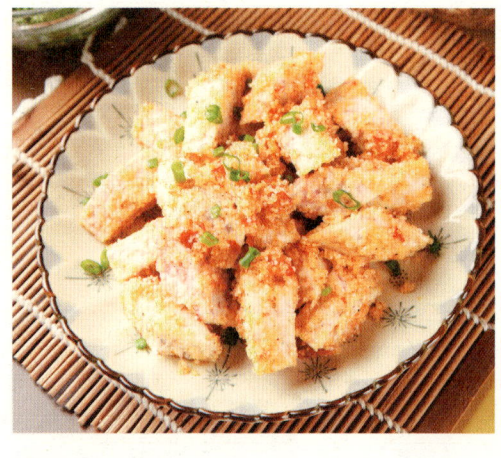

美容乌发、补中益气
家常粉蒸芋头

原料

芋头块......170 克　　蒸肉米粉....20 克
葱花..........3 克

调料

盐............3 克　　　红油..........10 毫升
辣椒酱......10 克

做法

1. 取一碗，放入芋头块，加入盐、辣椒酱，拌匀。
2. 倒入蒸肉米粉，拌匀，加入红油，用筷子搅拌均匀，将拌好的芋头装入盘中待用。
3. 取电蒸锅，注入量清水烧开，放入芋头，盖上盖，将时间调至"20"。
4. 揭盖，取出蒸好的芋头，撒上葱花即可。

益气补血

红枣芋头汤

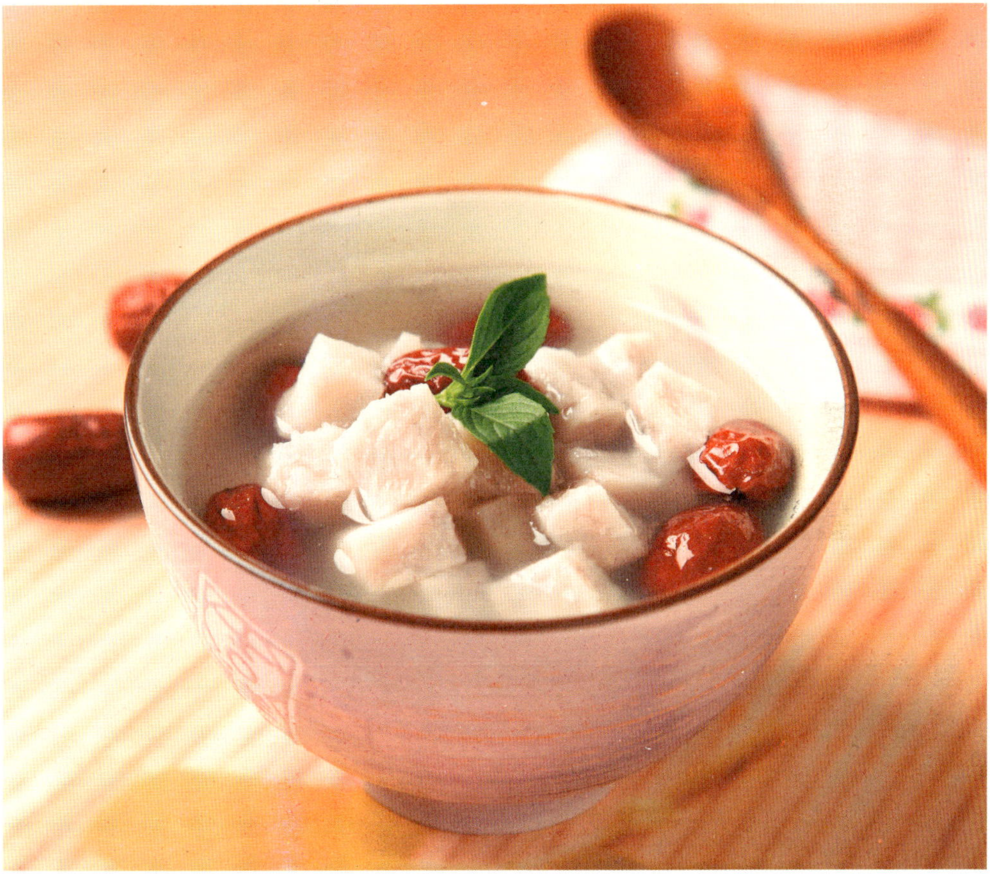

原料

去皮芋头...250 克
红枣.........20 克
冰糖.........20 克

调料

无

Tips：红枣可先去核，这样既能去燥热，食用起来也更方便。

做法

1. 洗净的芋头切厚片，切粗条，改切成丁。
2. 砂锅注水烧开，倒入切好的芋头。
3. 放入洗好的红枣。
4. 加盖，用大火煮开后转小火续煮 15 分钟至食材熟软。
5. 揭盖，倒入冰糖，搅拌至溶化。
6. 关火后盛出煮好的甜品汤，装碗即可。

多吃粗粮少生病 | Part3 养生杂粮，吃「粗」健康

山药

补气消食、滋阴润肺

山药为多年生蔓性之根茎类植物，栽种者称家山药，野生者称野山药，中药材称淮山、淮山药、怀山药等。因其营养丰富，自古以来就被视为物美价廉的补虚佳品，既可作主粮，又可作蔬菜，还可以制成糖葫芦之类的小吃。山药除了是粮食中淀粉及蛋白质之重要供源外，在传统医药方面，则是药用植物相当集中与重要之一属。

别名：怀山药、淮山、山芋、山薯、山蓣

性味归经：性平，味甘，入脾、肺、肾经

产地：华北、西北及长江流域的江西各省区

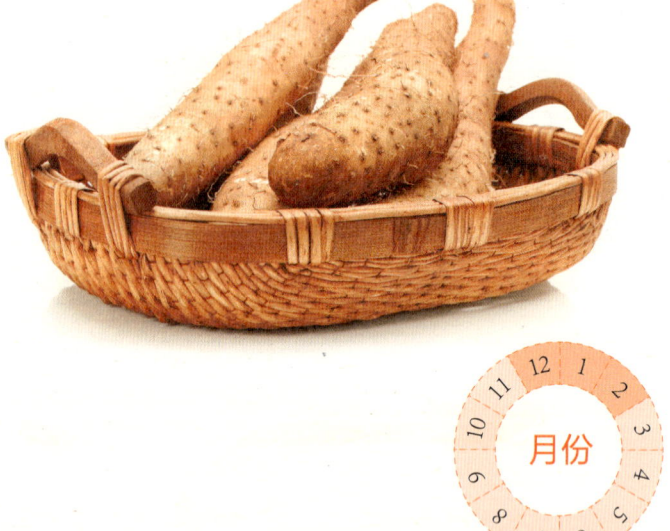

盛产期：冬季

◎ 营养成分表 ◎ 以每100克为例

热量	234.3千焦	烟酸	0.3毫克
蛋白质	1.9克	维生素C	5毫克
脂肪	0.2克	维生素E	0.24毫克
碳水化合物	11.6克	钙	16毫克
膳食纤维	0.8克	钠	18.6毫克
维生素A	7微克	铁	0.3毫克
维生素B$_1$	0.05毫克		
维生素B$_2$	0.02毫克		

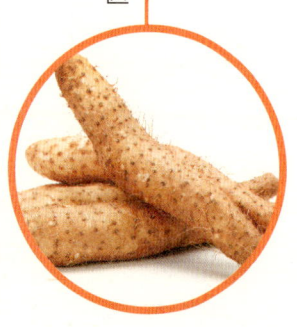

养生功效

① 补气消食
山药能促进肠胃蠕动，帮助消化以及治疗食欲不振、便秘等。

② 降低血糖
山药含有的黏液蛋白可降低血糖，是糖尿病患者的食疗佳品。

③ 滋阴润肺
山药含有的黏液质、皂苷有润肺的功效。

④ 延缓衰老
山药含有大量黏液蛋白、维生素等，有延缓衰老的功效。

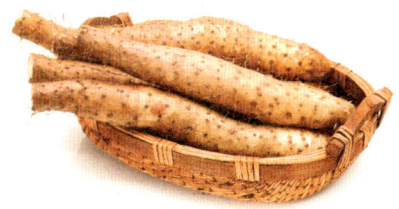

搭配宜忌

✓ **相宜食物**

山药 + 芝麻 → 预防骨质疏松

山药 + 红枣 → 补血养颜

山药 + 玉米 → 增强人体免疫力

山药 + 羊肉 → 补脾健胃

山药 + 扁豆 → 增强人体免疫力

山药 + 鸭肉 → 滋阴润肺

山药 + 甲鱼 → 养心润肺

✗ **相忌食物**

山药 + 鲫鱼 → 不利于营养物质的吸收

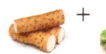

山药 + 黄瓜 → 降低营养价值

山药 + 菠菜 → 降低营养价值

人群宜忌

宜 一般人群均可食用。适宜糖尿病患者、腹胀者、慢性肾炎患者、长期腹泻者。

忌 肠胃积滞者、阴虚燥热者、疔疮疖肿者不宜食用山药；大便燥结者不宜食用；另外有实邪者忌食山药。

多吃粗粮少生病 Part3 养生杂粮，吃「粗」健康

保 存

储存山药时，可使用以下方法：

1.短期保存：买回山药后，将山药去皮切块后按照每次的食用量用塑胶袋进行分装，分装后要立即放入冰箱上层进行急速冷冻。烹调时不需要解冻，待水烧开后马上下锅，既方便又能确保山药品质。山药和苹果一样因为富含铁质，切开后出现褐化为正常现象，可安心食用。

2.长期储存：可以把山药放入木锯屑中包埋。

选 购

购买干品山药时，应以质坚实、粉性足、色洁白者、干燥者为最佳。

❶ 掂重量：
首先要掂重量，大小相同的山药，较重的更好。

❷ 看须毛：
同一品种的山药，须毛越多的越好。须毛越多的山药口感更面，含山药多糖更多，营养也更好。

❸ 看横切面：
山药的横切面肉质若呈雪白色，说明是新鲜的；呈黄色似铁锈的切勿购买。

家庭成员

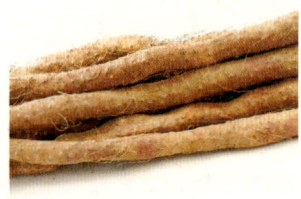

铁棍山药

产自河南，外皮呈土褐色，比较细而直，粗细较均匀，肉质比较细腻紧实，口感绵密细腻。

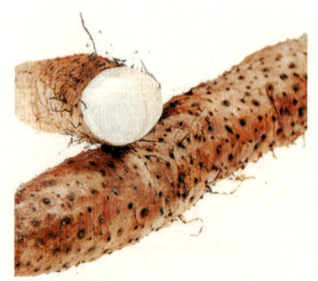

红皮白肉山药

长棒棍形，皮略呈紫红色，白肉，薯体粗短不易受损，口感佳，切开后不易变色。

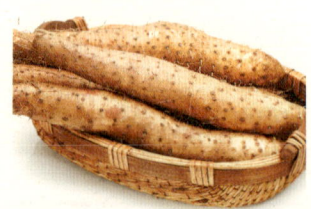

水山药

是山药中体形比较粗壮的，它的身材也比较"直溜"，像一根小棒子。这种山药含水分较大，非常脆嫩，用来炒菜非常合适。

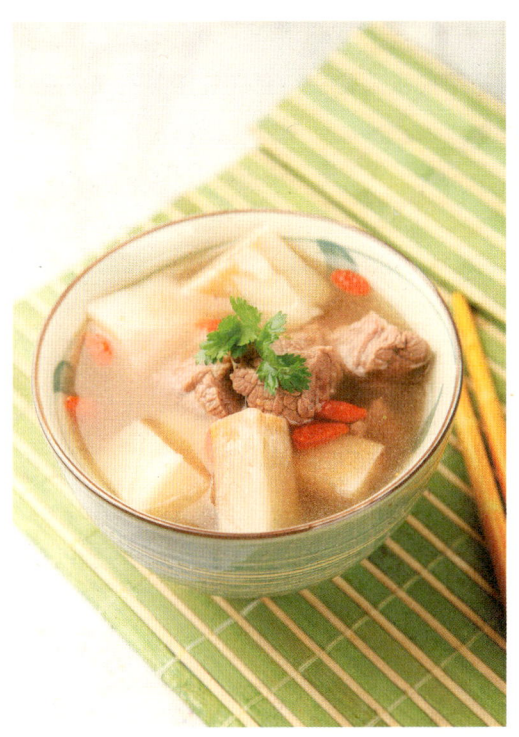

补中益气、滋养脾胃
田七山药牛肉汤

原料
牛肉..........180 克
山药..........120 克
田七粉、枸杞各少许

调料
盐..............1 克
鸡粉..........1 克
料酒..........6 毫升

做法

1. 牛肉洗净切成丁，山药洗净去皮，切成小块，锅中注水烧开，倒入牛肉，淋入料酒，氽去血水捞出，沥干水分，待用。
2. 砂锅中注水烧热，倒入牛肉、田七粉，淋入料酒，盖上盖，烧开后用小火煮约 50 分钟，揭盖，倒入山药、枸杞。
3. 盖上盖，用中小火煮约 20 分钟，揭盖，加入盐、鸡粉拌匀，煮至食材入味即可。

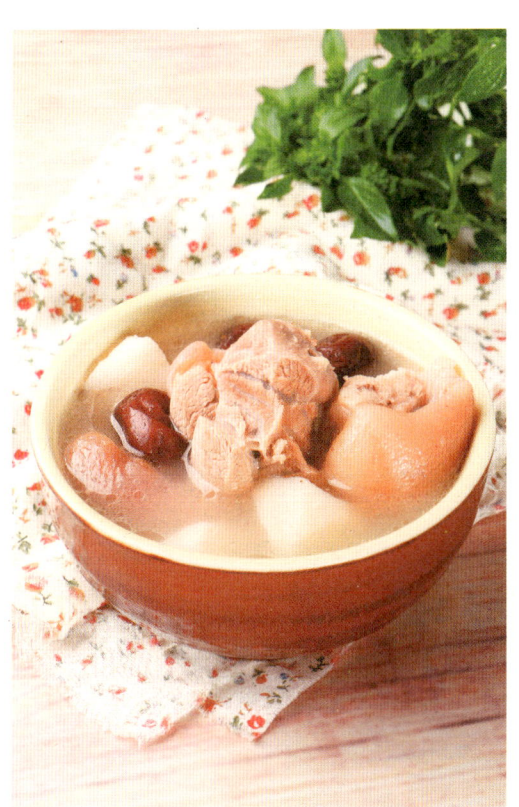

益气补血
红枣山药炖猪脚

原料
猪蹄..........230 克
红枣..........30 克
去皮山药...80 克
冰糖..........15 克
姜片..........少许

调料
盐、鸡粉...各 1 克
胡椒粉......2 克
料酒..........5 毫升

做法

1. 山药洗净切滚刀块；沸水锅中倒入猪蹄，淋入料酒，氽煮片刻至去除杂物，捞出沥水，倒入砂锅中，加入冰糖与清水。
2. 加盖，用大火煮开，揭盖，倒入红枣，与姜片拌匀，加盖，煮开后转小火炖 30 分钟至软，揭盖，倒入切山药，搅匀。
3. 加盖，用大火煮开后转小火炖 60 分钟至熟，揭盖，加入盐、鸡粉、胡椒粉，搅匀调味，关火后盛出入碗中即可。

南瓜

护胃消食、降低血糖

南瓜是葫芦科南瓜属的植物，在中国各地都有栽种。嫩果味甘适口，是夏秋季节的瓜菜之一。老瓜可作饲料或杂粮，所以有很多地方又称为饭瓜。在西方，南瓜常用来做成南瓜派。南瓜瓜子可以做零食。南瓜是极好的β-胡萝卜素来源，这种抗氧化物质能帮助让人维持敏锐的思考能力。且南瓜籽中富含的锌，也是促进大脑机能运作的重要物质。

别名：番瓜、北瓜、笋瓜、金瓜

性味归经：性温，味甘，无毒，入脾、胃经

产地：中国大陆均广泛分布

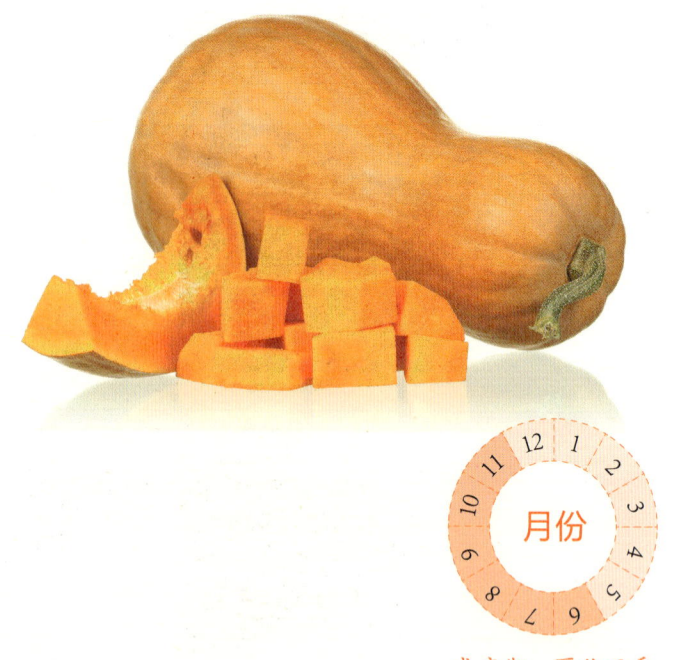

盛产期：夏秋两季

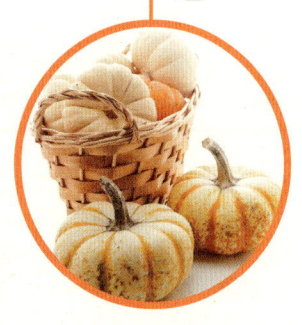

◎ 营养成分表 ◎ 以每100克为例

热量..................92.05千焦	烟酸..................0.4毫克
蛋白质..................0.7克	维生素C..................8毫克
脂肪..................0.1克	维生素E..................0.36毫克
碳水化合物..................4.5克	钙..................16毫克
膳食纤维..................0.8克	钠..................0.8毫克
维生素A..................148微克	铁..................0.4毫克
维生素B_1..................0.03毫克	
维生素B_2..................0.04毫克	

养生功效

❶ 解毒

南瓜含有维生素和果胶，果胶具有吸附性，能粘结和消除体内细菌毒素和其他有害物质，如铅、汞和放射性元素，能起到解毒作用。

❷ 护胃消食

南瓜所含的果胶可以保护胃胶道黏膜，免受粗糙食品刺激，促进溃疡愈合，适宜于胃病者。南瓜能促进胆汁分泌，加强胃肠蠕动，帮助食物消化。

❸ 降低血糖

南瓜含有丰富的钴，是人体胰岛细胞所必需的微量元素，能有效对防治糖尿病和降低血糖。

❹ 护心抗癌

南瓜富含锌，有益皮肤和指甲健康，其中抗氧化剂β-胡萝卜素有护眼、护心和抗癌功效。

❺ 促进生长发育

南瓜中含有丰富的锌，参与人体内核酸蛋白质的合成，是肾上腺皮质激素的固有成分，为人体发育的重要物质。

人群宜忌

宜 一般人群均可食用。适宜肥胖者、糖尿病患者和中老年人食用。

忌 南瓜性温，胃热炽盛者、气滞中满者、湿热气滞者少吃；同时患有脚气、黄疸、气滞湿阻病者忌食。

搭配宜忌

✓ 相宜食物

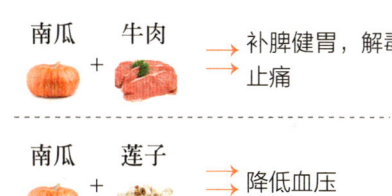

南瓜 + 牛肉 → 补脾健胃，解毒止痛

南瓜 + 莲子 → 降低血压

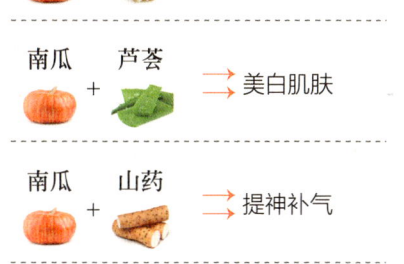

南瓜 + 芦荟 → 美白肌肤

南瓜 + 山药 → 提神补气

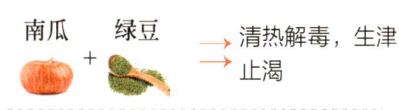

南瓜 + 绿豆 → 清热解毒，生津止渴

✗ 相忌食物

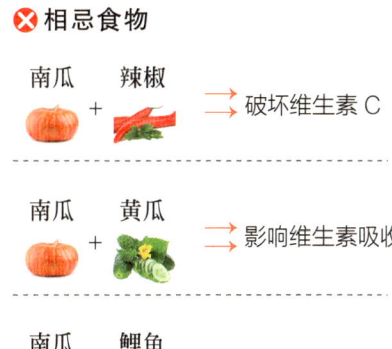

南瓜 + 辣椒 → 破坏维生素C

南瓜 + 黄瓜 → 影响维生素吸收

南瓜 + 鲤鱼 → 引起中毒

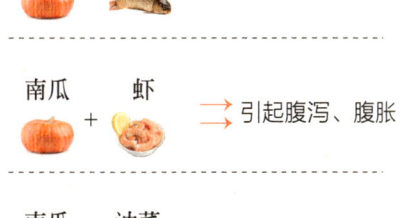

南瓜 + 虾 → 引起腹泻、腹胀

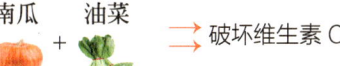

南瓜 + 油菜 → 破坏维生素C

保存

南瓜买回家后，可将南瓜放入阴凉干燥通风处；若是切开后，可将南瓜籽去掉，用保鲜袋装好后放入冰箱冷藏保存。放在地面堆码贮藏的话，可选用没有直射光、空气流通、土质或红砖地面的空屋进行贮藏，堆放时，保持南瓜挨着地面的方向向下，瓜蒂朝里，瓜顶向外码成圆锥形。

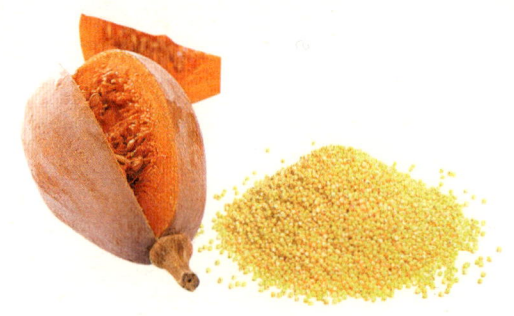

选购

在选购南瓜时，应挑选外皮比较坚硬、没有损伤、用手拍打可发出闷响的为佳。

❶ 看瓜籽：
如果南瓜籽呈扁平形状的话，鲜度通常会比较差，一般瓜籽饱满、没有裂开的比较好。

❷ 看外表：
新鲜的南瓜外皮和质地很硬，用指甲掐果皮，不留指痕，表面比较粗糙，虽然不太好看，但口感可能反而会更好。

❸ 看颜色：
南瓜表皮颜色以色泽金黄微微泛红，或颜色深绿的为好。

❹ 切面：
南瓜的切面要紧致、有光泽，会散发出一种特殊的清香，瓜瓤也要完好。

❺ 掂重量：
南瓜重量以拿起时有沉手感的较好。

❻ 瓜肉：
切开的南瓜，要选择瓜肉橘黄颜色鲜浓的，这样的南瓜营养成分含量高。

家庭成员

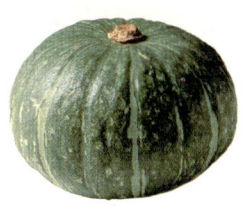

九重栗

果实类似栗子,重约1.8千克,果皮黑绿色,橙色,肉质粉质香甜,风味良好。

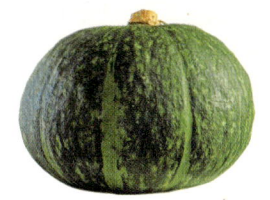

黑皮栗

成熟果为亮墨绿至黑皮,稀条带,老果条带更少,果肉橘黄色,粉质香甜,风味极佳,营养价值高。

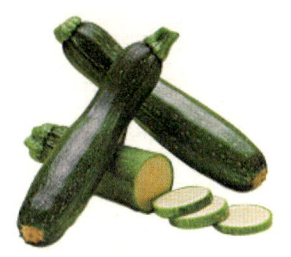

夏南瓜

夏南瓜果形长,外形很像黄瓜,表皮一般是黄色或深绿色。在欧美是很常见的南瓜种类。

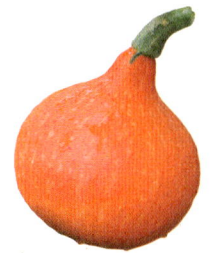

打木赤皮

板栗型圆锥状,栗红色的皮肤,肉质厚,质感滋润。

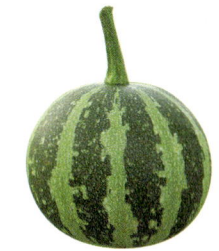

瓜皮南瓜

果皮与西瓜外皮相似,十分奇特,为观赏南瓜,不可食用。

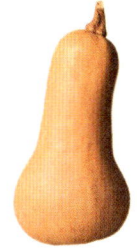

东南瓜

橙黄色的皮肤和肉浆。成熟时,它会愈变愈为深橙色,口感更甜、更丰富。

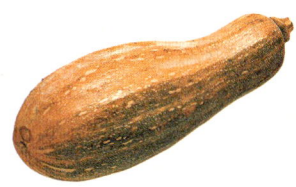

中国南瓜

果实特别耐储运,储放1~2个月后果肉还不易变质。

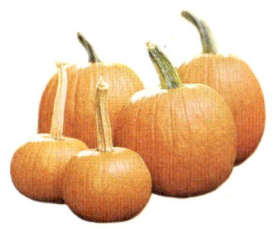

墨西哥南瓜

原产于墨西哥、瓜地马拉一带,但很早就传入我国,11月份所产的最好吃。

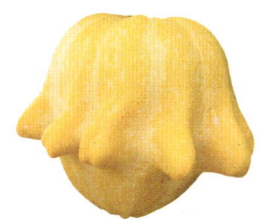

佛手南瓜

玩具造型南瓜,中型果,果色有白、黄、绿和镶嵌绿色条纹混合,具有很长的观赏期。

多吃粗粮少生病 | Part3 养生杂粮,吃「粗」健康

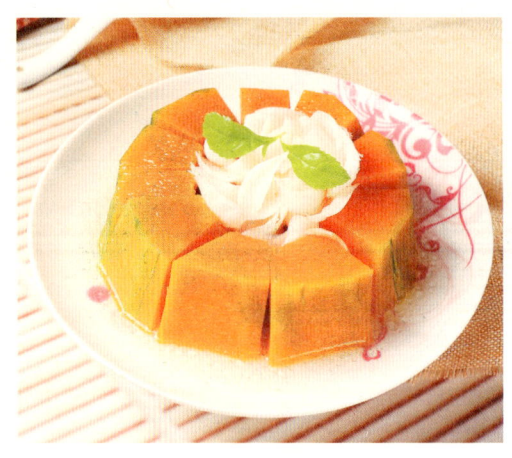

清热解毒、润肺止咳

百合蒸南瓜

原料

南瓜..........200 克　　鲜百合........70 克
冰糖..........30 克

调料

水淀粉......4 毫升
食用油......适量

做法

1. 南瓜洗净去皮,切成块,整齐摆入盘中,在南瓜上摆上冰糖、百合。
2. 蒸锅注水烧开,放入南瓜盘,盖上锅盖,大火蒸 25 分钟至熟软。
3. 揭盖,将南瓜取出。
4. 另取一锅,倒入糖水,加入水淀粉,淋入食用油,调成芡汁。
5. 将调好的糖汁浇在南瓜上即可。

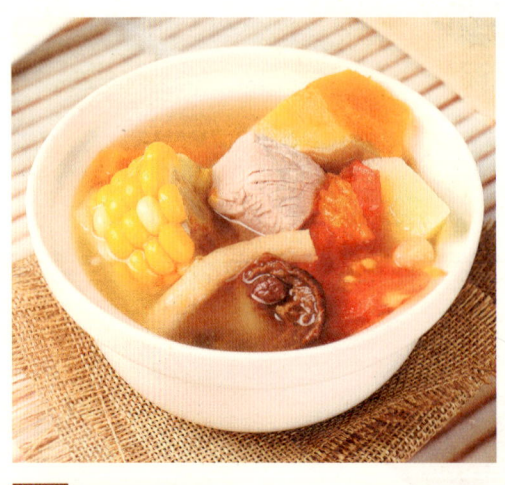

美容养颜、延缓衰老

南瓜西红柿土豆汤

原料

南瓜、瘦肉....各 200 克
西红柿、玉米....各 100 克
去皮土豆...150 克　　沙参........30 克
山楂..........15 克　　姜片........少许

调料

盐............2 克

做法

1. 土豆洗净,切滚刀块;西红柿去蒂,切小瓣;南瓜切块;玉米切段;瘦肉切块,锅中注水烧开,倒入瘦肉,汆煮片刻后捞出,沥干水分。
2. 砂锅中加入水、瘦肉、土豆、南瓜、玉米、山楂、沙参、姜片,拌匀,加盖,大火煮开转小火煮 3 小时至析出有效成分。
3. 揭盖,放入西红柿,加盖续煮 10 分钟至西红柿熟,揭盖,加入盐,搅拌片刻至入味。关火,盛出煮好的汤,装入碗中即可。

健脾止泻、壮骨强筋

豆瓣排骨蒸南瓜

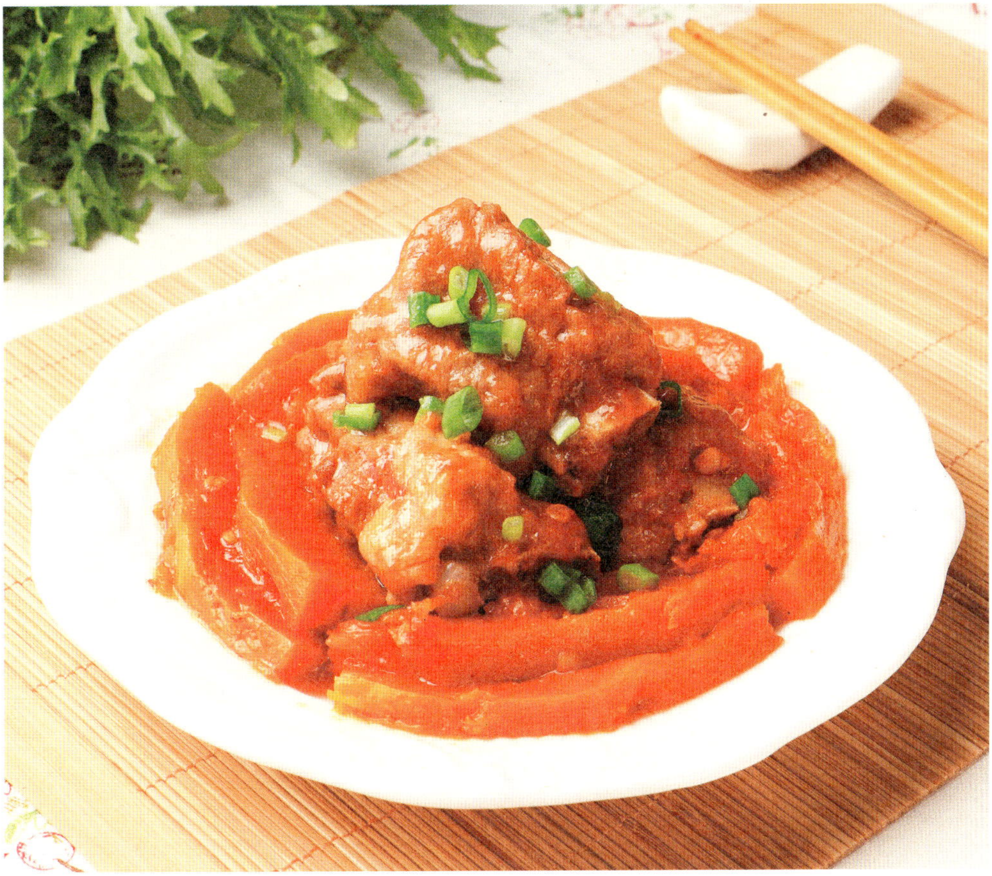

原料

排骨段......300克
南瓜..........150克
姜片、葱段....各5克
葱花..........3克

调料

豆瓣酱......15克
鸡粉..........3克
蚝油..........8克
干淀粉......5克
料酒..........8毫升
生抽..........10毫升

Tips：南瓜切的时候厚度最好均匀一些，摆盘时更整齐美观。

做法

1. 南瓜洗净切片，排骨段洗净，放碗中，撒上葱段、姜片。
2. 放入料酒、生抽，加入鸡粉、蚝油、豆瓣酱，拌匀，再倒入干淀粉，拌匀，腌渍一会儿，待用。
3. 取一蒸盘，放入南瓜片，摆好造型，再放入腌渍好的排骨段。
4. 备好电蒸锅，烧开水后放入蒸盘。盖上盖，蒸约8分钟，至食材熟透，断电后揭盖，取出蒸盘，趁热撒上葱花即可。

补中益气、润肺止渴
南瓜糯米燕麦粥

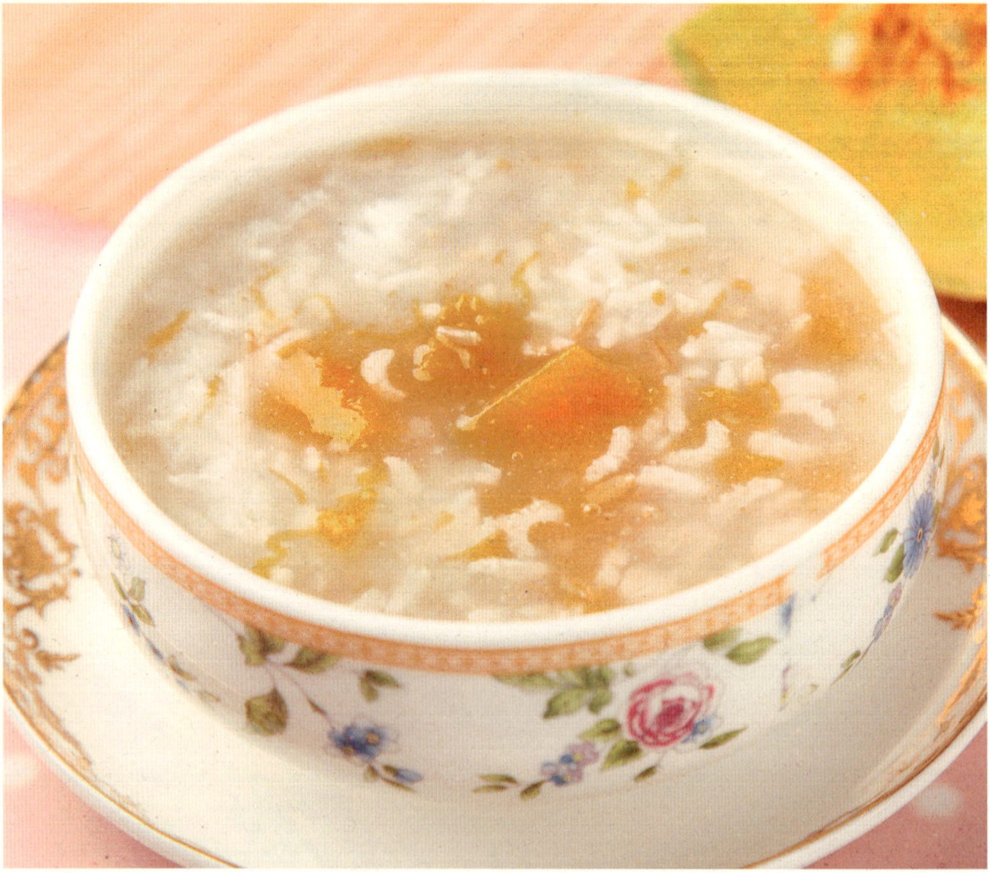

原料
水发燕麦...120克
水发糯米...90克
南瓜..........80克

调料
白糖..........4克

Tips：南瓜本身就有甜味，所以白糖不要放太多。

做法
1. 洗净的南瓜切开，去皮，再切成小块，备用。
2. 砂锅中注入适量清水烧热，倒入备好的燕麦、糯米。
3. 再放入南瓜，搅拌均匀。
4. 盖上锅盖，烧开后用小火煮约40分钟至食材熟软。
5. 揭开锅盖，加入适量白糖，搅拌匀，煮至白糖溶化。
6. 关火后盛出煮好的粥，装入碗中即可。

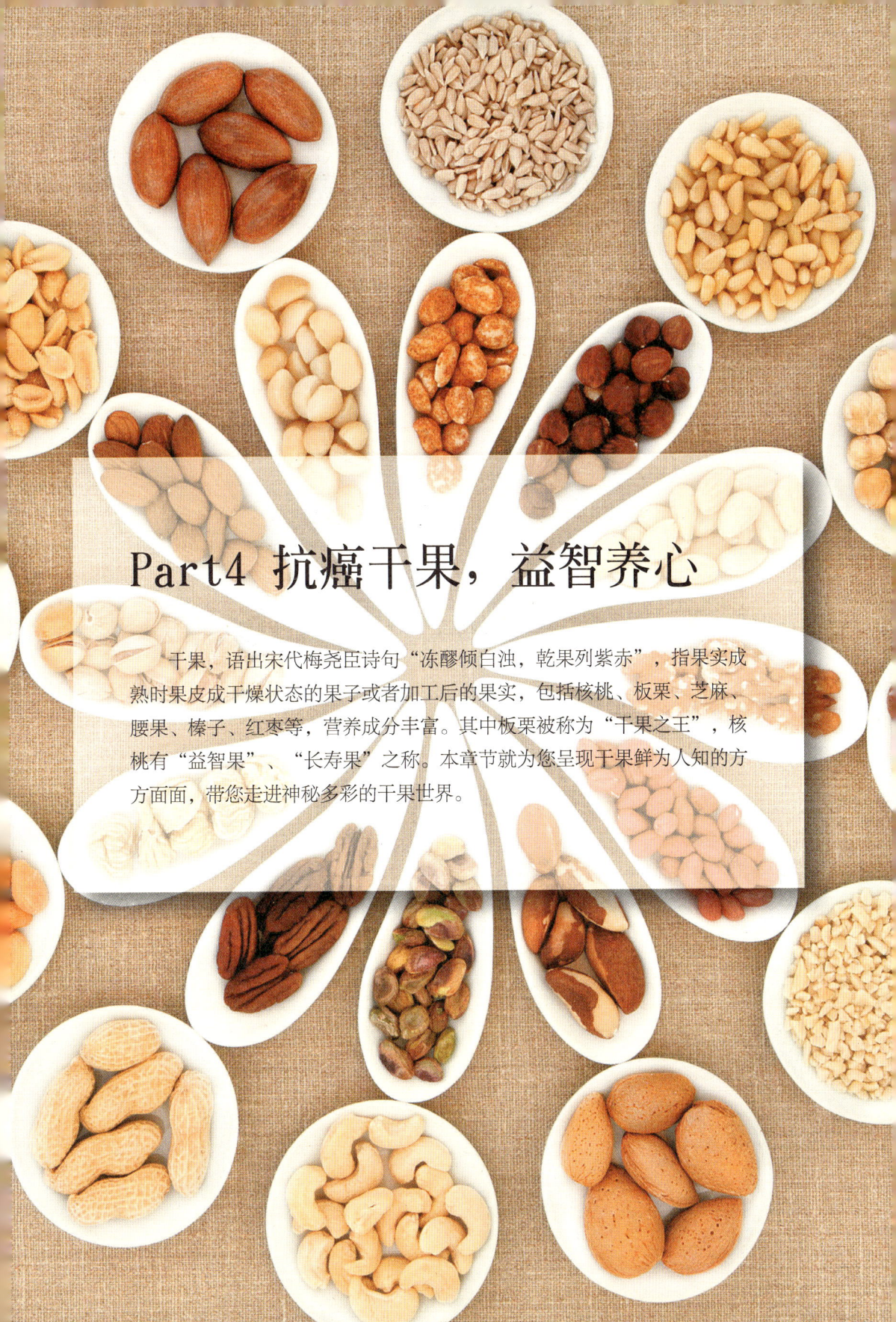

Part4 抗癌干果，益智养心

干果，语出宋代梅尧臣诗句"冻醪倾白浊，乾果列紫赤"，指果实成熟时果皮成干燥状态的果子或者加工后的果实，包括核桃、板栗、芝麻、腰果、榛子、红枣等，营养成分丰富。其中板栗被称为"干果之王"，核桃有"益智果"、"长寿果"之称。本章节就为您呈现干果鲜为人知的方方面面，带您走进神秘多彩的干果世界。

核桃

益智健脑、乌发养颜

核桃属种子植物门,木材坚韧,可以做器物,果仁可以吃,可以榨油,也可以入药;可以生食、炒食,也可榨油、配制糕点、糖果等。原产于近东地区,与扁桃、腰果、榛子并称为世界著名的"四大干果"。核桃在国外被称为"大力士食品"、"营养丰富的坚果"、"益智果",在国内享有"万岁子"、"长寿果"、"养人之宝"的美称。

别名:胡桃仁、核仁、胡桃肉
性味归经:性温,味甘,入肾、肺、大肠经
产地:中国大陆均广泛分布

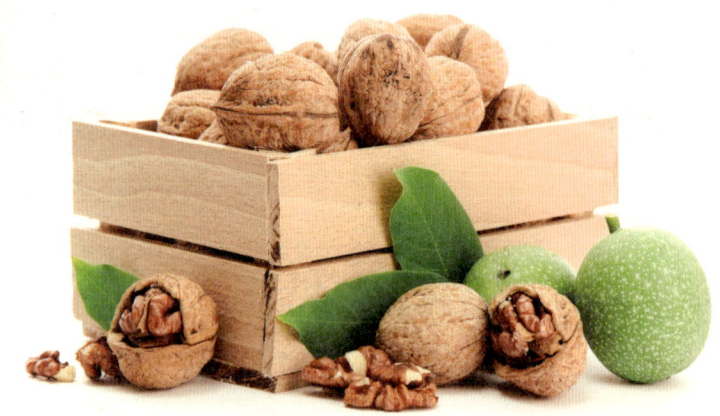

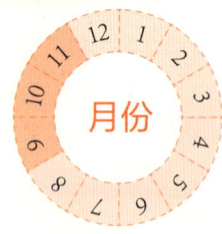

盛产期:秋季

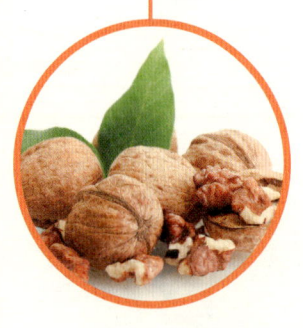

◎ 营养成分表 ◎ 以每100克为例

成分	含量	成分	含量
热量	2623.37千焦	烟酸	0.9毫克
蛋白质	14.9克	维生素C	1毫克
脂肪	58.8克	维生素E	43.21毫克
碳水化合物	9.6克	钙	56毫克
膳食纤维	9.5克	钠	6.4毫克
维生素A	5微克	铁	2.7毫克
维生素B_1	0.15毫克		
维生素B_2	0.14毫克		

养生功效

① 健脑益智

核桃含有丰富的磷脂和赖氨酸,对长期从事脑力劳动或体力劳动者,能有效补充脑部营养、健脑益智、增强记忆力。

② 乌发养颜

核桃含有亚油酸和大量的维生素E,可提高细胞的生长速度,经常食用有润肌肤、乌须发的作用,可以令皮肤滋润光滑、富有弹性。

③ 调养身体

核桃仁还含有多种人体需要的微量元素,是中成药的重要辅料,有顺气补血、止咳化痰、润肺补肾等功能。核桃仁是"滋补肝肾、强健筋骨之要药",可用于治疗由于肝肾亏虚引起的腰腿酸软、筋骨疼痛等症。

④ 降胆固醇

核桃仁含有的不饱和脂肪酸能减少肠道对胆固醇的吸收。

人群宜忌

宜 一般人群均可食用。适宜肾虚、肺虚、神经衰弱、气血不足、癌症患者多食,尤其适合脑力劳动者和青少年。

忌 腹泻、阴虚火旺者,痰热咳嗽、便溏腹泻、素有内热盛以及痰湿重者肺脓肿、慢性肠炎患者以及腹泻患者均不宜食用核桃。

搭配宜忌

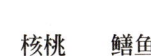
✓ 相宜食物

核桃 + 鳝鱼 → 降低血糖

核桃 + 红枣 → 美容养颜

核桃 + 薏米 → 补肺健脾,补肾

核桃 + 黑芝麻 → 补肝益肾,乌发润肺

核桃 + 牛奶 → 补肾健脾,润燥益肺

核桃 + 百合 → 润肺益肾,止咳平喘

核桃 + 梨 → 治百日咳

✗ 相忌食物

核桃 + 白酒 → 同食导致血热

核桃 + 黄豆 → 易引发腹痛、腹胀、消化不良

核桃 + 野鸭 → 不利营养的吸收

Part4 抗癌干果,益智养心 —— 多吃粗粮少生病

保 存

要保证核桃的优良品质，可以使用以下几种储存方法：
1. 风干保存法：带壳的核桃可以在风干之后放在干燥处保存。
2. 密封保存法：将核桃仁放入罐内密封好，放置在阴凉、干燥处。
3. 冰箱冷藏法：将核桃仁倒入食品袋内，再放入冰箱的冷冻柜中。

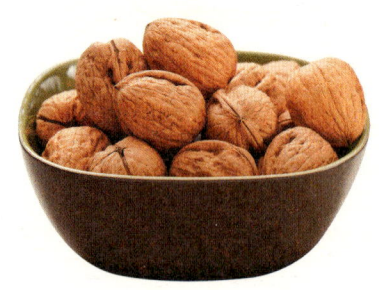

选 购

可以从核桃的外形、颜色等方面去判断其品质优劣：

❶ 观外形：
核桃个头要均匀，缝合线紧密。大颗果实生长周期长，营养成分含量更高。饱满的果实是自然成熟的，口感细嫩、香味更佳。壳薄白净，果仁更易出壳。

❷ 看颜色：
果仁仁衣色泽以黄白为上，暗黄为次，褐黄更次。带深褐斑纹的"虎皮核桃"质量也不好。

❸ 听声音：
把核桃从1米高左右扔在硬地上听声音。空果会发出像破乒乓球一样的声音。大量收购的时候，熟手用手在核桃堆里扒拉几下，根据声音基本能判断出核桃的质量好坏。

❹ 闻气味：
拿几个核桃放鼻子底下闻一闻。陈果、坏果有明显的哈喇味，如果把核桃敲开闻，哈喇味更明显。

❺ 掂重量：
就是拿一个核桃掂掂重量，轻飘飘的没有分量，多数为空果、坏果。

家庭成员

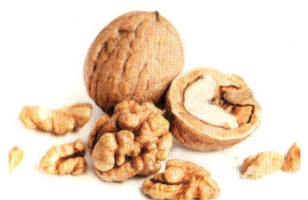

涉县核桃

涉县核桃品种很多，其中以石门和温村产的薄皮核桃品质最佳。其特点是皮薄仁满、色泽金黄。

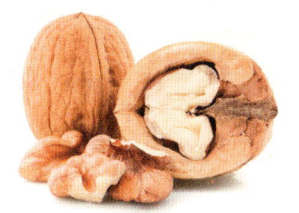

阿克苏核桃

皮薄，扁卵圆形，两端渐尖，顶部较长，外壳麻点多、深、小，缝合线较窄，较隆起，紧密。

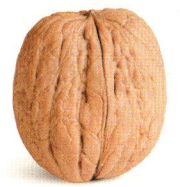

平武核桃

坚果近圆形，缝合线平，壳纹较浅，易剥壳，能取整仁，种仁饱满，出仁率高，风味香浓，涩味淡。

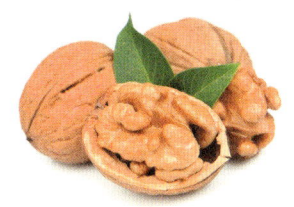

香玲核桃

坚果圆形，壳面光滑美观，缝合线窄而平。结合紧密。可取整仁，核仁充实饱满，味香不涩。

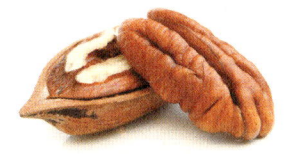

新疆薄壳

新疆核桃呈椭圆或卵圆形，较大，顶端微尖，其壳薄如纸，一捏就破，栽后3年之后结果，产量高。

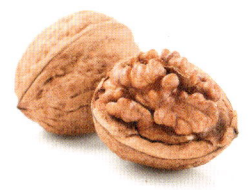

露仁核桃

核果形状多种多样，以卵圆形为最好，核壳局部退化，种仁外露，取仁极为方便。

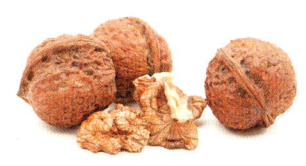

毕节核桃

贵州毕节素以"核桃之乡"而闻名，核桃种植历史悠久，毕节核桃是贵州省主要出口商品之一。

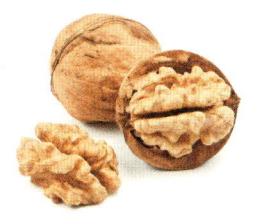

石门核桃

石门核桃具有个大、仁丰、皮薄、易取仁、脂肪和蛋白质含量高、风味香甜的特点，坚果呈圆形。

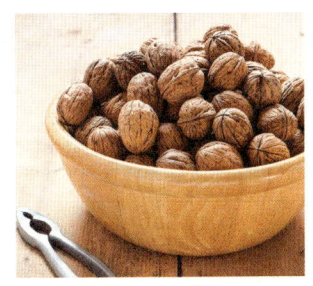

赫章核桃

具有壳薄、仁饱满、仁饱白、易取仁、味香纯等特点，是中国贵州省出口的农特产品之一。

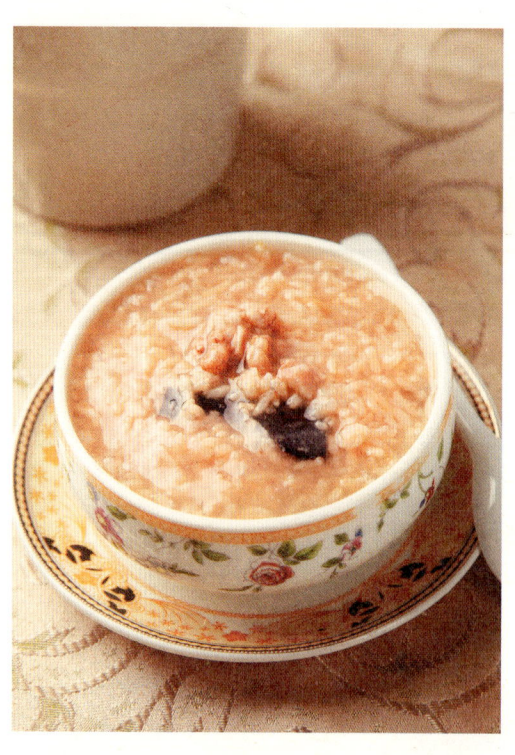

改善记忆力、补肾固精

核桃灵芝粥

原料　　　　　　**调料**

水发大米...90 克　　无

灵芝、核桃仁...各少许

做法

1. 锅中注入适量清水烧开，倒入洗好的灵芝，盖上盖，用中火煮约 10 分钟。
2. 揭盖，倒入大米、核桃仁，盖上盖，烧开后用小火煮约 30 分钟至食材熟透。
3. 揭盖，搅拌均匀，关火后盛入碗中即可。

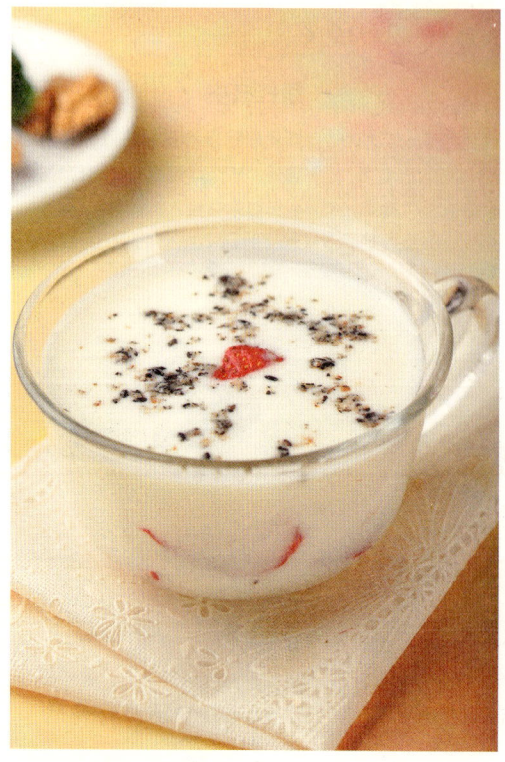

提神健脑

核桃黑芝麻酸奶

原料　　　　　　**调料**

酸奶..........200 克　　无
核桃仁......30 克
草莓..........20 克
黑芝麻......10 克

做法

1. 锅置火上烧热，放入洗净的黑芝麻，用中小火翻炒匀，至其散出香味。
2. 关火后盛出炒好的黑芝麻，装入盘中。
3. 将核桃仁倒入杵臼，用力压碎，放入黑芝麻，再碾压片刻，至材料呈粉末状。
4. 将材料倒出，装入盘中，即成核桃粉。
5. 将草莓切好放入玻璃杯，再倒入酸奶，均匀地撒上核桃粉即可。

补中益气、增强免疫力

核桃腰果莲子煲鸡

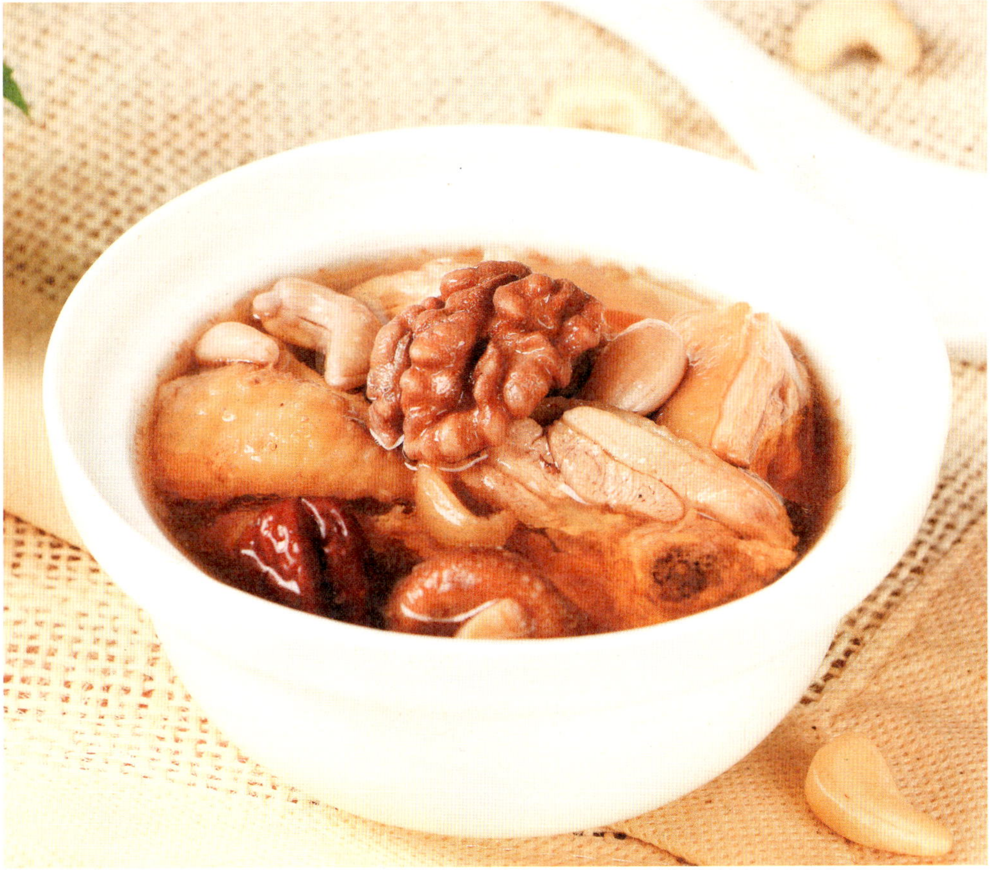

多吃粗粮少生病 | Part4 抗癌干果，益智养心

[原料]

鸡肉块......300克
水发莲子...35克
核桃仁......20克
红枣..........25克
腰果仁......30克
陈皮..........8克
鲜香菇......45克

[调料]

盐..............少许

Tips：盖盖前可淋上少许料酒，能减少汤汁的肉腥味。

[做法]

1. 锅中注水烧开，倒入洗净的鸡肉块拌匀，汆煮约2分钟，去除血渍，再捞出材料，沥干水分，待用。
2. 砂锅中注水烧热，倒入汆好的鸡肉块，放入洗净的香菇。
3. 撒上红枣、核桃仁、莲子、陈皮和腰果仁，拌匀、搅散。
4. 盖上盖，烧开后转小火煮约120分钟，至食材熟透，揭盖，加入盐拌匀调味，关火后将鸡汤盛入碗中，微冷后即可享用。

芝麻

抗癌补脑、润肤养颜

芝麻是胡麻的籽种，遍布于世界上的热带地区以及部分温带地区。芝麻是我国主要的油料作物之一，它的种子含油量高达61%，中国自古就有许多用芝麻和芝麻油制作的各色食品和美味佳肴，一直著称于世。芝麻的种子扁圆，有白、黄、棕红或黑色，以白色的种子含油量较高，黑色的种子入药，性平味甘，有补肝益肾、润燥通便之功。

别名：胡麻、乌麻

性味归经：性平，味甘，入肝、肾、肺、脾经

产地：中国各地均广泛种植

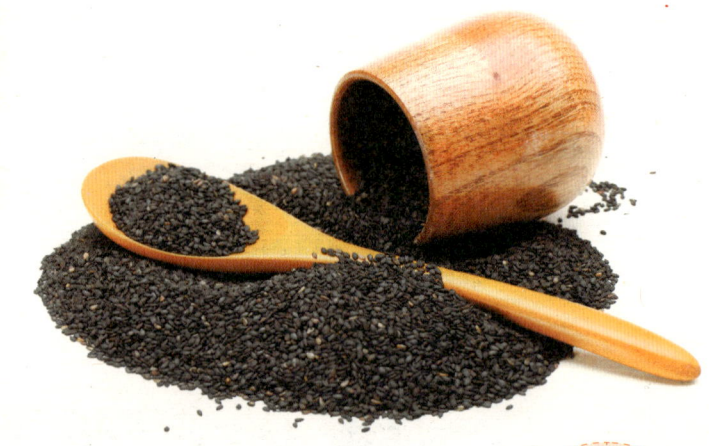

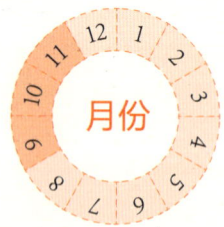

月份

盛产期：秋季

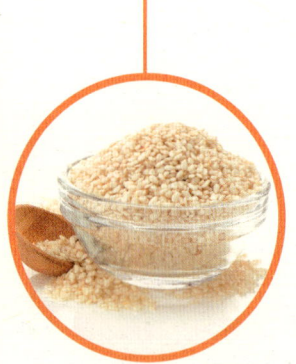

◎ 营养成分表 ◎ 以每100克为例

成分	含量	成分	含量
热量	2163.13千焦	维生素E	38.28毫克
蛋白质	18.4克	钙	620毫克
脂肪	39.6克	钠	32.2毫克
碳水化合物	21.7克	铁	14.1毫克
膳食纤维	9.8克		
维生素B_1	0.36毫克		
维生素B_2	0.26毫克		
烟酸	3.8毫克		

养生功效

❶ 预防疾病、抗癌补脑

芝麻含有亚油酸、花生油酸等约60%的不饱和脂肪酸等，能抑制人体对胆固醇、脂肪的吸收，预防高血压、动脉硬化等心血管疾病的发生，并具有抗癌、补脑的效果。

❷ 润肠通便

芝麻含脂肪甚多，含有丰富的膳食纤维，能润肠通便，对肠液减少引起的便秘，单独应用即有效验。

❸ 延缓衰老

芝麻含有丰富的维生素E，可抑制体内自由基活跃，能达到抗氧化、延缓老化的功效。

❹ 助长高

芝麻富含矿物质，如钙与镁等，有助于骨头的生长。

❺ 润肤养颜

芝麻还具有养血的功效，可以治疗皮肤干枯、粗糙，令皮肤细腻光滑、红润有光泽。

人群宜忌

宜 一般人群均可食用。尤适宜肝肾不足所致的眩晕、眼花、腰酸腿软等人，以及妇女产后乳汁缺乏者，体虚、贫血、高血压病、肺结核及习惯性便秘者。

忌 患有慢性肠炎、便溏腹泻、阳痿、遗精等病症的人不宜食用黑芝麻。

搭配宜忌

✅ **相宜食物**

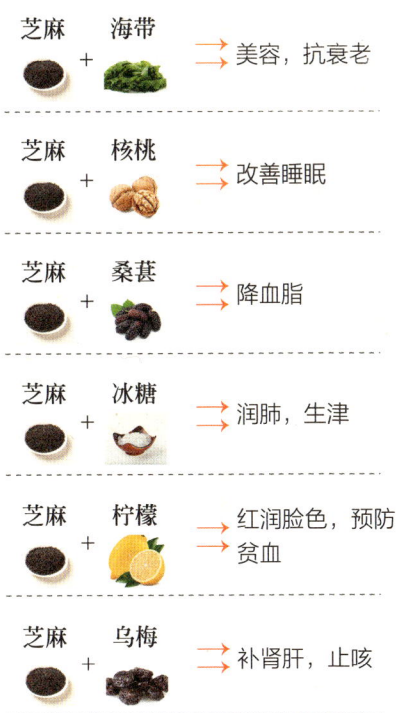

芝麻 + 海带 → 美容，抗衰老

芝麻 + 核桃 → 改善睡眠

芝麻 + 桑葚 → 降血脂

芝麻 + 冰糖 → 润肺，生津

芝麻 + 柠檬 → 红润脸色，预防贫血

芝麻 + 乌梅 → 补肾肝，止咳

❌ **相忌食物**

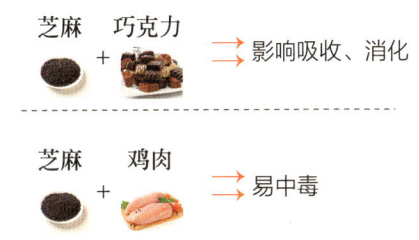

芝麻 + 巧克力 → 影响吸收、消化

芝麻 + 鸡肉 → 易中毒

保 存

常见的家用芝麻储存方法：可以将芝麻放在干燥、密封效果好的容器内，置于阴凉处保存；或者用塑料袋将芝麻装好，放入冰箱的冷藏室内冷藏保存；还可以选用无毒的塑料袋若干个，每两个套在一起备用，将干燥的芝麻装入双层袋内，装好之后挤掉袋中的残余空气，用绳扎紧袋口，使袋内芝麻和外界环境隔绝，可长期保鲜。

选 购

优质黑芝麻有光泽，颗粒大小均匀且无虫，取少量黑芝麻放入口中细嚼，味香、微甜，无异味。

❶ 看色泽和外观：
一般黑芝麻有光泽，颗粒大小均匀，很少有裂纹，无虫，不含杂质。劣质黑芝麻的色泽暗淡，颗粒大小不均，饱满度差，碎米多，有虫，有结块等。

❷ 品尝味道：
可取少量黑芝麻放入口中细嚼，或磨碎后再品尝。优质黑芝麻味香、微甜，无异味。没有味道或微有酸味、苦味及其他不良滋味的为劣质掺假黑芝麻。

❸ 看断口颜色：
找出一个断口的黑芝麻，看断口部分的颜色。如果断口部分也是黑色的，那就说明是染色的；如果断口部分是白色的，那就说明这种黑芝麻是真的。

家庭成员

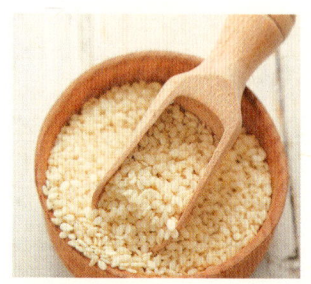

平舆县白芝麻

平舆白芝麻以个大籽饱、皮薄肉厚、色泽洁白、口味香醇等独特的优异品质而享誉国内外。

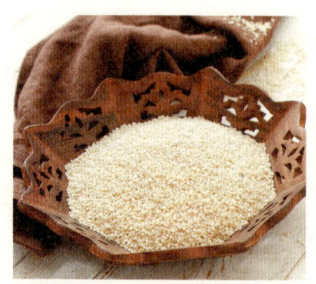

宜阳白芝麻

河南省宜阳县地方良种。植株高大，茎秆粗壮，节密，叶片较肥大。结茹密，一般为三茹四棱类型。

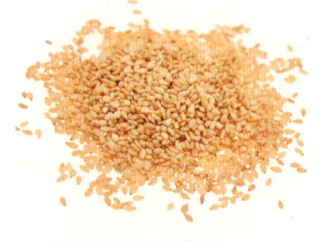

尉氏柳条青

尉氏柳条青是河南省农家品种。籽粒扁椭圆形，种皮深黄色，曾为当地春、夏播兼用的优良品种。

南阳八大杈

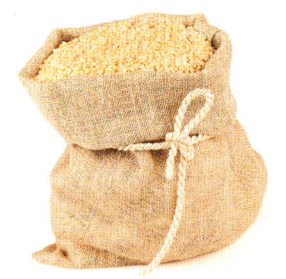

南阳八大杈是河南南阳地区的农家品种。种皮黄色,千粒重3克以上,含油率54%。

都昌黑芝麻

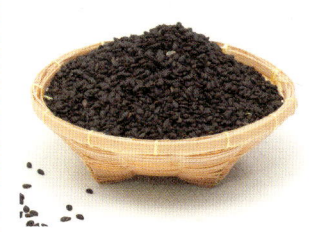

都昌黑芝麻含有丰富的不饱和脂肪酸、卵磷脂,味甘性平,有补血、补肝脾、润肠、黑发、黑须之功效。

鄱阳黑芝麻

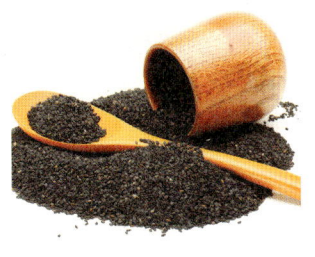

是优质的食用油原料,且因含有特殊成分可以入药,具有润肠、活血、补肝贤、乌须发之功效。

霸王鞭黑芝麻

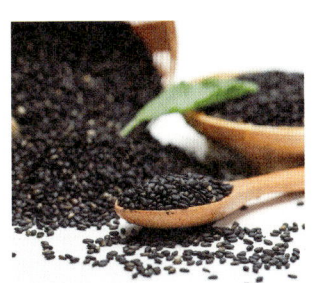

种皮乌黑,籽粒饱满,种子内含多种维生素、氨基酸及钙、铁、钾、锌等微量元素,营养丰富。

武昌迟芝麻

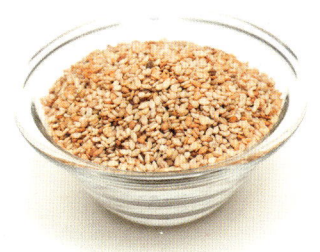

武昌迟芝麻种皮深褐色,千粒重3克以上,含油率51%,种子蛋白质含量高达25.7%,一年三熟。

老红芝麻

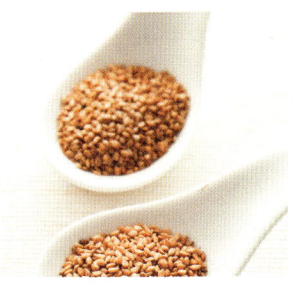

湖北省襄阳、枣阳和光化三地北部岗地普遍种植的农家品种。种皮褐色,千粒重约3.1克。

佛座芝麻

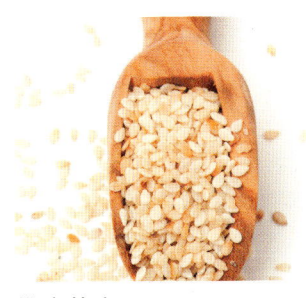

江西省的农家良种,又名"矮黄脚",种皮暗白色,千粒重2.5克上下,含油率50%。

安茨大八杈

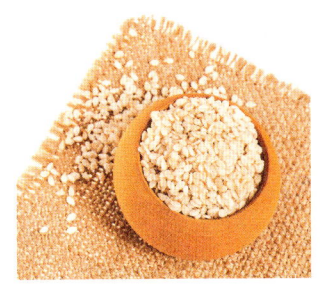

种皮白色,千粒重2.8~3.4克,含油率54.9%,粗蛋白含量20.87%。

野芝麻

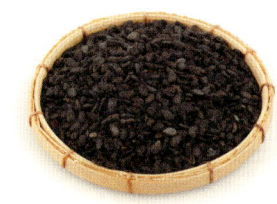

小坚果倒卵圆形,长约1毫米,黑色,先端截形,基部渐狭,长约3毫米,直径1.8毫米,淡褐色。

保肝护肾

蚕豆芝麻奶昔

原料

酸奶……80 克　　蚕豆……30 克
牛奶……50 毫升　芝麻糊……60 克
黑糖……10 克

调料

无

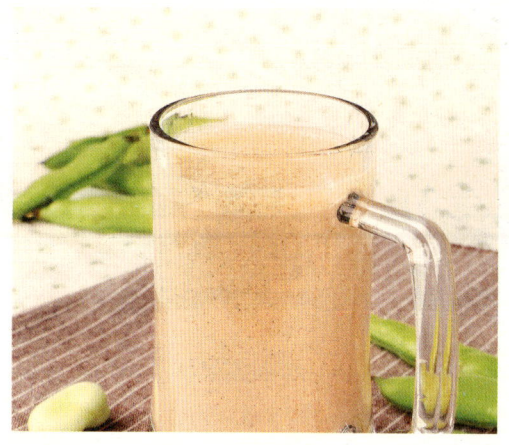

做法

1. 沸水锅中倒入洗净的蚕豆，汆煮 5 分钟至断生，捞出装碟放凉。
2. 将放凉的蚕豆对半切开，去皮，待用。
3. 将去皮的蚕豆倒入榨汁机中，倒入酸奶、牛奶、芝麻糊、黑糖。
4. 盖上盖，启动榨汁机，榨约 30 秒成奶昔。
5. 断电后揭开盖，将奶昔倒入杯中即可。

润滑肠胃、滋补肝肾

芝麻核桃仁粳米粥

原料

核桃仁……30 克
粳米……120 克
白糖、黑芝麻……各 15 克

调料

无

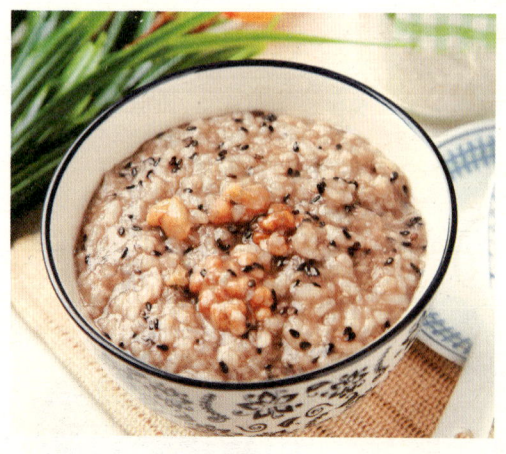

做法

1. 砂锅中注水烧开，倒入泡好的粳米，拌匀。
2. 盖上盖，用大火煮开后转小火续煮 30 分钟至熟。
3. 揭盖，倒入黑芝麻、核桃仁，加入白糖，拌匀至白糖溶化。
4. 盖上盖，小火续煮 10 分钟至食材入味。
5. 关火后盛出煮好的粥，装碗即可。

美容养颜

芝麻润发汤

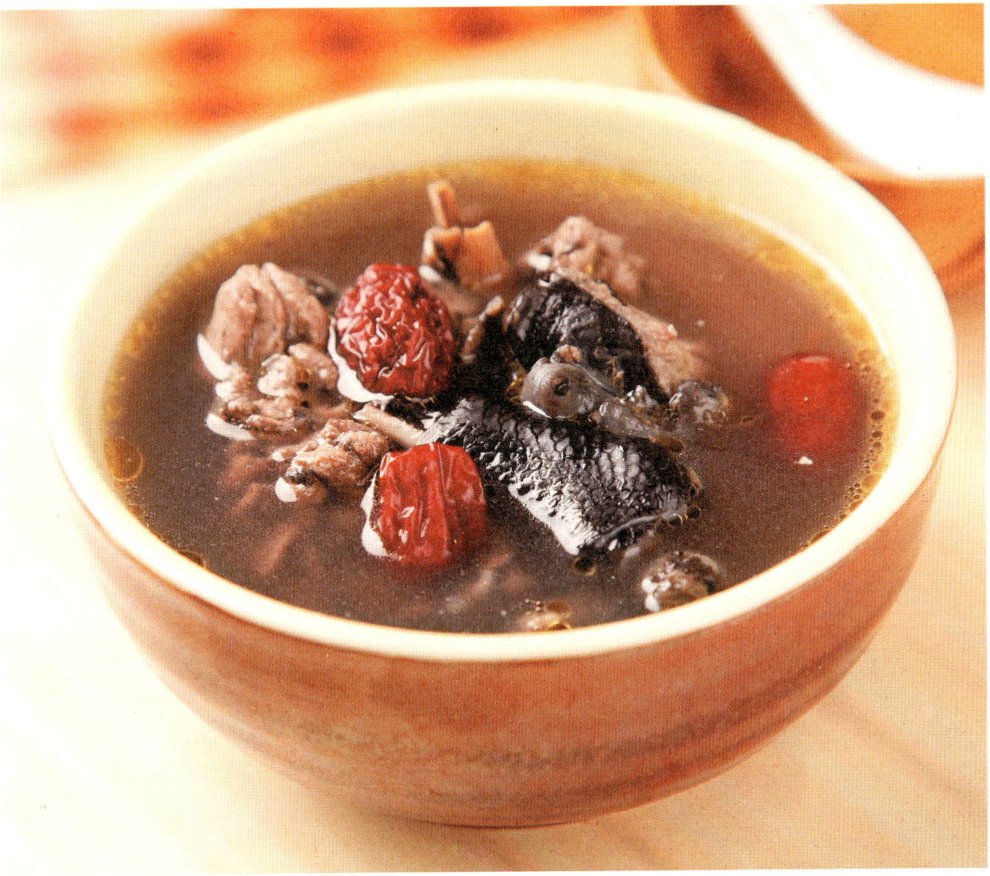

Tips：汆煮乌鸡肉时淋入料酒，可以减轻乌鸡的腥味。

原料

乌鸡肉......150克
红枣..........10克
黑芝麻粉...5克
姜片..........少许

调料

盐、鸡粉
..............各2克
料酒..........5毫升

做法

1. 沸水锅中倒入斩好的乌鸡肉，加入料酒拌匀，略煮片刻，汆去血水后捞出，装盘待用。
2. 砂锅中注水，倒入备好的乌鸡、红枣、姜片，淋入料酒，拌匀。
3. 盖上盖，用大火煮开后转小火续煮1小时至食材熟透。
4. 揭盖，加入芝麻粉，加入盐、鸡粉，拌匀。
5. 关火后盛出煮好的汤料，装入碗中即可。

腰果

提高抵抗力、抗衰长寿

腰果，因其坚果呈肾形而得名，果实成熟时香飘四溢，甘甜如蜜，清脆可口，为世界著名的四大干果之一。它是一种营养丰富、味道香甜的干果，既可当零食食用，又可制成美味佳肴。腰果中的某些维生素和微量元素成分有很好的软化血管的作用，对保护血管、防治心血管疾病大有益处。其含有丰富的油脂，可以润肠通便、润肤美容、延缓衰老。

别名：鸡腰果、介寿果、槚如树
性味归经：性平，味甘，入肾、脾经
产地：海南与云南两省

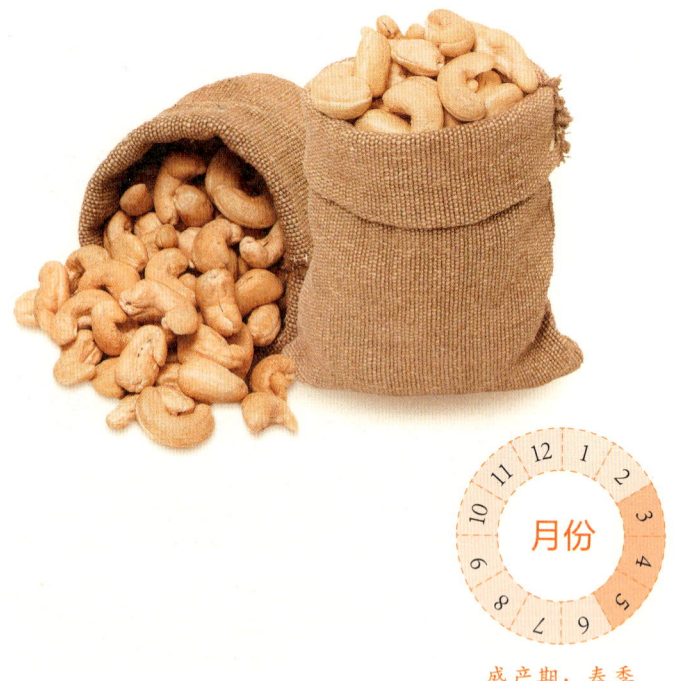

月份

盛产期：春季

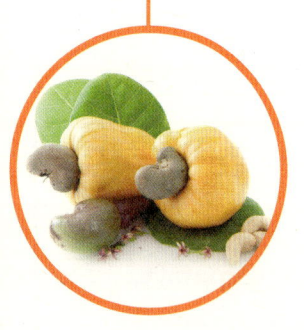

◎ 营养成分表 ◎ 以每100克为例

热量............2309.57千焦	维生素E............3.17毫克
蛋白质............17.3克	钙............26毫克
碳水化合物............41.6克	钠............251.3毫克
膳食纤维............3.6克	铁............4.8毫克
维生素A............8微克	
维生素B₁............0.27毫克	
维生素B₂............0.13毫克	
烟酸............1.3毫克	

养生功效

1 提高抵抗力

腰果含有丰富的维生素A，对夜盲症、干眼病及皮肤角化有防治作用，并能增强人体抗病能力、防治癌肿。

2 健康长寿

腰果中的不饱和脂肪酸可预防动脉硬化、心血管疾病，而亚麻油酸则可预防心脏病、脑中风，是难得的长寿之物。

3 美容抗衰

腰果还含有丰富的油脂，可以润肠通便、润肤美容、延缓衰老。

4 控癌

腰果中含有大量的蛋白酶抑制剂，能控制癌症病情。

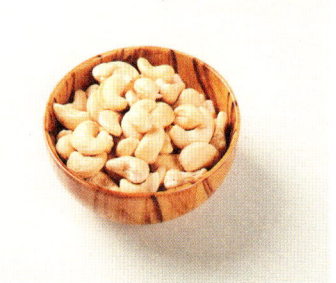

搭配宜忌

✅ **相宜食物**

腰果 + 莲子 → 宁心安神

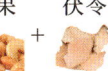
腰果 + 茯苓 → 补润五脏

腰果 + 薏米 → 润肤美容

腰果 + 芡实 → 补润五脏，安神

腰果 + 糯米 → 保护血管

❌ **相忌食物**

腰果 + 鸡蛋 → 导致腹痛、腹泻

腰果 + 虾仁 → 易导致高钾血症

人群宜忌

宜 一般人群均可食用。

忌 胆功能严重不良、肠炎、腹泻患者和痰多患者忌食；肥胖的人慎食；此外，腰果含有多种过敏原，过敏体质的人不宜食用。

保 存

买来的腰果一时吃不完，可用以下方法保存：

1.通风储存法：将腰果存放在容器内，摆放在阴凉、通风处，避免阳光直射，而且应尽快食用完毕。

2.冰箱冷藏储存法：将腰果存放于密封罐中，放入冰箱冷藏保存。

在保存腰果的过程中，应尽量减少其与空气、水分的接触，否则容易遭受异味的渗透，同时也应避免和有刺激性气味的食品混合存放在一起，如葱、蒜、香味浓烈的水果、海产品、清洁剂等。

选 购

购买腰果时，可以从外形、颜色等方面判断其品质优劣。

❶ 观外形：
选购时要尽量选择完整月牙形的腰果，果仁看起来要饱满圆润。

❷ 看颜色：
上好的腰果是呈润滑的白色，颜色过于暗淡或过于明亮都说明腰果的品质不够好。

❸ 摸软硬：
用手轻捏腰果，如果感受到粘手，则说明腰果受潮，新鲜度不够。

家庭成员

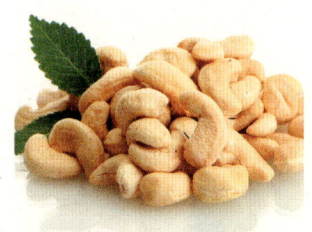

非洲腰果

非洲腰果的营养价值很高，含有丰富的蛋白质，味道香甜可口；还含丰富的油脂，可以润肠通便，并有很好的润肤美容的功效。

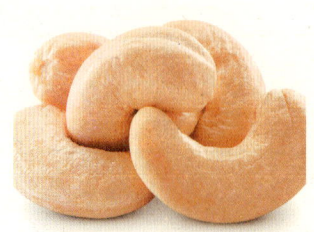

印度腰果

印度是世界上最大的腰果深加工基地，其中以印度南部的班加罗市与胡布利市所产腰果为最好。

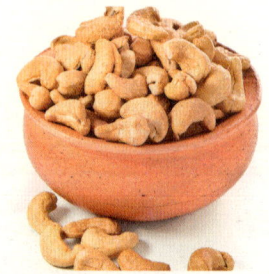

越南腰果

越南为世界第二大腰果生产基地，越南腰果生长在丘陵地带，颗粒相对较小。

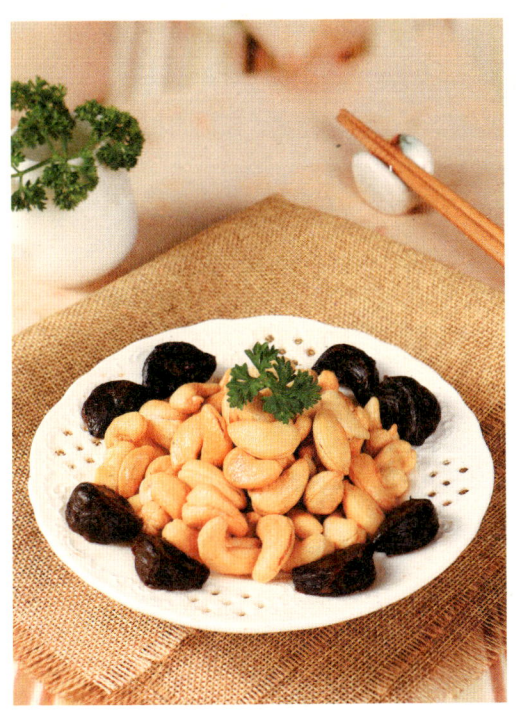

降低血糖
蒜香腰果

原料

软黑金富硒黑蒜 ... 80 克
腰果 .... 230 克
红酒 .... 100 毫升

调料

盐、白糖各 2 克
白醋、食用油
.... 各适量

做法

1. 热锅注油,放入腰果,油炸 2 分钟至微黄色,关火,捞出腰果,沥干油,装盘。
2. 锅中注水,加入盐与黑蒜,拌匀,焯煮约 1 分钟,关火捞出,沥干水分,装盘。
3. 取一碗,加入盐、白糖、白醋,倒入红酒,拌匀;放入黑蒜,腌渍半小时。
4. 将腌渍好的黑蒜摆放在腰果周围即可。

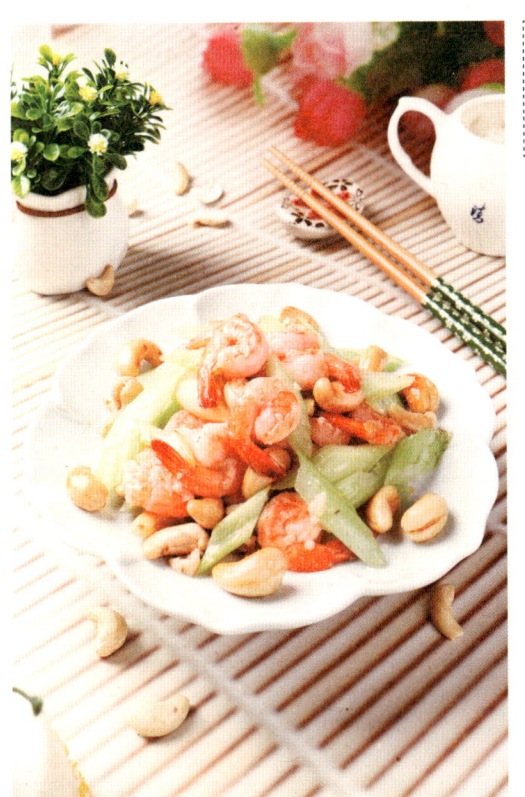

降血脂、保护肝脏
腰果西芹炒虾仁

原料

腰果 .... 80 克
虾仁 .... 70 克
西芹段 ...... 150 克
蛋清 .... 30 克
姜末、蒜末 .... 各少许

调料

盐 .... 3 克
干淀粉 ...... 5 克
料酒 .... 5 毫升
食用油 ...... 10 毫升

做法

1. 虾仁处理好放入碗中,加入蛋清、干淀粉、料酒,用筷子拌均匀,腌渍 10 分钟。
2. 锅中注水烧开,倒入西芹段,焯煮约 2 分钟,捞出沥水;锅中注油,放入腰果,小火煸炒至腰果微黄后将腰果捞出。
3. 锅底留油,倒入姜末、蒜末爆香,倒入虾仁,翻炒约 2 分钟至转色,放入西芹、腰果、盐炒匀,关火后,盛入盘中即可。

杏仁

平喘镇咳、润肠通便

杏仁果长在短距上，具有未成熟的外观。当果实成熟时，它绿色的外壳会裂开，而显露出包在粗糙外壳中的核仁，核仁为黄色且有很多小洞，外壳为坚硬的木质。杏仁果为扁平卵形，覆有褐色的薄皮。果仁含有20%的蛋白质，不含淀粉，磨碎、加压后，榨出的油脂大约是本身重量的一半，杏仁油为淡黄色，虽然没有香味，但具有软化皮肤的功效。

别名：杏核仁、杏子、木落子、苦杏仁、杏梅仁

性味归经：性平，味甘，入肺、大肠经

产地：华北、东北、甘肃等地区

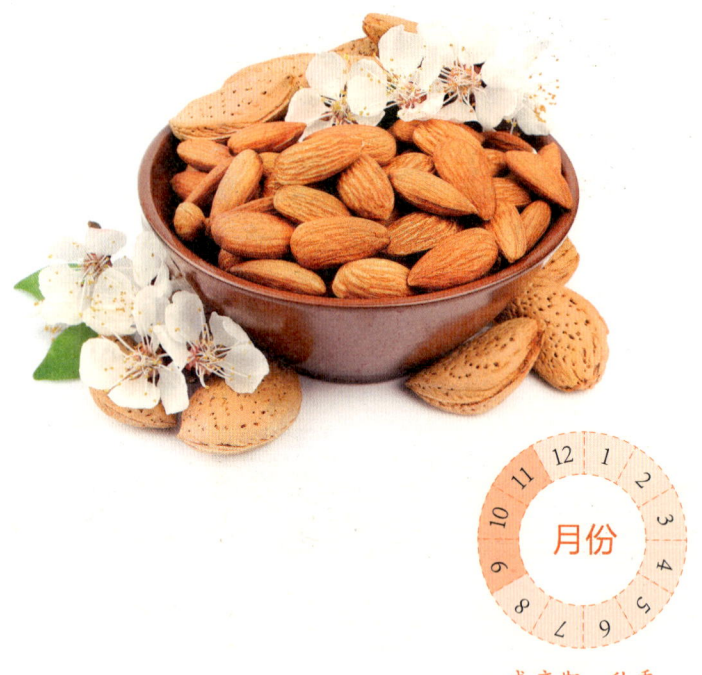

月份

盛产期：秋季

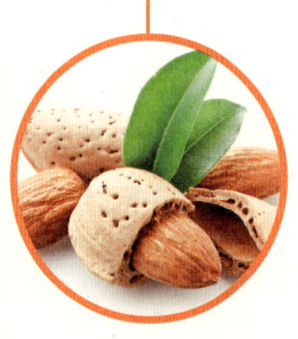

◎ 营养成分表 ◎ 以每100克为例

热量..........2150.58千焦	钙..........71毫克
蛋白质..........24.7克	钠..........7.1毫克
脂肪..........44.8克	铁..........1.3毫克
碳水化合物..........2.9克	
膳食纤维..........19.2克	
维生素B₁..........0.08毫克	
维生素B₂..........1.25毫克	
维生素C..........26毫克	

养生功效

1 平喘镇咳

杏仁主入肺经，苦味能降，并具有开通疏利之性，具有平喘镇咳的作用。

2 润肠通便

杏仁富含油脂，能有效提高肠内的润滑度，所以杏仁具有润肠通便的效果。

3 抗癌降血糖

杏仁能够有效起到抗癌作用，具有很好的降血糖作用。

4 降血脂

大杏仁中含有单不饱和脂肪酸，能够有助于降低高血脂患者的血脂水平，并且不需要很严格的饮食限制。

5 美容

杏仁中富含的脂肪油可以有效软化皮肤角质层，从而达到美容的效果。

6 润肺

甜杏仁和日常吃的干果大杏仁偏于滋润，有一定的补肺作用。

人群宜忌

宜 一般人群均可食用。尤适宜有呼吸系统问题者、癌症患者以及术后放化疗者。

忌 产妇、幼儿、湿热体质的人和糖尿病患者，阴虚咳嗽及泄痢便溏者不宜吃杏仁及其制品。

搭配宜忌

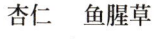

✅ **相宜食物**

杏仁 + 鱼腥草	→ 清热解毒，止咳化痰
杏仁 + 桔梗	→ 祛痰止咳，降气
杏仁 + 桑叶	→ 疏散风热，宜肺止咳
杏仁 + 大米	→ 防治痔疮、便血
杏仁 + 梨	→ 清热止咳

❌ **相忌食物**

杏仁 + 板栗	→ 易引起胃痛
杏仁 + 菱角	→ 不利于蛋白质的吸收
杏仁 + 猪肉	→ 不利于蛋白质的吸收
杏仁 + 猪肺	→ 不利于蛋白质的吸收

保 存

把从未开封的罐装杏仁储藏于干爽环境中,保质期可长达两年;开封了的杏仁则应置于不透风的储物罐中。在干燥、凉爽的储存环境中,杏仁的最佳食用期为3个月。所以,要避免将杏仁暴露在潮湿环境中。杏仁还适合存放到冰箱里,冷藏可以显著延长保质期。不过在冷藏时一定要注意密实封装,以防杏仁因为受潮或结冰而引起霉变。

选 购

在选购杏仁时,应选颗粒大、均匀、饱满、有光泽,形状多为鸡心形、扁圆形的。另外仁衣浅黄略带红色,颜色清新鲜艳,皮纹清楚不深,仁肉白净为佳。

❶ 观外形:
在选购杏仁的时候,看杏仁的外壳。好的杏仁有完整的外壳,不分裂,无染色或者发霉。

❷ 闻气味:
好杏仁的气味是有淡淡甜味的坚果味道,如果闻到的味道有微苦或者略刺鼻,说明杏仁已经有点变质,最好不要购买。

❸ 尝口感:
或尝一尝口感,如果有一种"哈喇"味,或口感不香、不清新,一般是时间长了,尽量不要购买。

家庭成员

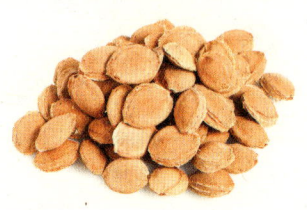

苦杏仁

核果近圆形,直径约3厘米,橙黄色;核坚硬,扁心形,沿腹缝有沟。夏季采收成熟果实,除去果肉及核壳,取种子晒干。

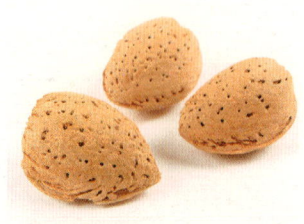

甜杏仁

甜杏仁又名南杏仁,能润肺止咳,多用于燥咳、虚劳咳嗽,含丰富的蛋白质、植物脂肪,有润燥补肺、滋养肌肤的作用。

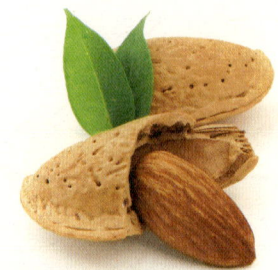

野杏

果实近球形,红色,核卵球形,离肉,表面粗糙而有网纹,腹棱常锐利。野杏主产于我国北部地区,尤其在河北、山西等地。

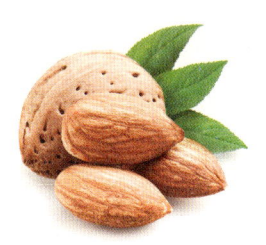

山杏

山杏仁别名杏核仁、杏子,核果圆形,稀倒卵形,直径2.5厘米以上,种子心状卵形,浅红色。

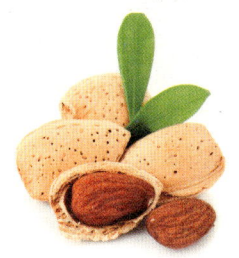

东北杏大乔木

核果近球形,黄色,核近球形或宽椭圆形,粗糙,边缘钝,东北杏分布于吉林、辽宁等地。

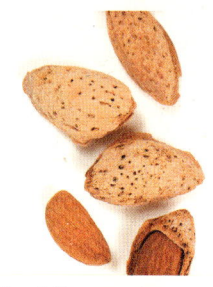

"纸皮"巴旦木

又名露仁,坚果长椭圆形,果壳薄,壳软,平均重1.3～1.4克,出仁率48.7%～58%,风味佳,品质优。

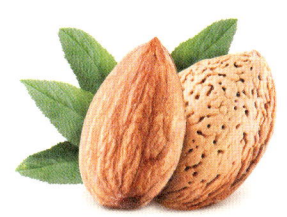

"双果"巴旦木

坚果较大,长扁圆形,果壳白色或微显浅黄,较软,平均重1.8～2.2克,出仁率54%,仁饱满,味香甜,品质优。

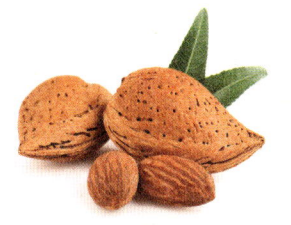

"鹰嘴"巴旦木

坚果较大,扁圆锥形,先端尖,稍弯曲,形似鹰嘴。果壳厚,浅黄褐色,较光滑,平均重1.9～2.0克,出仁率50.2%。

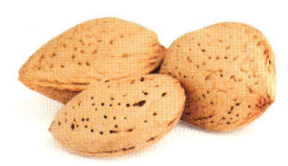

"克西"巴旦木

坚果大型,壳较软,浅棕色,壳厚,不易开裂,平均重2.5克,出仁率47%,仁饱满,棕黄色,味浓甜,品质中上。

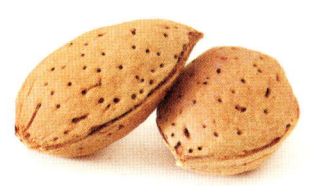

龙王帽杏仁

单果重20～25克,果实长扁圆形,缝合线深而明显;果肉薄、软,橙黄色,纤维多,汁液少,味酸,不宜鲜食,可制干。

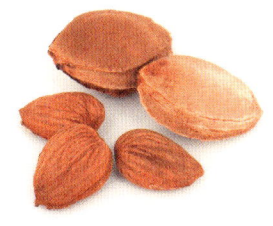

承德大扁杏仁

品种独特,仁果饱满、又大又扁而得名。营养亦很丰富,既可生食,亦可制成杏仁霜、杏仁露等多种风味独特的食品和饮料。

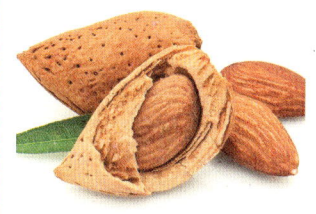

串枝红杏仁

口感属甜酸型,营养丰富,果实个大,平均单果重52.5克,果肉细密、汁多、味美,酸甜适口。

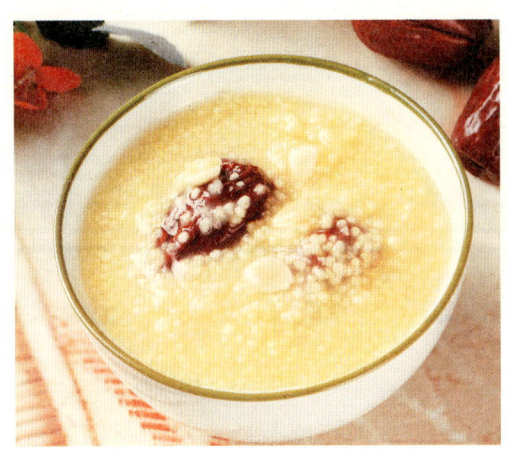

益气补血、健脾养胃

红枣杏仁小米粥

原料

红枣 .... 2 颗
杏仁 .... 40 克
水发小米 ... 250 克

调料

无

做法

1. 热水锅中倒入洗净的红枣，放入杏仁。
2. 再倒入泡好的小米，拌匀。
3. 盖上盖，用大火煮开后转小火续煮 30 分钟至食材熟软。
4. 揭盖，搅拌几下，以免粘锅底。
5. 关火，盛出煮好的粥品，装碗即可。

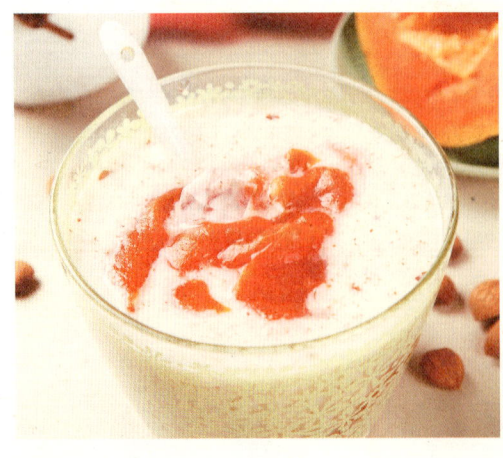

止咳平喘、润肠通便

冰镇木瓜杏仁奶茶

原料

木瓜 .... 200 克	牛奶 .... 200 毫升
杏仁粉 ...... 60 克	糯米粉 ...... 25 克
温水 .... 100 毫升	冰糖 .... 20 克

调料

无

做法

1. 将木瓜块装入搅拌杯，扣好搅拌杯，开启榨汁机。
2. 榨约 30 秒成木瓜泥，取一玻璃碗，倒入木瓜泥。
3. 锅中注入温水，倒入糯米粉，拌匀成糯米汁，倒入牛奶，小火加热，稍热后加入糯米汁、杏仁粉、冰糖不停搅拌，溶化成杏仁奶茶，倒入玻璃杯，加上木瓜泥，放凉后封上保鲜膜。
4. 放入冰箱冷藏 30 分钟后取出，撕开保鲜膜即可。

增强免疫力、温中益气

薄荷椰子杏仁鸡汤

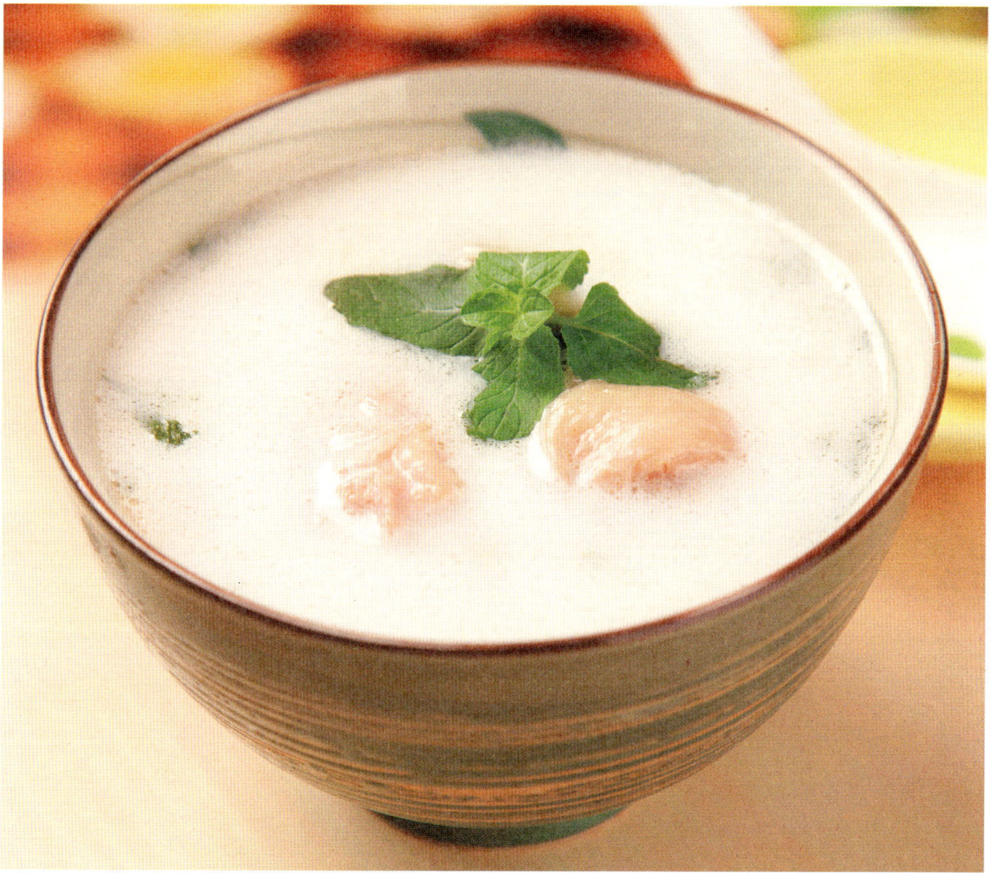

Tips：若怕油腻，可以把鸡皮去掉后再煮。

原料

鸡腿肉......250 克
椰浆..........250 毫升
杏仁..........5 克
薄荷叶......少许

调料

盐..............2 克
鸡粉..........2 克
料酒..........适量

做法

1. 薄荷叶洗净切碎，锅中注水烧开，倒入鸡肉块，淋入料酒，拌匀，略煮片刻，捞出氽煮好的鸡肉，装入盘中，备用。
2. 砂锅中注入适量清水烧开，倒入备好的椰浆、鸡肉、杏仁、薄荷叶，拌匀，淋入少许料酒。
3. 盖上盖，用大火煮开后转小火煮 1 小时至食材熟透。
4. 揭盖，加入盐、鸡粉拌匀调味，关火后盛出汤料至碗中即可。

Part4 抗癌干果，益智养心 — 多吃粗粮少生病

开心果

降低血脂、保护视网膜

传说在5世纪的波西战争中,波斯人英勇善战,在恶劣的环境中击败希腊人,靠的就是秘密武器——开心果,也因此,古波斯国王将开心果视为"仙果"。开心果富含维生素、矿物质和抗氧化元素,具有低脂肪、低热量、高纤维的显著特点。

别名:无名子、阿月浑子、必思答、绿仁果、美国花生

性味归经:性温,味辛涩,入脾、肺经

产地:地中海沿岸各国、美国西南部、俄罗斯、中国新疆等地

月份

盛产期:夏秋季

◎ 营养成分表 ◎ 以每100克为例

热量..........2309.57千焦	烟酸..........1.3毫克
蛋白质..........17.3克	维生素E..........3.17毫克
脂肪..........36.7克	钙..........26毫克
碳水化合物..........38克	钠..........251.3毫克
膳食纤维..........3.6克	铁..........4.8毫克
维生素A..........8微克	
维生素B_1..........0.27毫克	
维生素B_2..........0.13毫克	

养生功效

① 降低血脂
开心果中含有的精氨酸能够有效减少动脉硬化的发生、降低血脂，也能够减少心脏病的发作、降低胆固醇、缓解急性精神压力反应等。

② 抗癌
开心果的果衣中含有花青素，是一种天然有效的抗氧化剂，具有抗动脉粥样硬化、抗癌、抗辐射、抗过敏、防治白内障等作用。

③ 延缓衰老
与大部分坚果一样，开心果含有丰富的维生素E，在人体内，维生素E的抗氧化作用有助于延缓衰老、保养皮肤等。

④ 保护视网膜
开心果果仁中含有较丰富的叶黄素，具有较强的抗氧化作用，能对抗视网膜黄斑病变。

⑤ 润肠排毒
开心果中含有丰富的油脂，有润肠通便的作用，助于机体排毒。

搭配宜忌

✅ 相宜食物

 + 开心果 + 蔬菜 → 增加食欲

 + 开心果 + 红椒 → 增加食欲

 + 开心果 + 鸡肉 → 养神抗衰，润肠排毒

开心果 + 大米 → 润便通畅，治疗神经衰弱

 开心果 + 糕点 → 温肾暖脾，补益虚损

 + 开心果 + 面包 → 润肠通便，利于排毒

❌ 相忌食物

 + 开心果 + 黄瓜 → 易导致腹泻

人群宜忌

宜 一般人群均可食用，可缓解急性精神压力，适宜心脏病者食用。

忌 其热量较高，含有较多的脂肪，高血脂、肥胖者不宜多食。

保 存

一般来说需要用密封的容器，放在阳光晒不到的地方，选择不透光的密封容器，并且放在冰箱里储存，更能有效减弱油脂类次级反应。一般在市场上销售的开心果想要长期保存，则必须抽真空或充入氮气后密封储存，一旦开封，应在2~3个月内吃完，期间也需要密封存放。

选 购

选购开心果时，可以从外形和颜色两个方面加以判断：

① 观外形：
大颗粒的开心果比小颗粒的开心果味道要好，自然开口的要比机器人工开口的好。在开心果的成熟过程中，开心果不断长大，会推动包围它的外壳直至自然裂开，这样得到的开心果便是成熟的果实。如果没有长熟，开心果的外壳将不开口，加工商会用外力将其夹开。

② 看颜色：
绿色果仁的比黄色的要新鲜。储藏时间太久的开心果就不宜再食用了，如果购买的开心果很多都有出油变味的现象，那就是放得太久了，最好还是丢掉为妙。开心果的果壳一般是淡黄色，如果是白色，那就是用双氧水漂过的，不建议购买。

家庭成员

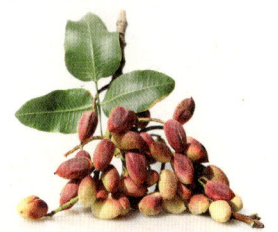

早熟开心果

早熟开心果主要产于新疆疏附县，果实近椭圆形，坚果小，在喀什地区4月下旬开花，8月中下旬成熟。

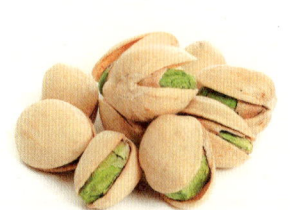

短果开心果

短果开心果主产新疆疏附，果实中大，卵形，黄白色，果尖而细，在喀什地区4月下旬开花，8月中下旬成熟。

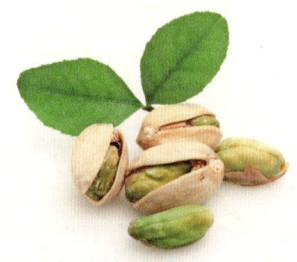

长果开心果

长果开心果果长卵圆形，果大。新疆喀什市以及甘肃省甘谷县种植的最多。4月下旬至5月初开花，9月上旬成熟。

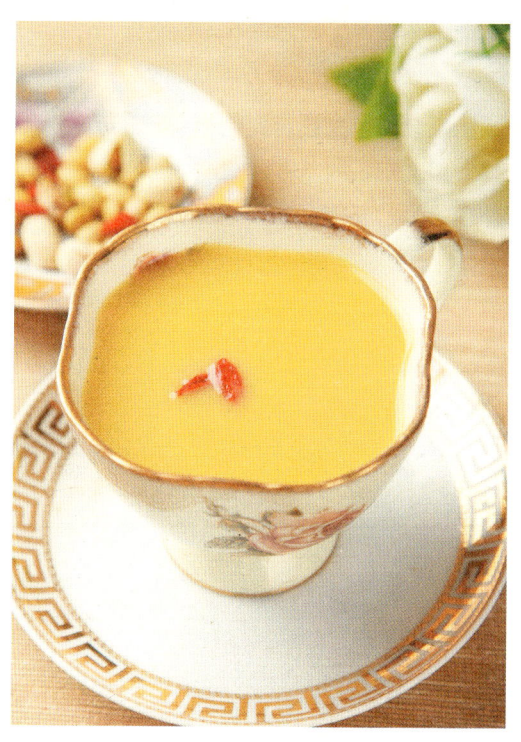

增强免疫力、保护肝脏

枸杞开心果豆浆

原料
枸杞..........10克
开心果......8克
水发黄豆...50克

调料
白糖..........适量

做法
1. 将浸泡好的黄豆倒入碗中,加入量清水,用手搓洗干净,倒入滤网,沥干水分后倒入豆浆机,放入洗好的枸杞、开心果。
2. 加入白糖,注水至水位线,盖上豆浆机机头,开始打浆,待其运转约15分钟后断电,取下机头。
3. 将豆浆倒入滤网,滤取至杯中,用汤匙捞去浮沫,待稍微放凉后即可饮用。

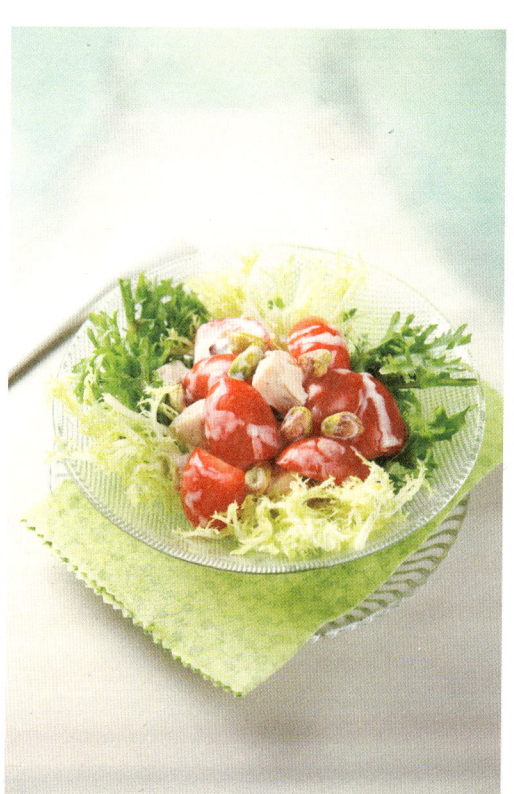

抗衰美容、润肠通便

开心果鸡肉沙拉

原料
鸡肉、苦菊..各300克
开心果仁...25克
圣女果......20克
柠檬..........50克
酸奶..........20克

调料
胡椒粉......1克
料酒..........5毫升
芥末..........少许
橄榄油......5毫升

做法
1. 圣女果洗净去蒂,对半切开;苦菊洗净切段;鸡肉洗净切粗条,再切大块。
2. 锅中注水烧开,倒入鸡肉拌匀,加入料酒拌匀,煮约4分钟,氽去血水,捞出。
3. 将柠檬汁挤在酸奶中,加入胡椒粉、芥末、橄榄油拌匀,制成沙拉酱。
4. 将苦菊、开心果仁、鸡肉、圣女果放入碗中,加入沙拉酱即可。

栗子

益气补脾、健胃厚肠

栗子壳斗科栗属的植物，原产于中国，分布于越南、中国台湾以及大陆地区。栗子营养丰富，含有大量的维生素C，味道甘甜芳香，板栗坚果紫褐色，被黄褐色茸毛，或近光滑，果肉淡黄。素有"千果之王"的美誉，与桃、杏、李、枣并称"五果"，国外称之为"健康食品"，属于健脾补肾、延年益寿的上等果品。

别名：毛栗、板栗

性味归经：性平，味甘、微咸，入脾、肾经

产地：北半球的亚洲、欧洲、美洲和非洲

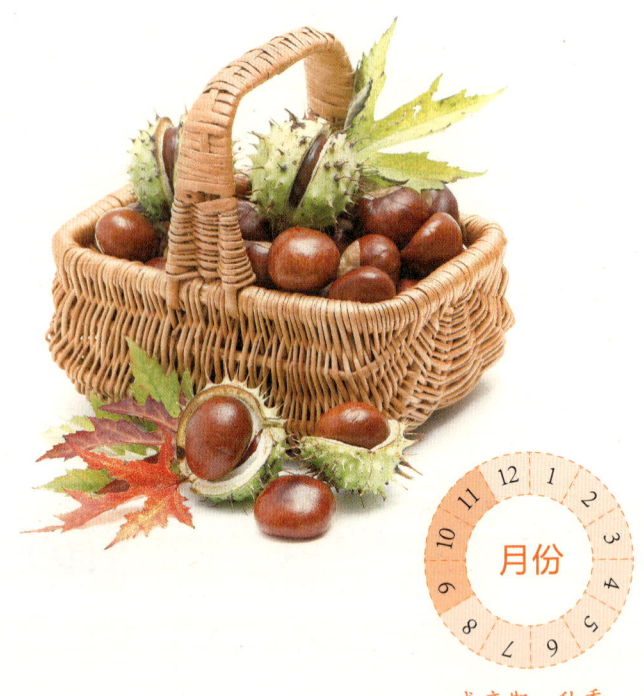

月份

盛产期：秋季

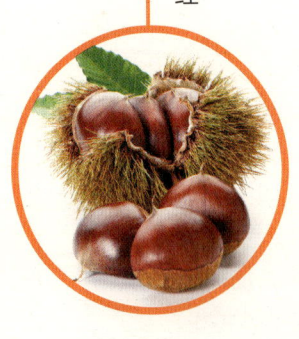

◎ 营养成分表 ◎ 以每100克为例

热量............774.04千焦	烟酸............1.2毫克
蛋白质............4.2克	维生素C............24毫克
脂肪............0.7克	钙............17毫克
碳水化合物............40.5克	钠............13.9毫克
膳食纤维............1.7克	铁............1.1毫克
维生素A............32微克	
维生素B₁............0.14毫克	
维生素B₂............0.17毫克	

养生功效

1 益气补脾、健胃厚肠

栗子是碳水化合物含量较高的干果品种，能供给人体较多的热能，具有益气健脾、厚补胃肠的作用。

2 防治心血管疾病

栗子中含有丰富的不饱和脂肪酸、多种维生素和矿物质，可有效预防和治疗高血压、冠心病、动脉硬化等心血管疾病，有益人体健康。

3 强筋健骨、延缓衰老

栗子含有丰富的维生素C，能够维持牙齿、骨骼、血管肌肉的正常功用，可以预防和治疗骨质疏松、腰腿酸软、筋骨疼痛乏力等，延缓人体衰老，是老年人理想的保健果品。

4 补肾

早晚生食栗子2颗，对老年肾亏、小便频繁有益。用10颗栗子和猪肾、薏仁、大米熬煮成粥，可治疗由一般肾虚引起的腰腿无力。

人群宜忌

宜 一般人群均可食用。适宜老人肾虚者食用，对中老年人腰酸腰痛、腿脚无力、小便频多者尤宜；患血症者，如吐血、便血等，宜生吃栗子。

忌 脾胃虚寒者不宜生吃栗子；产妇、小儿便秘者不宜多吃栗子；糖尿病人吃栗子应适可而止；消化不良者忌食。

搭配宜忌

✅ **相宜食物**

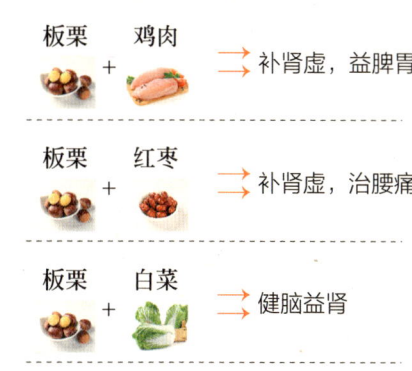

板栗 + 鸡肉 → 补肾虚，益脾胃

板栗 + 红枣 → 补肾虚，治腰痛

板栗 + 白菜 → 健脑益肾

板栗 + 薏米 → 补脾益胃，利湿止泻，补肾利尿，防癌

板栗 + 猪肉 → 润燥化痰

❌ **相忌食物**

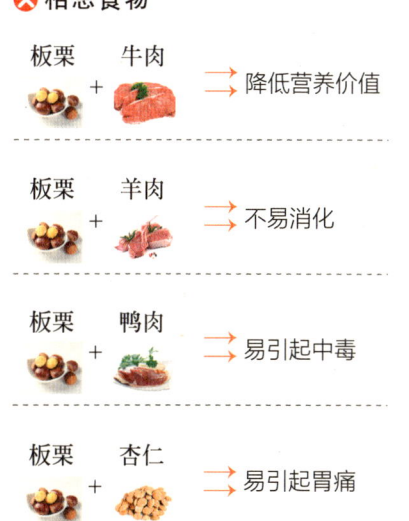

板栗 + 牛肉 → 降低营养价值

板栗 + 羊肉 → 不易消化

板栗 + 鸭肉 → 易引起中毒

板栗 + 杏仁 → 易引起胃痛

Part4 抗癌干果，益智养心 — 多吃粗粮少生病

保 存

买来的板栗一时吃不完，可用以下方法进行储存：

1.湿沙混存法。用超过所藏板栗重2~3倍的中粗沙与板栗混合，堆放在通风的地方，沙的含水量为8%~10%，堆放高度不超过50厘米，并要经常翻堆加湿，使栗果含水均匀。

2.塑料袋藏法。将板栗装在塑料袋中，放在通风好、气温稳定的地下室内。气温10℃以上时，塑料袋口要打开；气温在10℃以下时，把塑料袋口扎紧保存。初期每隔7~10天翻动一次；1个月后，翻动次数可适当减少。

3.坛内混藏法。挑选饱满板栗，用潮湿的细黄沙拌匀装入坛内。坛底和坛口可以多放些黄沙，坛口用稻草堵塞，口朝地倒置。容器直径不宜太大，贮存一段时间后，要倒出来检查一次，将较嫩的和发黑的板栗挑出来。

4.自然风干法。把要保存的板栗浸入冷水桶里，水漫过板栗，浸泡7~10天后捞出。装在竹篮里，高挂在通风处，让其自然风干。浸泡前，要除尽病、虫、伤栗果，摊放1~2天，蒸发水分。当鲜果失重10%左右，方可按上述方法收藏。入藏1个月内是危险期，要常查看。

5.冷藏法。将新鲜的板栗放在太阳底下晒一天左右，然后把壳剥掉，装进保鲜袋把口扎上后放入冰箱冷藏就可以了。

6.木屑混藏保存。将新鲜的板栗与木屑混合，记得上面一层再覆盖一些木屑，将其放入阴凉通风处保存。

选 购

购买板栗时，可以从外形、茸毛和颜色等方面去判断品质的高低：

① 观外形：
有一种日本板栗，个头虽大，但甜味少；第二种是中等大小的普通品种，不同产地的口味也不同；第三种个头很小，不过这种一般是山栗子，真正的绿色食品，口味甘甜。

② 看尾部：
板栗的尾部有很多绒毛，表面光亮。陈年板栗上的毛一般比较少，只在尾尖有一点点，而新板栗尾部的绒毛一般会比较多。

③ 看颜色：
看起来表面光亮、颜色深如巧克力的板栗一定不要买，这是陈年的，要那种颜色浅一些的，表面像覆了一层薄粉、不太光鲜的才是新板栗。

家庭成员

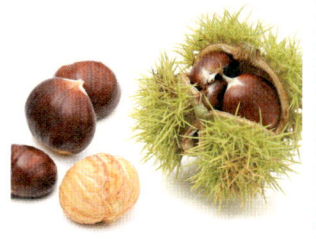

九家种

别名"铁粒头",产量高,品质优良,果皮赤褐色,果肉质地细腻甜糯,较耐贮藏,适于炒食或菜用。

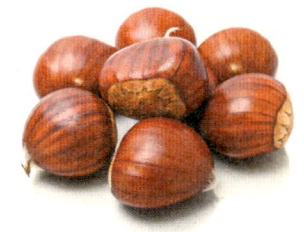

确山板栗

简称"确栗",以个大、粒饱、味鲜著称,油质光泽度强,肉质细腻具糯性,风味独特香味浓,坚果饱满,涩皮易剥,耐贮藏。

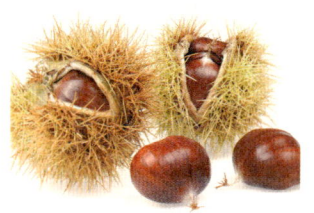

大红袍板栗

栗苞呈椭圆形,平均果重18～22克,产品独具风味,结实饱满,粒大均匀,色泽鲜艳,果味甘甜,糯性强,耐贮藏。

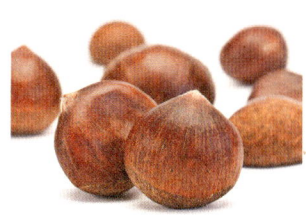

丹东板栗

丹东板栗果实呈三角形状,椭圆或扁椭圆形,有顶尖,红褐色或淡褐色,果面光滑。果肉黄白色或淡黄色,有香味,质地细糯。

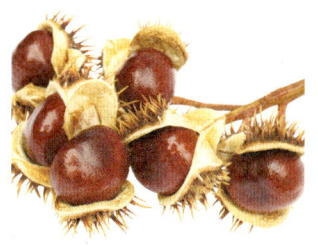

金寨板栗

金寨板栗具有果大、色泽鲜艳、涩皮易剥、品质优良等特点,深受广大消费者的青睐。

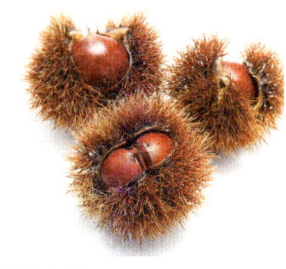

糖油板栗

河南林县栽种板栗历史悠久,称为板栗之乡。糖油板栗尤为有名,它和普通板栗相比,具有果型整齐、质地细、香甜等特点。

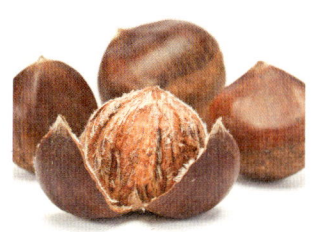

靖安板栗

靖安板栗是江西省的特产,其品种有油光栗、中秋栗、大红袍等,其中油光栗和中秋栗以味香甜、颗粒大、久烹不碎而著称。

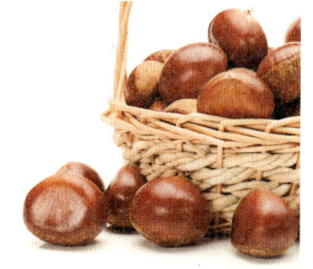

遵化板栗

遵化板栗又称为"天津甘栗"、"河北甘栗"或"京东板栗",既适炒食又可加工,坚果玲珑、肉质细腻、涩皮易剥、含糖量高。

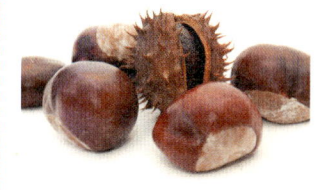

百江板栗

产品产地为杭州桐庐。品质好,颗粒大,产量高,味道甜美,营养丰富。

多吃粗粮少生病 Part4 抗癌干果,益智养心

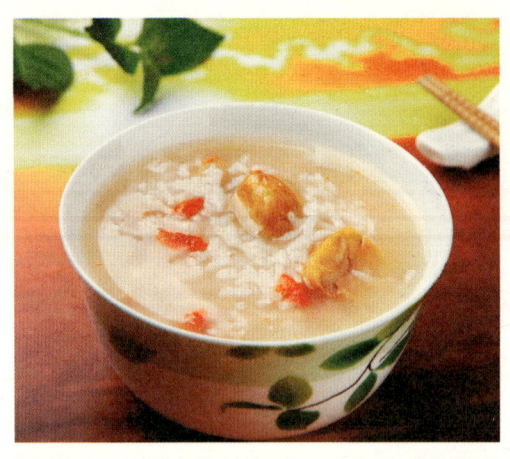

强身健体、延缓衰老
栗子粥

原料

水发大米…80克
板栗…………80克
枸杞…………10克

调料

无

做法

1. 处理好的板栗对半切开；备好电饭锅，加入大米、板栗、枸杞。
2. 注入适量清水，盖上盖，按下"功能"键，调至"米粥"状态。
3. 煲煮2小时，待时间到，按下"取消"键。
4. 打开锅盖，搅拌片刻，将煮好的粥盛出装入碗中即可。

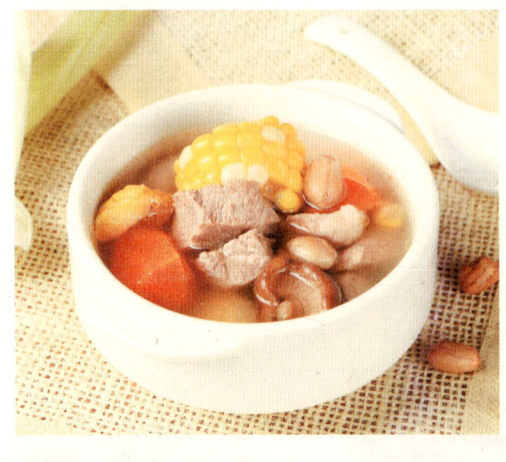

滋补气血、延缓衰老
栗子花生瘦肉汤

原料

瘦肉…………200克　　板栗肉………65克
花生米………120克　　胡萝卜………80克
玉米…………160克　　香菇…………30克
姜片、葱段各少许

调料

盐……………少许

做法

1. 胡萝卜去皮洗净，切滚刀块，玉米洗净斩成小块，瘦肉洗净切块。
2. 锅中注水烧开，倒入瘦肉块拌匀，氽煮片刻，去除血渍后捞出沥水。
3. 砂锅中注水烧热，依次加入瘦肉、胡萝卜、花生米、板栗肉、玉米、香菇、姜片、葱段搅拌均匀。
4. 盖上盖，烧开后转小火煮约150分钟，至食材熟透。
5. 揭盖，加入盐拌匀，略煮至汤汁入味，关火后盛入碗中即可。

润燥、养颜

南瓜红萝卜栗子汤

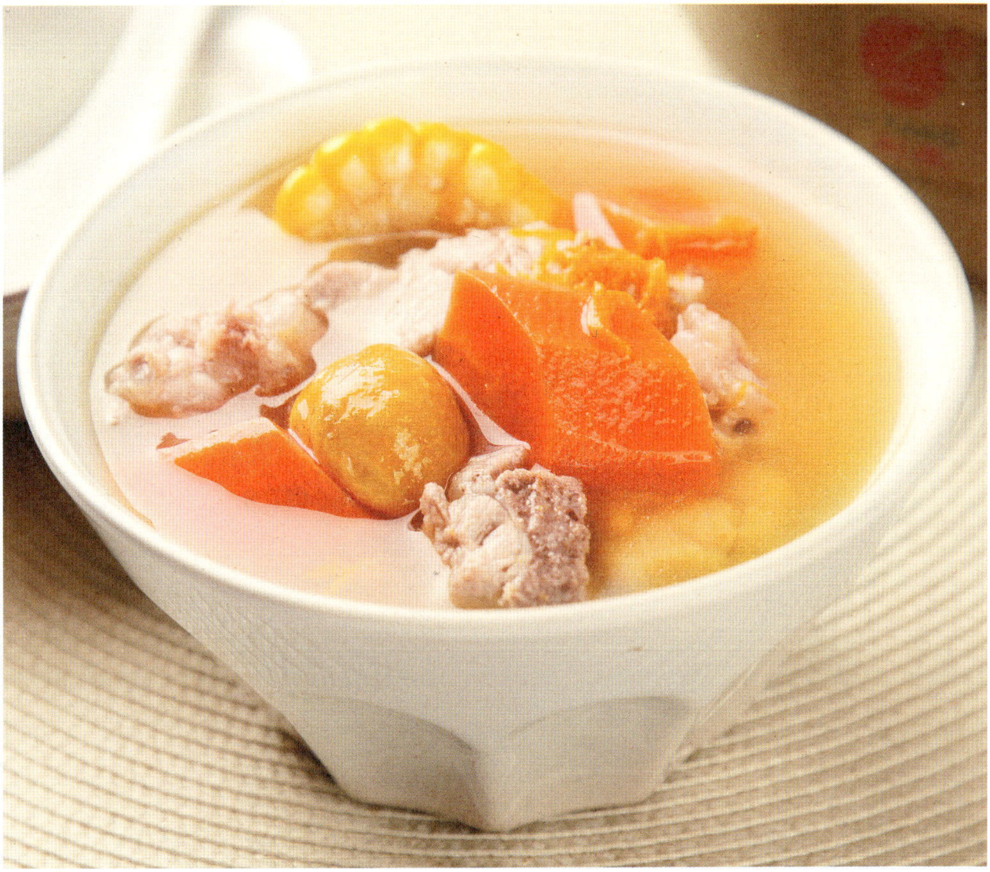

原料

南瓜块......50克
玉米段......30克
胡萝卜块...30克
板栗..........30克
猪骨..........100克
高汤..........适量

调料

盐..............2克

Tips：板栗可在开水中浸泡半小时，这样更易去除外面的薄膜。

做法

1. 锅中注水烧开，倒入洗净的猪骨搅散，汆煮片刻捞出，过一次冷水，备用。
2. 砂锅中倒入高汤烧开，倒入猪骨，加入板栗肉、南瓜、胡萝卜和玉米，搅拌均匀，盖上锅盖，烧开后煮15分钟，再转中火煮2~3小时至食材熟软。
3. 揭盖，加入盐调味，拌匀至食材入味，盛出汤料至碗中，待稍微放凉即可食用。

花生

暖胃养胃、延缓衰老

花生又名落花生、双子叶植物,叶脉为网状脉,种子有花生果皮包被。花生滋养补益,有助于延年益寿,所以民间又称"长生果",并且和黄豆一样被誉为"植物肉"、"素中之荤"。除供食用外,还可用于印染、造纸工业。花生也是一味中药,适用于营养不良、脾胃失调、咳嗽痰喘、乳汁缺少等症。

别名:落生、落花生、长生果、泥豆、番豆

性味归经:性平,味甘,入脾、肺经

产地:亚洲、非洲、美洲等地区

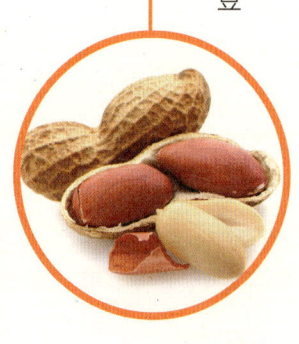

盛产期:秋季

营养成分表 以每100克为例

热量............1246.83千焦	维生素E............2.93毫克
蛋白质............12.1克	钙............8毫克
脂肪............25.4克	钠............23.7毫克
碳水化合物............5.2克	铁............3.4毫克
膳食纤维............7.7克	
维生素A............2微克	
维生素B₂............0.04毫克	
烟酸............14.1毫克	

养生功效

1 暖胃养胃

花生可以对付霜降后高发的胃痛。有意识地选择一些暖胃食物,如花生、南瓜、红薯、胡萝卜、甘蓝等,便可以达到养胃暖胃的目的。

2 延缓衰老

花生中高含量的蛋白及氨基酸可提高记忆力、延缓衰老。它所含的维生素E可延缓组织老化,并增强肝脏解毒功能。

3 造血功能强

花生具有止血和提升血小板的功能,且花生红衣的效果比花生米本身强50倍,所以吃花生最好连红衣一块吃。

4 促进骨骼生长

花生中含钙量丰富,对于促进儿童的骨骼发展有很积极的作用,并且能有效防止老年人骨骼退行性变发生。

5 通乳养血

花生中蛋白质及脂肪的含量高,对于产后乳汁不足者有很好的通乳养血的作用。

人群宜忌

宜 一般人群均可食用。

忌 痛风患者、胆囊切除者、胃溃疡、慢性胃炎、慢性肠炎患者、糖尿病患者、高脂蛋白血症患者、胆病患者慎食;体寒湿滞及肠滑便泄者、患血黏度高及有血栓者、内热上火者忌食。

搭配宜忌

✓ **相宜食物**

花生 + 红酒	→	保护心脏,畅通血管
花生 + 红枣	→	健脾,止血
花生 + 醋 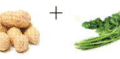	→	增食欲,降血压
花生 + 芹菜	→	预防心血管疾病
花生 + 猪蹄 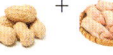	→	补血催乳
花生 + 菊花	→	疏风散热,清热解毒
花生 + 大米	→	健脾开胃
花生 + 冰糖	→	润肺止咳

✗ **相忌食物**

花生 + 螃蟹	→	易导致肠胃不适、腹泻
花生 + 蕨菜	→	易导致腹泻、消化不良

保 存

花生营养丰富，要保证花生的质量，可采用以下几种储存方法：

1.花生米晒干，待凉后用塑料袋装起来，在袋中放一小包花椒，将袋密封好装于阴凉、干燥处。

2.用清水洗花生米后用开水冲烫约15分钟，再将花生米捞出来凉干（不可曝晒）后，贮存起来。

3.在装花生米的容器内，放1~2支香烟，封严口，这样花生米可保存3年。

4.花生受潮后容易引发霉菌感染，因此在储存花生的时候必须要密封，存放在干燥处。

5.将花生摊晒干燥，去杂质，再用密封的包装袋包装，最好可以再在包装袋中装入几片干辣椒，最后将封好的花生放置在干燥通风处，这样至少可以保证花生在一年之内不坏。

选 购

花生可以从颜色、气味等方面来判断质量的优劣。

❶ 看颜色：
优质花生的果荚呈土黄色或者白色，而劣质花生的果荚则颜色灰暗。将花生剥开观察果仁，果仁颗粒饱满，并且颜色分布均匀的为优质花生。

❷ 闻气味：
将花生剥去果荚之后闻其气味。优质的花生能闻到花生特有的气味，温和细腻；而次品花生只能闻到很淡或者闻不到花生特有的气味。

❸ 尝味道：
剥开花生，取出果仁尝味道。优质的花生口感细腻香醇，花生本身的味道很重；而次品的花生则缺乏花生本身的味道，口感也较差。

❹ 看白点：
花生的一端一般有个小白点，如果花生经过染色，这些小白点也会被染红。

❺ 浸泡：
将花生浸泡，然后在白纸上用力摩擦，如果有红色出现，则是染色的花生。

❻ 剥红皮：
花生的红衣很薄，如果花生米经过染色，颜色会渗透红衣，把红衣剥下后，可以看到红衣内侧也是淡红的。

家庭成员

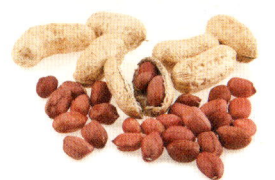

珍珠花生

颗粒小巧圆润、色泽红亮、味香浓郁,是历代皇家贡品。富含维生素E、锌,能增强记忆、抗老化、延缓脑功能衰退、滋润肌肤。

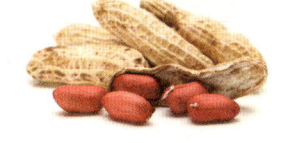

威海大花生

果型大,籽粒饱满,皮果清白,果仁色泽鲜艳,清脆香甜可口,有很高的营养、药用价值,因此在国内外市场上享有很高声誉。

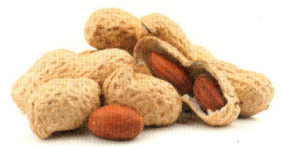

红安花生

是红安的传统油料作物,也是优势油料作物,并以其抗病虫、品质好、大面积高产而享誉全国。

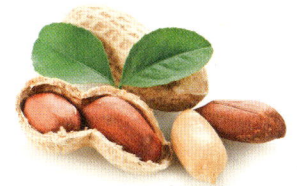

正阳花生

以优质珍珠豆型特色著称,花生米粒外观整齐,含油量高,营养丰富,果壳表面呈黄色,种皮呈浅红色,籽粒呈珍珠豆形。

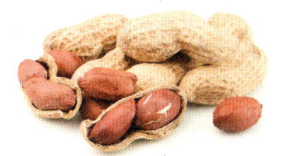

东路花生

薄皮黑壳、籽粒饱满,以蛋白质、脂肪、多种维生素含量丰富而闻名,是传统的出口产品。

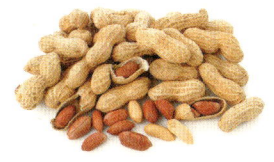

八集小花生

是泗阳名特产之一,花生壳薄,肉嫩,口感好,富含钙、铁、镁、锌等微量元素。经过炒制,具有白、香、甜、脆的特点。

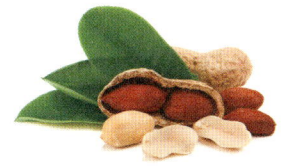

新泰大花生

具有粒大、色红、皮薄、香、脆、甜和出油率高的特点。颗粒饱满,红皮,粒大,含油量高,是重要的出口物资。

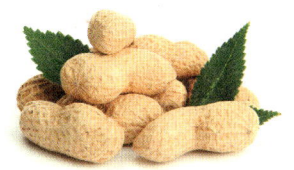

傅家花生

中国国家地理标志产品,花生粒大、皮薄、果白,且网纹清晰、质地饱满,入口香、脆、甜,蛋白质与谷氨酸含量高。

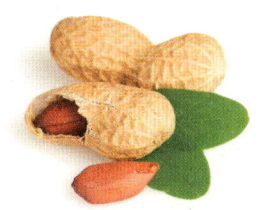

电白花生

主要用于榨油,电白花生油是广东最受群众欢迎的食用油。花生果经加工可制成美味副食。

多吃粗粮少生病 | Part4 抗癌干果,益智养心

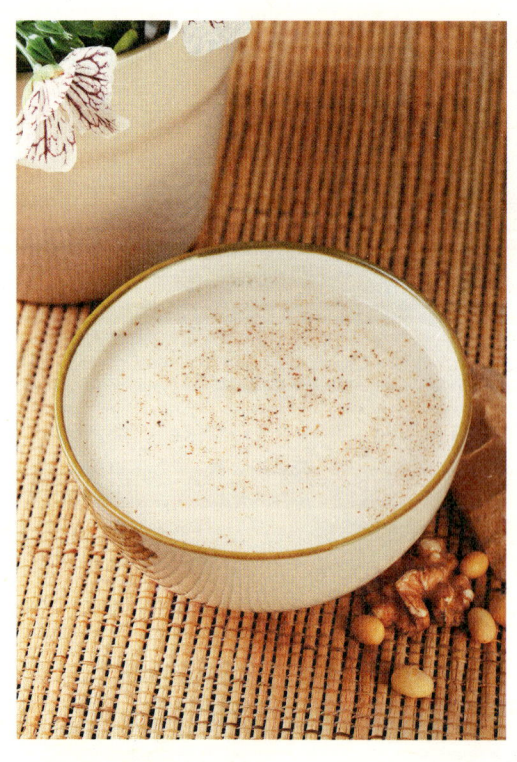

醒脾和胃
姜汁花生豆浆

原料
花生米......35 克
姜片..........12 克
水发黄豆...55 克

调料
无

做法
1. 将姜片切条，再切成小块，备用。
2. 把花生米、姜片、黄豆倒入豆浆机中，注水至水位线，盖上豆浆机机头，开始打浆。
3. 待豆浆机运转约 20 分钟，即成豆浆。
4. 将豆浆机断电，取下机头，把煮好的豆浆倒入滤网，滤取豆浆。
5. 倒入碗中，用汤匙撇去浮沫即可。

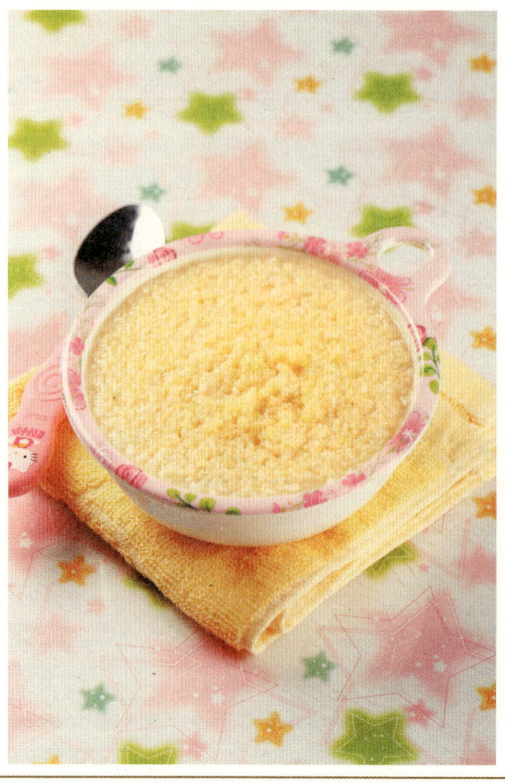

清热解毒、利湿消肿
花生小米糊

原料
花生..........50 克
小米..........85 克

调料
食粉..........少许

做法
1. 锅中加入清水、食粉与花生，盖上盖，烧开后煮 2 分钟至熟，揭盖，将花生捞出，放入清水中，去掉红衣，装入碟中。
2. 将花生放入木臼，压烂后装入碟中。
3. 取榨汁机，选干磨刀座组合，倒入花生拧紧机头，把花生磨成末，倒入盘中。
4. 汤锅中注水烧开，倒入洗好的小米，拌匀，盖上盖，转小火煮 30 分钟至小米熟烂，揭盖，倒入花生末拌匀，煮至沸腾。
5. 把煮好的米糊盛出，装入碗中即可。

补气益血、增强体质

木瓜花生排骨煲

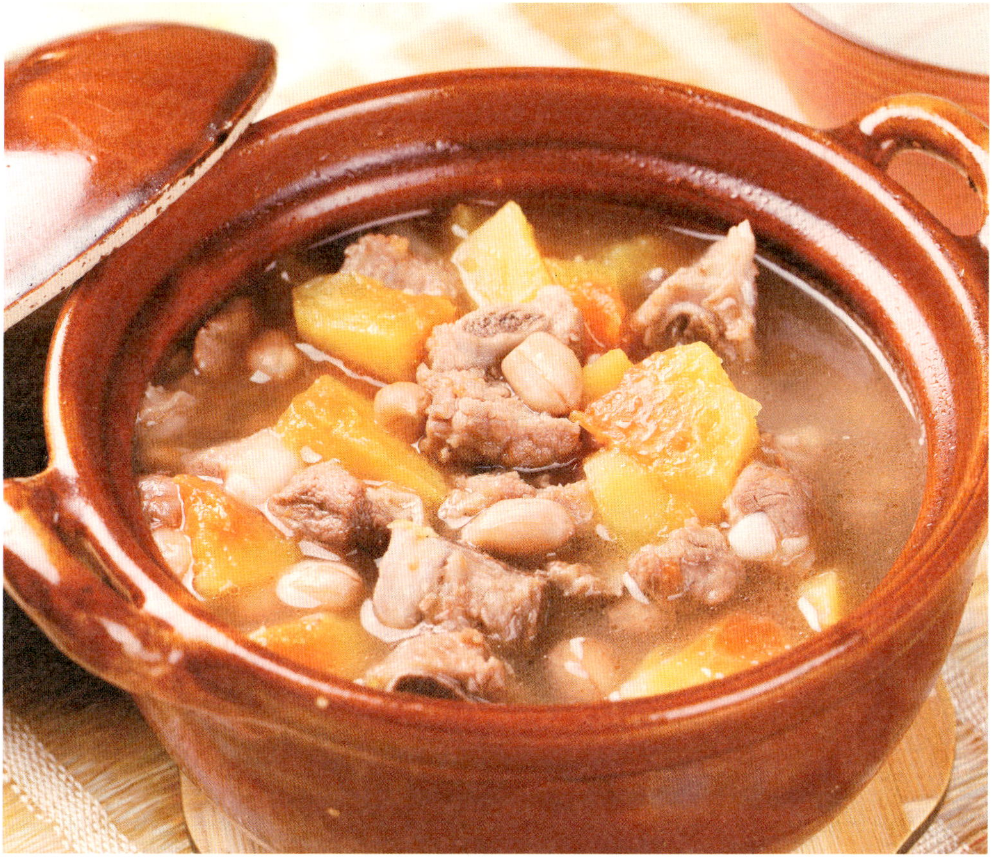

多吃粗粮少生病 | Part4 抗癌干果，益智养心

原料

木瓜..........100克
排骨..........170克
水发花生米...60克
花生..........90克
姜片、蒜末、葱段
..............各少许

调料

盐、鸡粉...各2克
生抽..........3毫升
蚝油..........5毫升
食用油......适量

Tips：炖煮排骨时，可以加入少许白醋，可使排骨加速熟烂。

做法

1. 木瓜洗净去皮，切开去籽，切成小块；锅中注水烧开，倒入洗净的排骨，搅拌匀，汆去血水捞出，装盘待用。
2. 用油起锅，放入姜片、蒜末、葱段爆香，倒入排骨，炒匀。
3. 放入生抽、蚝油炒匀；加入水和花生米，盖上盖，烧开后用小火焖15分钟，至食材熟透。揭盖，倒入切好的木瓜，加入盐、鸡粉搅匀，将锅中材料转到砂锅中，置于旺火上。
4. 盖上盖，烧开后，用小火炖15分钟，至食材熟烂即可。

莲子

养心安神、补血益气

莲子又称荷芙蓉、水芝，取自秋冬季节果实成熟的莲房（莲蓬），或是坠入水中、沉在泥里的果实。莲子的做法简单，同时也有很好的滋补作用，是居家常备之品。因它"享清芳之气，得稼穑之味，乃脾之果也"，所以古人认为经常服食莲子可祛百病。

别名：莲实、湘莲子、莲肉、藕实

性味归经：性温，味甘、涩，入心、脾、肾经

产地：中国大陆均广泛分布

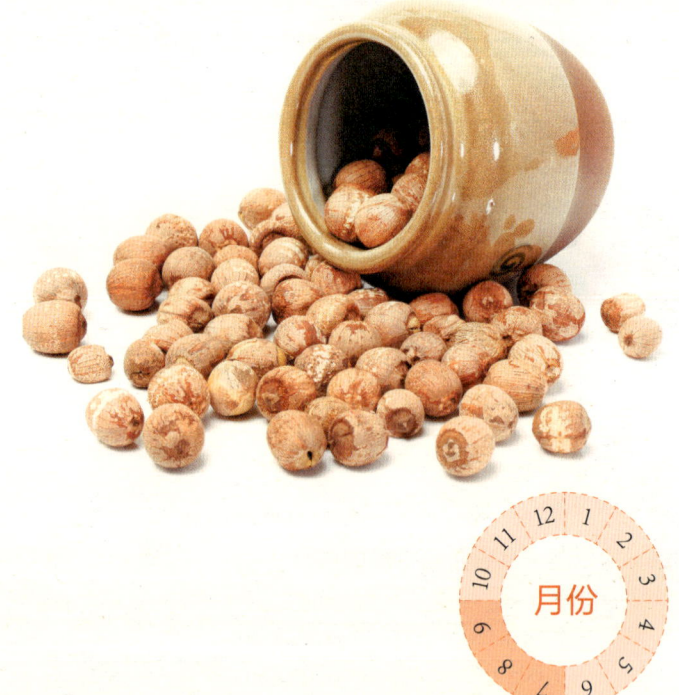

月份

盛产期：夏季至秋季

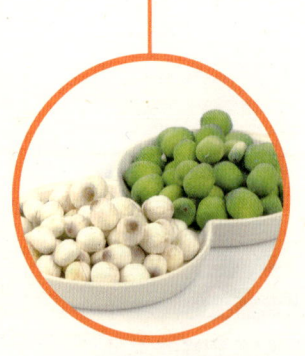

◎ 营养成分表 ◎ 以每100克为例

热量............1439.3千焦	维生素C............5毫克
蛋白质............17.2克	维生素E............2.17毫克
脂肪............2克	钙............97毫克
碳水化合物............64.2克	钠............5.1毫克
膳食纤维............3克	铁............3.6毫克
维生素B$_1$............0.16毫克	
维生素B$_2$............0.08毫克	
烟酸............4.2毫克	

养生功效

❶ 养心安神
莲子中富含生物碱,具有养心安神的功效。

❷ 滋补身体
莲子中含有的棉子糖有很好的滋补效果,特别适合产后和老年体虚者。

❸ 平抑性欲
青年人多梦、频繁遗精可以多食莲子,因莲子中含有的莲子碱对性欲有很好的平抑作用。

❹ 清火祛斑
莲子带心食用能有效清心火,起到祛除雀斑的作用。

❺ 防癌抗癌
莲子所含的氧化黄心树宁碱能够有效抑制鼻咽癌,所以莲子具有防癌抗癌的功效。

❻ 健脾补虚
莲子含有丰富的磷,是细胞核蛋白的主要组成部分,帮助机体进行蛋白质、脂肪、糖类代谢,并维持酸碱平衡,具有健脾补虚的作用。

搭配宜忌

✅ **相宜食物**

莲子 + 红薯	通便,美容
莲子 + 鸭肉	补肾健脾,滋补养阴
莲子 + 银耳	滋补健身
莲子 + 南瓜	降脂降压,通便
莲子 + 红枣	促进血液循环,增进食欲
莲子 + 枸杞	乌发明目
莲子 + 木瓜	食疗作用增强
莲子 + 桂圆	补中益气,养心安神

❌ **相忌食物**

莲子 + 龟	易产生不良反应
莲子 + 牛奶	加重便秘

人群宜忌

宜 一般人群均可食用。尤适宜中老年人、体虚、失眠、食欲不振及癌症病人。

忌 中满痞胀及大便燥结者忌服,体虚或者脾胃功能弱者慎食。

多吃粗粮少生病 Part4 抗癌干果,益智养心

保 存

莲子最忌受潮受热，受潮容易虫蛀，受热则莲心的苦味会渗入莲肉。

因此，干品莲子可用膜袋装好，放入有盖密封容器，置于阴凉、干燥、通风处保存。莲子一旦受潮生虫，应立即日晒或火焙，晒后需摊晾2天，待热气散尽凉透后再收藏。晒焙过的莲子的色泽和肉质都会受影响，煮后风味大减，同时药效也受一定影响。

选 购

选购莲子时，可以从颜色、气味等方面去判断质量的优劣：

❶ 看颜色：
真正由太阳晒干，或者是烘干机烘干的莲子，颜色不可能全部都是很白的，也不会那么统一，天然的、没有漂白过的莲子是有点带黄色的。

❷ 闻气味：
优质的莲子闻起来会有莲子的清香气味，次品的莲子闻起来没有莲子的清香气味或者清香气味很淡。

❸ 听声音：
优质的莲子要很干燥才有利于保存，可抓一把莲子在手中搓揉，如果声音清脆响亮，说明莲子干燥处理得很好，而有湿气潮气的莲子声音就很钝很闷。

家庭成员

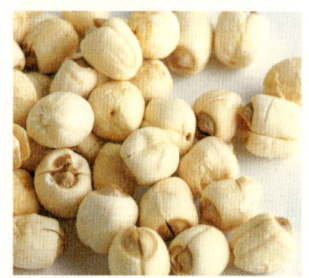

广昌莲子

指主产于江西广昌、石城一带的白莲，不仅去种皮，而且捅去种胚（莲心），颗粒较大而圆整，表面白色至黄白色。

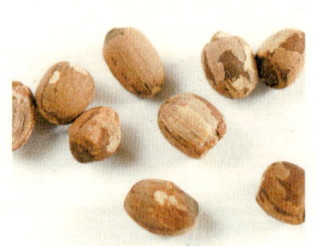

洪湖莲子

洪湖莲子颗粒饱满、肉质厚实，带皮莲呈暗红色，磨皮后呈白色或黄白色。晒干后具香气，煮熟后粉而不散，糯而有嚼劲。

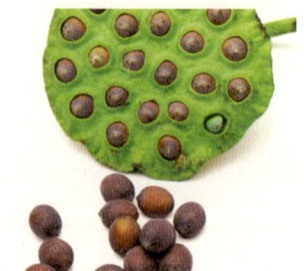

湘潭寸三莲

湘潭寸三莲是湖南莲子农家品种，现主要分布在湖南省湘中地区各籽莲产区，单个莲蓬子数15～23粒，莲子黑褐色，卵圆形。

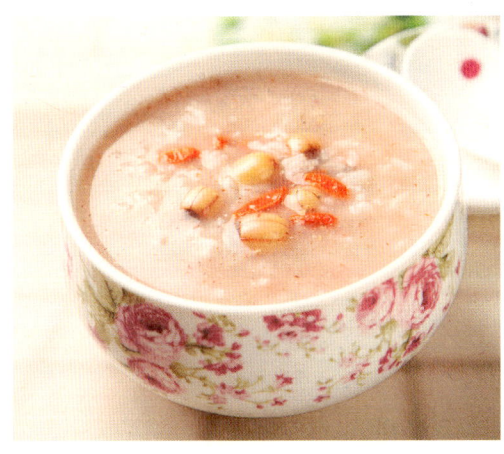

补脾止泻、养心安神

枣仁莲子粥

原料

大米..........200克　　莲子.......20克
酸枣仁粉...6克
枸杞..........10克

调料

无

做法

1. 砂锅中注入适量清水，用大火烧热，倒入洗净的大米，搅匀。
2. 盖上盖，烧开后转小火煮20分钟。
3. 揭盖，倒入备好的莲子、枸杞、酸枣仁粉。
4. 再盖上盖，续煮40分钟至食材熟透。
5. 揭盖，搅拌均匀，关火后将煮好的粥盛出，装入碗中即可。

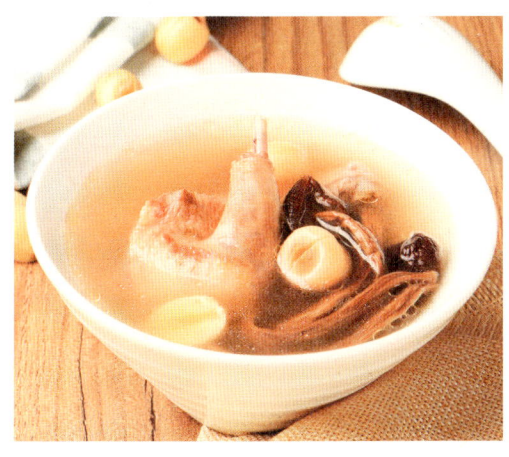

健脾止泻

茶树菇莲子炖乳鸽

原料

乳鸽块......200克
水发莲子...50克
水发茶树菇..........65克

调料

盐、鸡粉...各1克

做法

1. 往陶瓷内胆中放入洗净的乳鸽块、泡好的茶树菇、莲子，注入适量清水，加入盐、鸡粉，搅拌均匀。
2. 取出养生壶，通电后放入陶瓷内胆，盖上盖，壶内注入适量清水。
3. 盖上壶盖，按下"开关"键，选择"炖补"图标，机器开始运行，炖煮200分钟至食材熟软入味。
4. 断电后揭开壶盖和内胆盖，将炖好的汤品装碗即可。

红枣

保护肝脏、美容护肤

红枣又名大枣、干枣、枣子，起源于中国，自古以来就被列为"五果"（桃、李、梅、杏、枣）之一，含有抑制癌细胞，甚至可使癌细胞向正常细胞转化的物质。经常食用鲜枣的人很少患胆结石，这是因为鲜枣中含有丰富的维生素C，可使体内多余的胆固醇转变为胆汁酸。

别名：大枣、枣子、良枣、刺枣、美枣
性味归经：性微温，味甘，入脾、胃经
产地：中国大陆均广泛分布

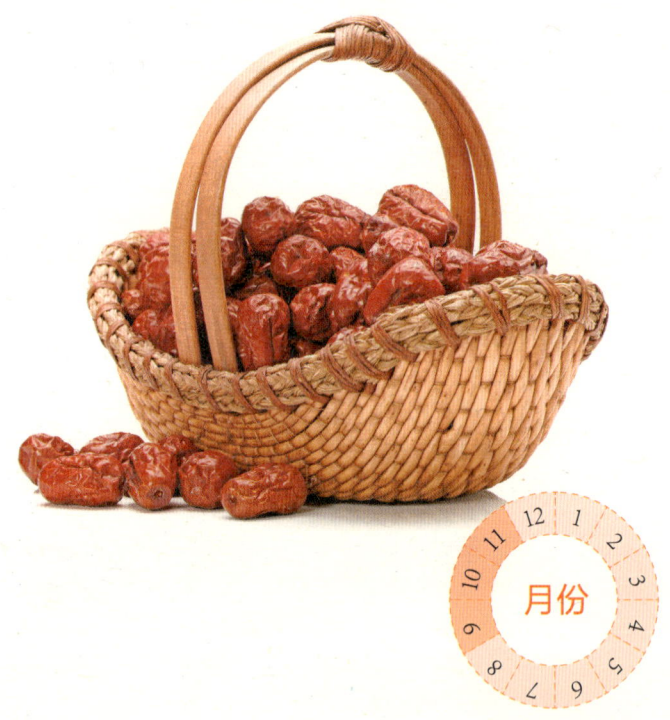

盛产期：秋季

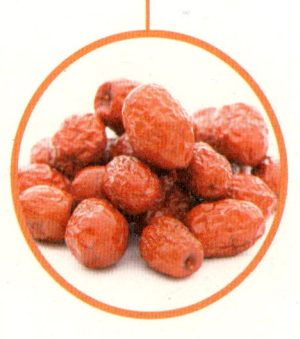

◎ 营养成分表 ◎ 以每100克为例

热量............1104.58千焦	烟酸....................0.9毫克
蛋白质....................3.2克	维生素C................14毫克
脂肪........................0.5克	维生素E.............3.04毫克
碳水化合物...........61.6克	钙..........................64毫克
膳食纤维................6.2克	钠........................6.2毫克
维生素A....................2微克	铁........................2.3毫克
维生素B₁............0.04毫克	
维生素B₂............0.16毫克	

养生功效

1 补气养血

中医学认为,气血乃人体之本,红枣中含量较高的铁元素是维持人体生命不可缺少的微量元素,人体缺铁将会引起雀斑、皱纹增多、头晕目眩等一系列贫血症状。铁元素对贫血、腹泻、倦怠无力、抑郁症、心悸失眠者都有很好的补益作用。

2 防治心血管疾病

红枣中的环磷酸腺苷具有增强心肌收缩、扩张冠状动脉血管、改善心肌营养、抑制血小板凝集的作用。

3 增强免疫力

红枣能显著提高巨噬细胞的吞噬功能,对白细胞、血小板含量减少均有增加和恢复作用;且红枣多糖能促进淋巴细胞增殖,具有明显的止咳、祛痰、行血止血、增强免疫力等功效。药理学研究发现,红枣还有抗疲劳作用,能增强人体的耐力。

人群宜忌

宜 一般人群均可食用。尤适宜心血管疾病、癌症患者。

忌 有食积、便秘、牙齿疼痛、咳嗽以及肠胃不好之人不宜多食;湿热重还有舌苔较黄的人不要吃红枣;红枣含有的糖分较高,所以不适合糖尿病人多吃。

搭配宜忌

✅ **相宜食物**

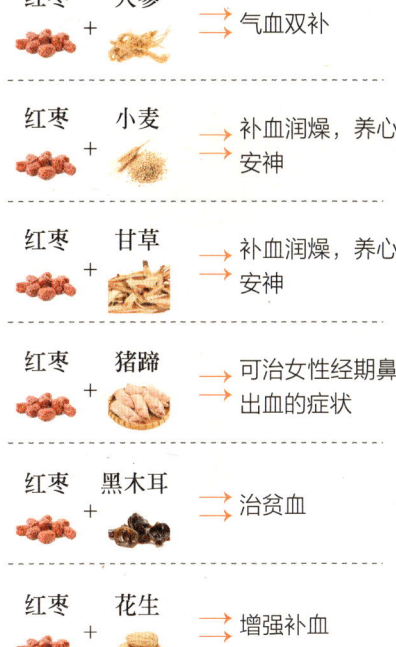

红枣 + 人参	→	气血双补
红枣 + 小麦	→	补血润燥,养心安神
红枣 + 甘草	→	补血润燥,养心安神
红枣 + 猪蹄	→	可治女性经期鼻出血的症状
红枣 + 黑木耳	→	治贫血
红枣 + 花生	→	增强补血
红枣 + 鸡蛋	→	益气养血
红枣 + 桂圆	→	补虚健体

❌ **相忌食物**

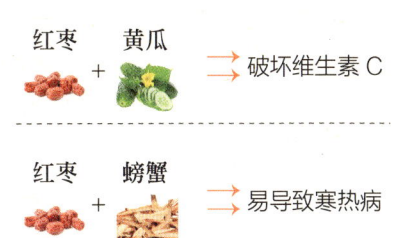

红枣 + 黄瓜	→	破坏维生素C
红枣 + 螃蟹	→	易导致寒热病

保 存

将大枣保存在密闭透风的环境下，并且温度也不宜过高，最好控制在20℃的常温环境中，这样可以有效避免大枣吸湿而变潮发霉。

还可以把大枣放入开水中，片刻迅速捞出，摊开在阳光下晒干，这样可以有效杀灭大枣表面的细菌，防止变质发霉，再存放在干燥隔潮的密闭容器中，效果极佳。

选 购

选购红枣时应选择皮色紫红、颗粒大而均匀、果形短壮圆整、皱纹少、痕迹浅、皮薄核小、肉质厚而细实的为佳。

① 看外表：
优质大枣整体很饱满，裂纹的地方也较少，在挑选时选择外皮光滑，没有伤痕的较佳。

② 捏手感：
感觉外皮很柔软，而里面的果肉却很饱满，那么就是好大枣了。

③ 看枣色以及表皮：
优质枣的皮色是紫红色的，并且表皮光滑，没有破损或裂烂；而采摘后捂红的枣色则略带褐色。

家庭成员

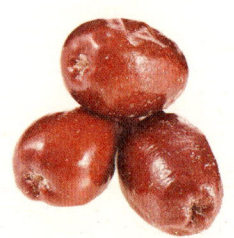

狗头枣

果实大，品质好，适宜鲜食。其缺点除对土壤条件要求较高外，果实大小不均匀，成熟期遇雨易裂果。

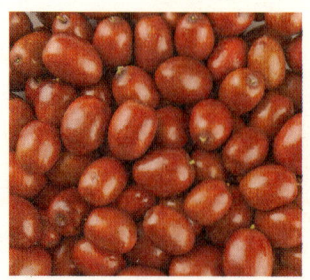

灰枣

灰枣也称为新郑灰枣枣，果实呈长倒卵形，果皮为橙红色。产于中国新郑。

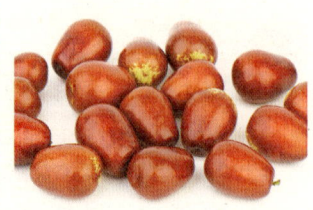

鸡心枣

形似鸡心一样而得名，鸡心枣小巧如樱桃，深红色，有光泽，果肉中厚，其核小质密。

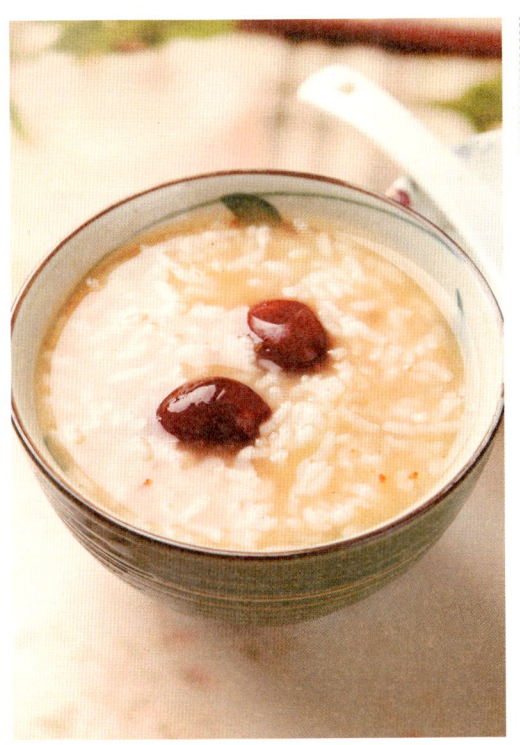

补中益气、养血安神

三七红枣粥

原料
三七粉……2克
红枣……8克
大米……200克

调料
红糖……适量

做法
1. 砂锅注入适量清水，放入红枣、三七粉。
2. 倒入洗好的大米。
3. 盖上盖，用大火煮开后转小火煮40分钟至食材熟软。
4. 揭盖，放入红糖，拌匀，煮至溶化。
5. 关火后盛出煮好的粥，装入碗中即可。

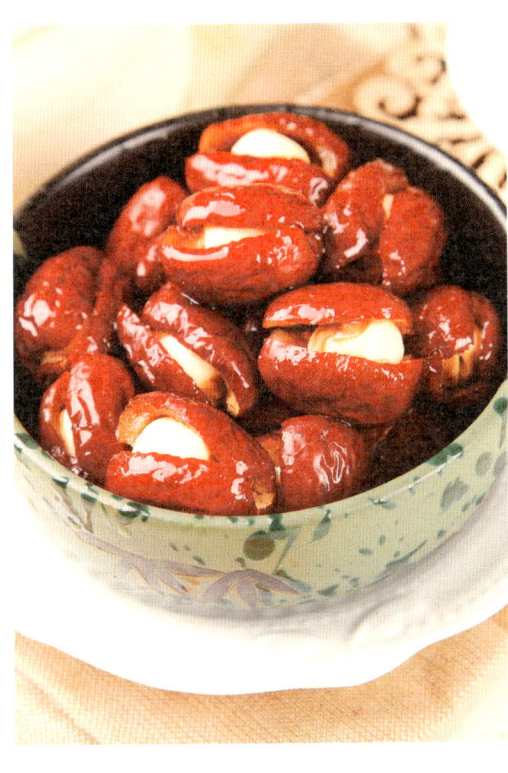

益气补血

蜜汁蒸红枣莲子

原料
红枣……15颗
莲子……15颗
白糖……15克
蜂蜜……20克

调料
食用油……适量

做法
1. 洗净的红枣切开，去核，放入莲子，包好。
2. 取电蒸锅，注入适量清水烧开，放入红枣莲子，盖上盖，时间调至"20"。
3. 揭盖，取出蒸好的红枣莲子。
4. 锅中注入清水烧开，加入白糖、蜂蜜。
5. 稍稍搅拌至白糖溶化，倒入食用油拌匀。
6. 关火后将蜜汁淋到红枣莲子上面即可。

龙眼

补益气血、缓解压力

龙眼因其种子圆黑光泽,种脐凸起是白色,看似传说中"龙"的眼睛,所以得名。新鲜的龙眼肉质极嫩,汁多甜蜜,美味可口,实为其他果品所不及。鲜龙眼烘成干果后即成为中药里的桂圆。

别名:益智、骊珠、桂圆、牛眼(部分客家语言)、羊眼(云南方言)

性味归经:性温,味甜,入心、脾经

产地:岭南地区

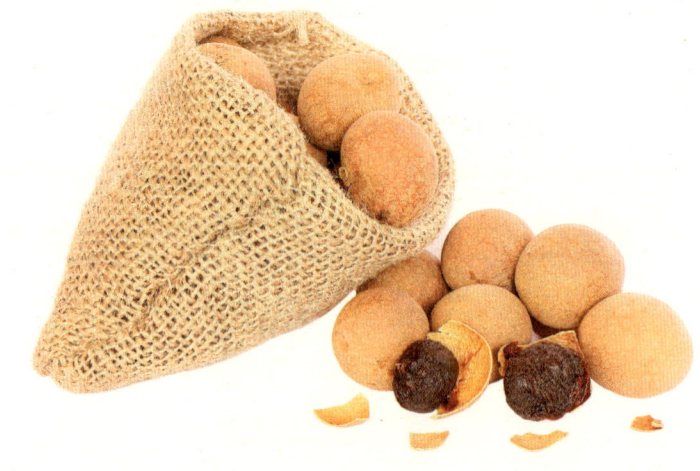

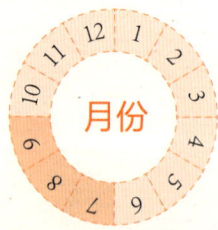

盛产期:夏秋两季

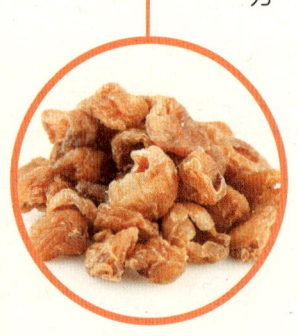

◎ 营养成分表 ◎ 以每100克为例

热量............292.88千焦	烟酸............1.3毫克
蛋白质............1.2克	维生素C............43毫克
脂肪............0.1克	钙............6毫克
碳水化合物............16.2克	钠............3.9毫克
膳食纤维............0.4克	铁............0.2毫克
维生素A............3微克	
维生素B$_1$............0.01毫克	
维生素B$_2$............0.14毫克	

养生功效

1 补益气血

龙眼含有葡萄糖、蔗糖、酒石酸、胆碱及蛋白质、脂肪等成分，具有补益气血的功效，适用于病后体虚、血虚萎黄、气血不足等病症。

2 缓解压力

龙眼具有缓解压力、安神静心、改善睡眠等功效，适用于神经衰弱、心悸怔忡、健忘失眠等病症。

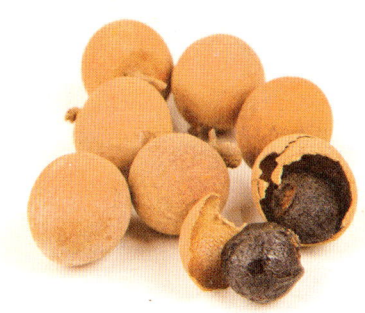

搭配宜忌

✓ **相宜食物**

龙眼 + 大米 → 补充元气

龙眼 + 莲子 → 养心安神

龙眼 + 鸡蛋 → 防治血虚引起的头痛

龙眼 + 人参 → 增强免疫力

龙眼 + 红枣 → 补血养血

龙眼 + 山药 → 健脾益气，双补心脾

龙眼 + 小米 → 补血养颜，安神益智

龙眼 + 绿茶 → 清热补血，预防贫血

✗ **相忌食物**

龙眼 + 石榴 → 容易出现肌肉无力、心律不齐

人群宜忌

宜 一般人群均可食用。尤适宜体质虚弱的老年人、记忆力低下者、头晕失眠者、妇女食用。

忌 孕妇最好不要食用龙眼；无食欲、腹胀、舌苔厚腻、大便滑泻，以及患有慢性胃炎的人不宜服用；龙眼属温热食物，多食易滞气，有上火发炎症状的时候不宜食用。

保 存

龙眼比较适合在4～6℃的环境下冷藏保存，像动物冬眠一样，在这个温度下，龙眼有生命可以呼吸，却消耗很少的能量。但是新鲜龙眼并不能放在密封塑料袋中保存，而要用网状的保鲜袋来保存，以利于它的呼吸。如果家中没有网状塑料袋，可将保鲜袋打几个洞。用这种方法存放，新鲜龙眼可以保存15天左右，不过新鲜龙眼要尽快吃掉，以免变质坏掉。另外还可以把新鲜的龙眼拿去晒干，保存起来。干龙眼可置放在密封容器中保存。

选 购

选购龙眼时，应以颗粒大小均匀、凸圆中空、色泽统一、明黄澄白、玲珑剔透、手感干爽、无杂质和添加剂者为佳。

❶ 看果皮：
龙眼的果皮要选择无斑点、干净整洁的。不要挑选外表长了霉点的，或者有裂纹的，里面的味道会很怪异，且对身体有害。

❷ 看颜色：
一般要选择土黄色的，这种龙眼日照和水分都是比较充足的，金黄色的龙眼相较于土黄色的偏低。

❸ 摸硬度：
正常的龙眼手感很饱满，硬实。如果摸起来很软或者很硬的话，很有可能是放置时间太长了或者已经变质了。

家庭成员

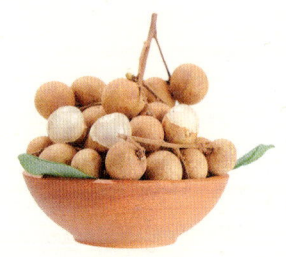

容县大乌圆龙眼
原产广西容县，果穗着果较密，果实扁圆球形，果顶浑圆，果肩微耸，果大。

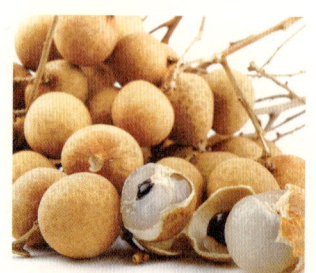

石硖龙眼
是广东、广西的主栽品种，果皮较薄，外皮呈青绿底色带黄褐斑，果肉厚，肉质稍软，果汁稍多，品质中上，果核小，乌褐色。

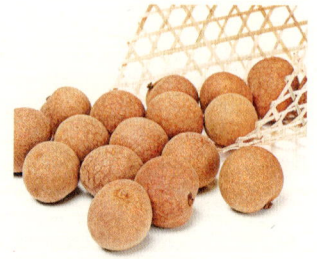

松风本龙眼
生长势、发枝能力强，树形开张，成花结果能力较强。果皮淡黄褐色，外观好，果肉稍软，化渣稍粘核，味甜。

美容养颜、防治便秘
芒果莲雾桂圆汁

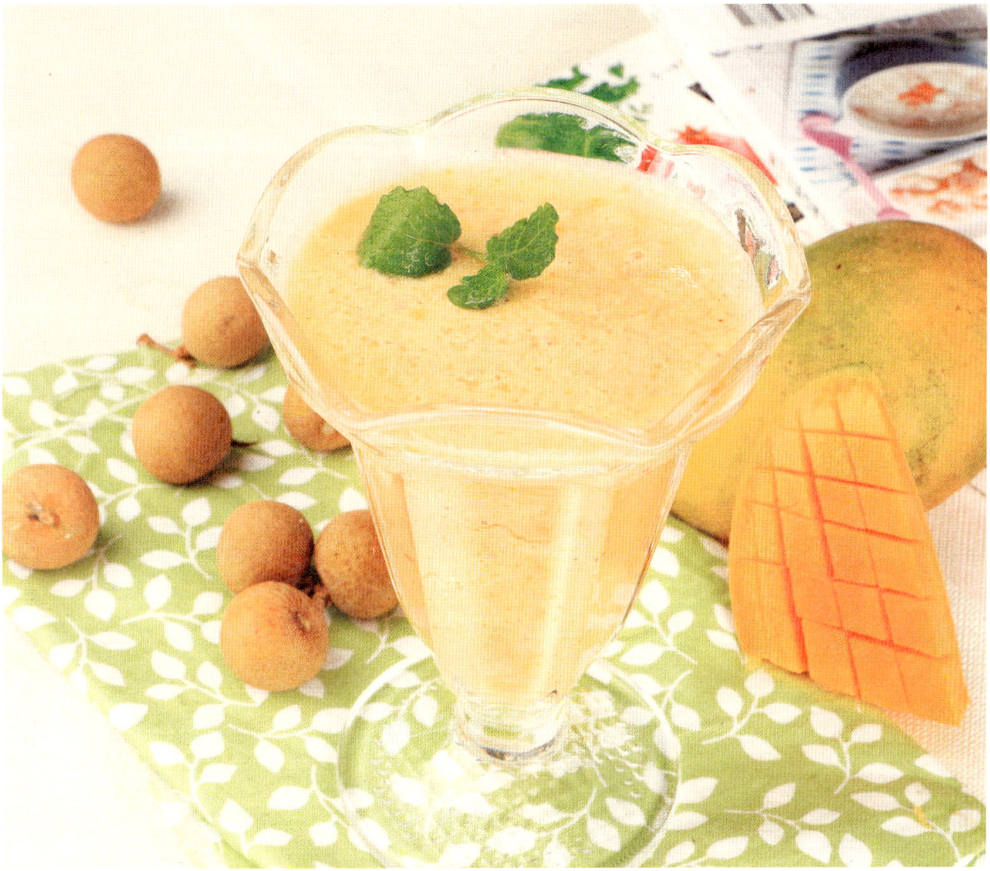

多吃粗粮少生病 | Part4 抗癌干果，益智养心

原料

芒果..........150 克
莲雾..........100 克
龙眼..........80 克
椰汁..........60 毫升

调料

无

Tips：干龙眼肉对失眠可起到一定的改善作用。

做法

1. 洗净的芒果切开去核，将果肉取出切成块。
2. 洗净的莲雾切开，再切成小块。
3. 去壳的龙眼剥去籽，待用。
4. 备好榨汁机，倒入芒果块、莲雾块、龙眼。
5. 倒入备好的椰汁，加入少许清水。
6. 盖上盖，榨取果汁，将榨好的果汁倒入杯中即可。

理气化痰、开胃消食

金橘桂圆茶

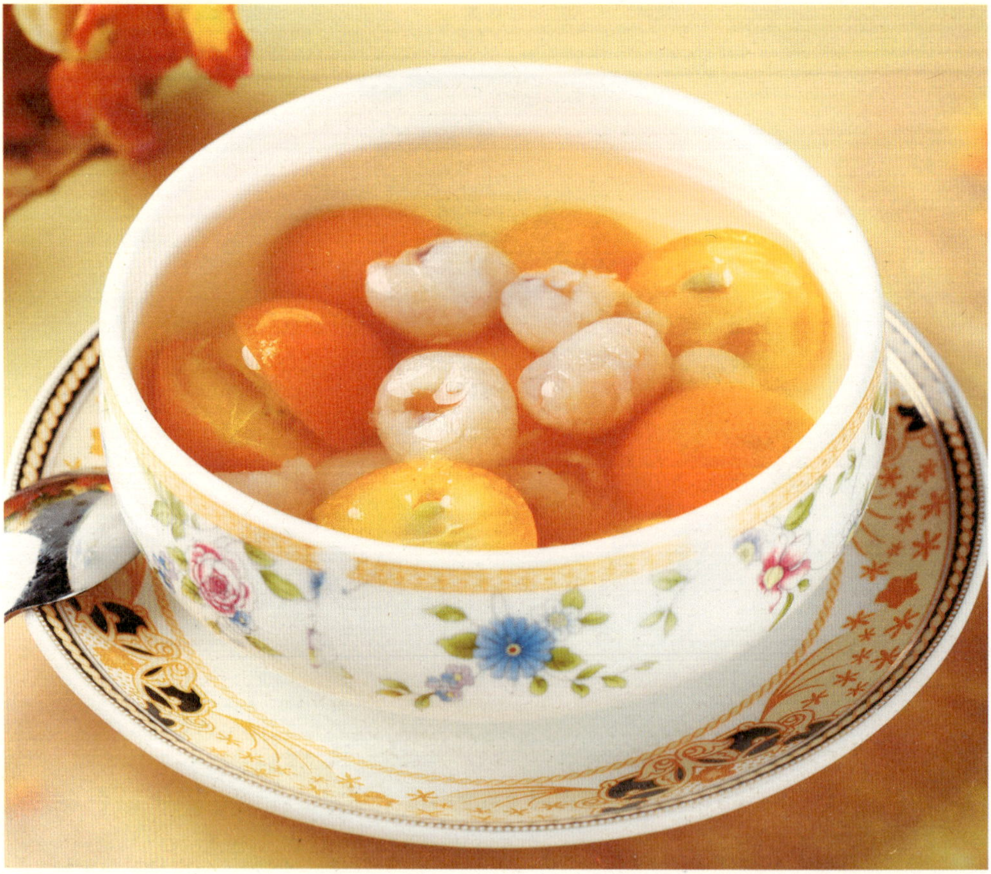

原料
金橘..........200 克
龙眼肉......25 克

调料
白糖..........20 克

Tips：将金橘切开，但尾部不切断，这样能使成品更美观。

做法
1. 洗好的金橘对半切开，备用。
2. 砂锅中注入适量清水烧开，倒入备好的龙眼肉、金橘。
3. 盖上盖，用小火煮约 20 分钟至食材熟透。
4. 揭开盖，放入白糖。
5. 搅拌均匀，煮约半分钟至白糖溶化。
6. 盛出煮好的茶水，装入碗中即可。

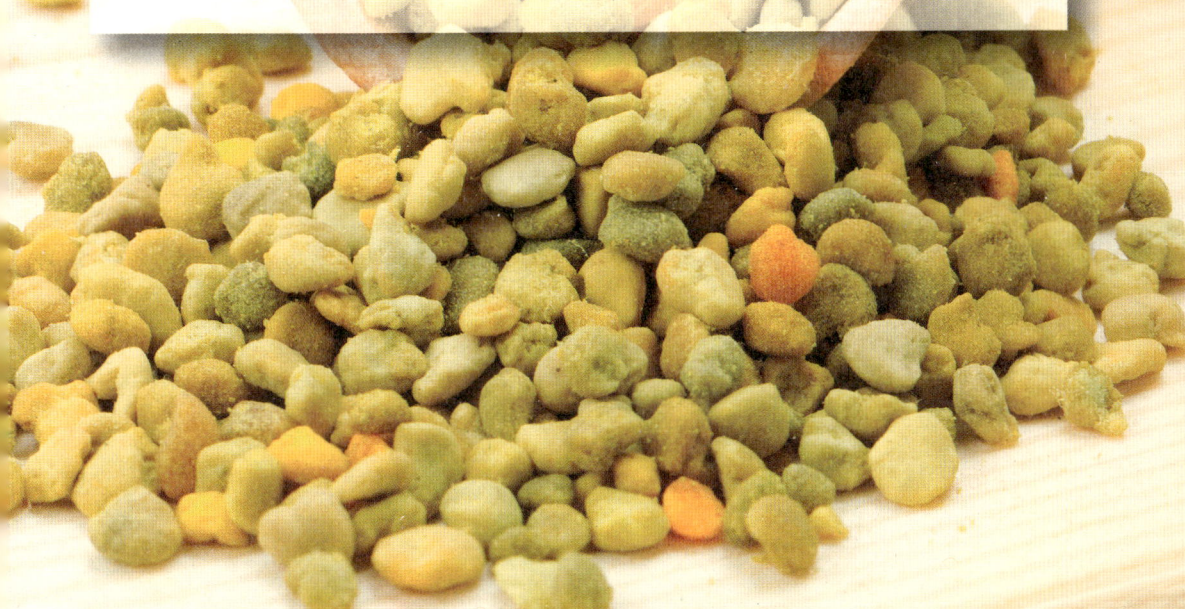

Part5 健康有道，食疗有方

《黄帝内经·素问》记载："毒药攻邪，五谷为养，五果为助，五畜为益，五菜为充，气味合而服之，以补精益气。"且中国民间向有"药补不如食补"之说，两者皆强调食物本身对人的疗养作用。如果你是一个聪明的养生者，就应该懂得如何搭配食物、均衡营养，也应该懂得吃五谷杂粮要因人而异，不同的人食用不同五谷，多种食材营养搭配，全面满足全家人的需求。

日常五谷养生方

多吃五谷杂粮不仅有养生保健的功效，还有治病防病的作用。中医认为，五谷不仅可以果腹，还是五脏食疗养生的好食材，如平时吃的大米滋阴润肺、小米健脾、黑米补肾、小麦养心、高粱养肝等。

养心

要养护心脏，日常饮食在于"两多、三少"：多吃杂粮、粗粮，多食新鲜蔬菜、大豆制品；少吃高脂肪、高胆固醇食品，少饮酒，少吃盐。此外，应多选择对心脏有益的药材和食物。

◎ 推荐五谷

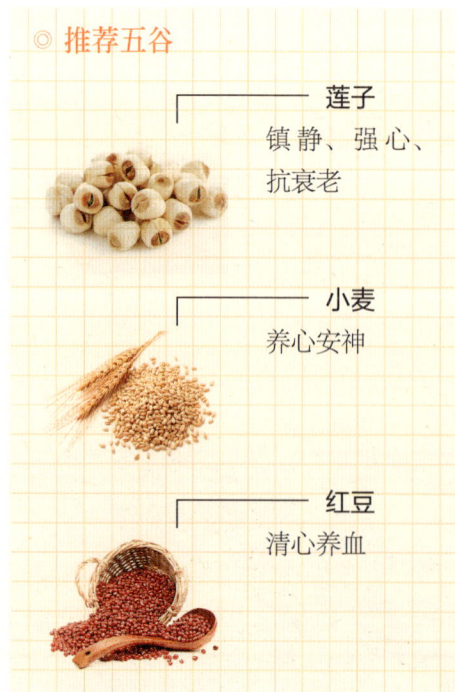

莲子 镇静、强心、抗衰老

小麦 养心安神

红豆 清心养血

温馨提示：孟子曰："养心莫善于寡欲。"养心的核心，就是平静心神、清心寡欲。因此，除了要常食五谷，日常还应平心静气。

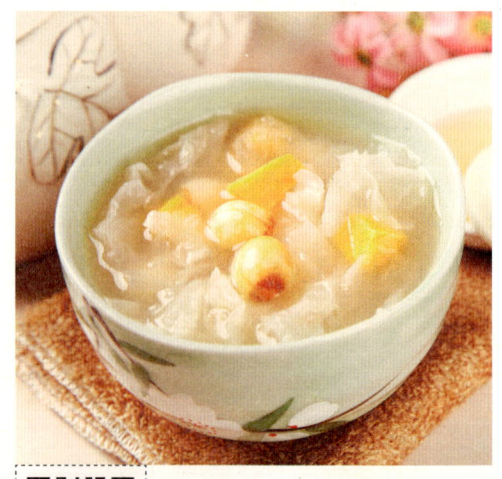

镇静强心、除烦安神

红薯莲子银耳汤

原料
红薯丁……130 克
水发莲子…150 克
水发银耳….200 克

调料
白糖………适量

做法

1. 砂锅中注水烧开，倒入莲子和银耳，盖上盖，烧开后改小火煮约 30 分钟，至食材变软，揭盖，倒入红薯丁，拌匀。
2. 盖上盖，用小火续煮约 15 分钟，至食材熟透，揭盖，加入白糖拌匀，转中火，煮至溶化。
3. 关火后将银耳汤盛出装在碗中即可。

润肺

中医认为，肺为"相傅之官"，即肺主气，主肃降，主皮毛，肺通过气来调节治理全身。

养肺有多种方法，饮食养肺是非常重要的一个方面，应多吃老鸭、黑豆、冬瓜、番茄、藕、甘薯、猪皮、贝类、梨等养肺食物。

◎ 推荐五谷

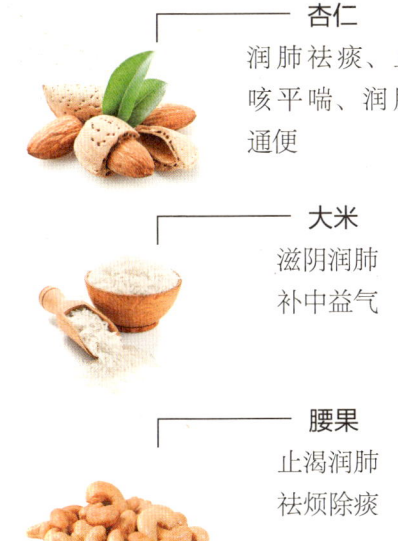

杏仁
润肺祛痰、止咳平喘、润肠通便

大米
滋阴润肺补中益气

腰果
止渴润肺祛烦除痰

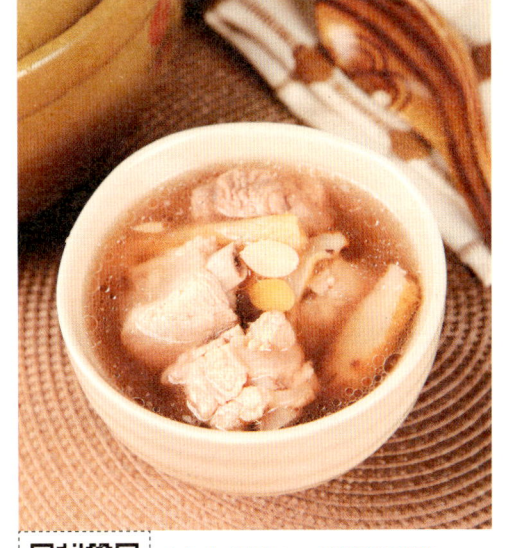

补中益气、滋阴润肺
香蕉大米粥

原料
水发大米……80克
香蕉…………2根

调料
无

做法

1. 备好电饭锅，倒入泡发好的大米，注入适量的清水，盖上锅盖，调至蒸煮状态。
2. 煲煮2小时，待时间到，按下"取消"键。
3. 打开锅盖，倒入切好的香蕉片。
4. 盖上盖，继续调至"蒸煮"状态，焖5分钟后，按下"取消"键。
5. 打开锅盖，搅拌片刻，将煮好的粥盛出装入碗中即可。

温馨提示：中医提出"笑能清肺"。笑能使胸廓扩张，肺活量增大；能宣发肺气、调节人体气机的升降、驱除抑郁、恢复体力；能使肺气下降、与肾气相通，并增加食欲。因此，要保持心情愉悦、笑口常开。

补肾

《黄帝内经》说："肾者，作强之官。"肾主藏精，主水液代谢，主纳气。平素应多注意维护肾中精气的充盛，维护机体的健康状态。根据中医里"五色归五脏"的说法，黑色食物或药物对肾脏具有滋补作用，如黑豆、黑芝麻等。此外，海参、核桃、羊肉、栗子、韭菜、西葫芦、马蹄也是良好的养肾食物。

◎ 推荐五谷

黑豆
补肾益阴、健脾利湿、除热解毒

黑米
滋阴补肾 健脾暖胃

栗子
养胃健脾 补肾壮腰

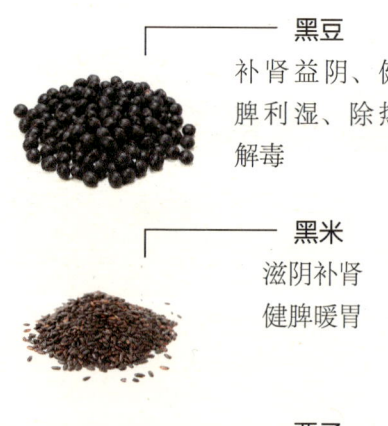

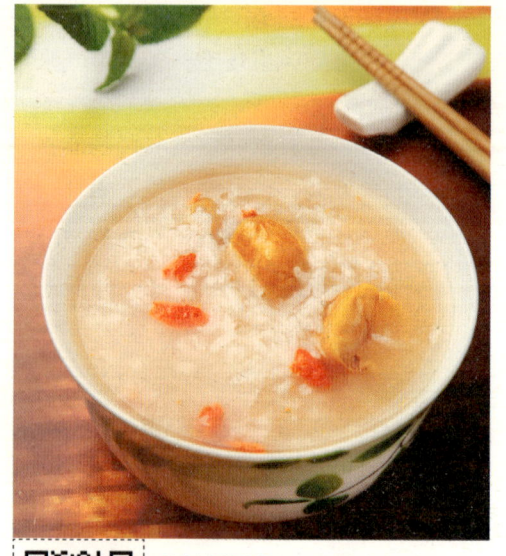

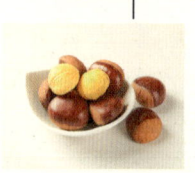

滋补肝肾、延缓衰老

栗子粥

原料　　　　　**调料**

水发大米...80克　　无
板栗.........50克
枸杞.........10克

做法

1. 处理好的板栗对半切开，待用。
2. 备好电饭锅，加入大米、板栗、枸杞，注入适量清水，盖上盖，调至煮粥状态。
3. 煲煮2小时，待时间到，按下"取消"键。打开锅盖，搅拌片刻。
4. 将煮好的粥盛出装入碗中即可。

温馨提示： 如有遗尿、小便失禁、夜尿增多、尿少、水肿等症状，很可能是肾虚导致气化作用失常而引起的。

护 肝

中医认为，肝主疏泄、藏血。

若肝血不足、筋失濡养，会出现出现水肿、瘀血、女子闭经、两目干涩昏花等症状。养肝护胆应先从调畅情绪开始，养肝最忌发怒，平时应尽量保持稳定的情绪。其次，饮食保健也是重要的方面，应多食强肝养血、排毒护肝的食物，如枸杞、猪肝、番茄、花菜、天麻、柴胡、菊花、车前草等。

◎ 推荐五谷

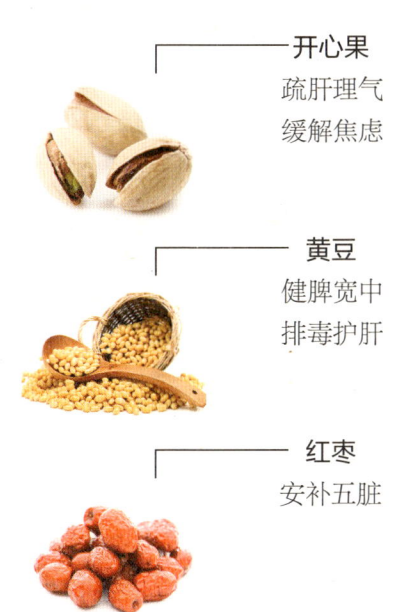

— 开心果
疏肝理气
缓解焦虑

— 黄豆
健脾宽中
排毒护肝

— 红枣
安补五脏

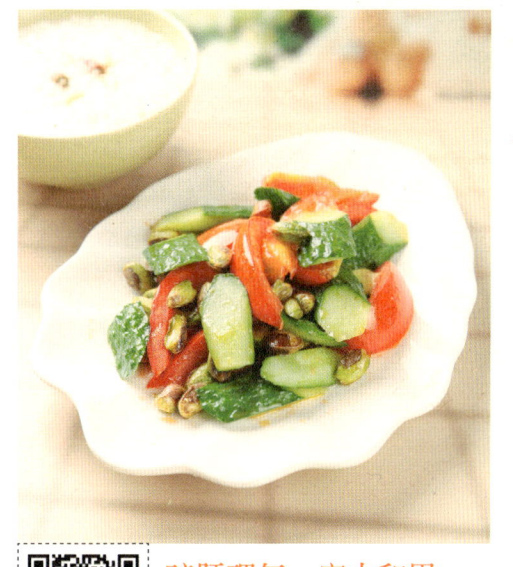

疏肝理气、宽中和胃
开心果番茄炒黄瓜

原料
开心果仁....55克
黄瓜..........90克
番茄..........70克

调料
盐............2克
橄榄油......适量

做法

1. 黄瓜洗净切开，去除瓜瓤，再斜刀切段。
2. 番茄洗净切开，再切小瓣。
3. 煎锅置火上，淋入橄榄油，大火烧热。
4. 倒入黄瓜段，炒匀炒透，放入番茄。
5. 翻炒一会，至其变软，加入少许盐，再撒上备好的开心果仁，用中火翻炒一会，至食材入味，关火后装盘即可。

温馨提示：过量饮酒会加重肝脏负担，使肝细胞受损变性，严重的会导致肝硬化。如果想保持肝脏健康，除了饮食调养之外，还应远离酒精。

健脾养胃

中医认为，"脾胃内伤，百病由生"。脾胃为后天之本、气血生化之源，关系到人体的健康。如果脾胃气机受阻，脾胃运化失常，那么五脏六腑无以充养，精气神就会日渐衰弱。内伤脾胃，就容易感受外邪，招致百病。所以，中医认为养生要以固护脾胃为主，养脾要和养胃结合起来。健脾益胃药膳常用的食材有山药、黄豆、薏米等。

◎ 推荐五谷

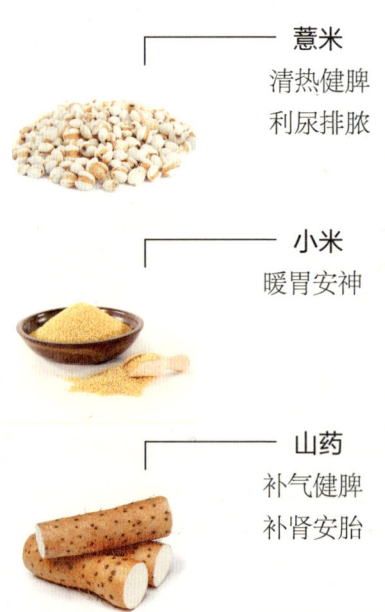

薏米
清热健脾
利尿排脓

小米
暖胃安神

山药
补气健脾
补肾安胎

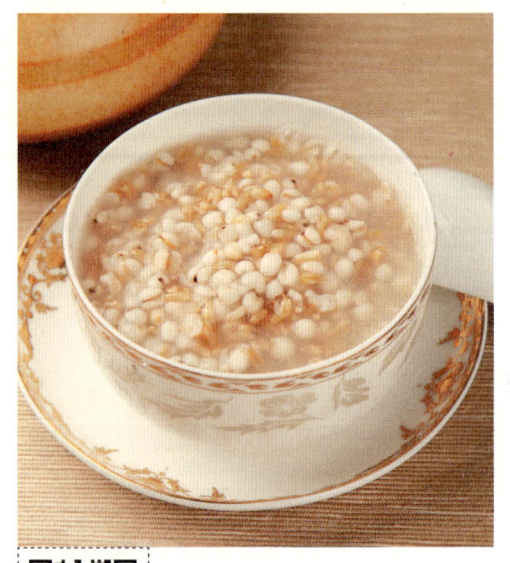

开胃消食

薏米燕麦粥

原料
薏米..........75克
燕麦..........60克

调料
无

做法

1. 砂锅中注入适量清水烧热。
2. 倒入备好的薏米、燕麦，搅拌均匀。
3. 盖上锅盖，烧开后用小火煮约40分钟至其熟软。
4. 揭开锅盖，持续搅拌一会。
5. 关火后盛出煮好的粥，装入碗中即可。

温馨提示：餐间避免零食，睡前不宜进食。饮食不要过饱，以防止胃窦部过度扩张而增加胃泌素分泌。

益气养血

中医认为，人体以脏腑为本，以气血为用，血与气的关系密切，气虚常常会导致血虚，血虚也常伴有气虚存在，因此气血补养要同时兼顾。

补血益气就是通过性味甘平的药膳来养肝、护心、补脾胃、补肺，调理血虚、气虚证。补虚益气的食材有龙眼、山药、板栗、红枣、芝麻、胡萝卜、菠菜、豆腐、土豆、鸡肉、牛肉等。

◎ 推荐五谷

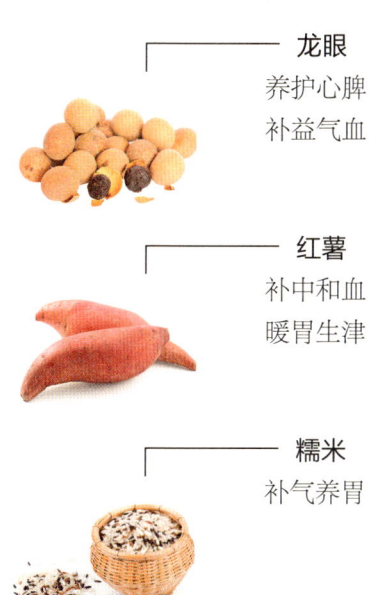

- **龙眼** 养护心脾 补益气血
- **红薯** 补中和血 暖胃生津
- **糯米** 补气养胃

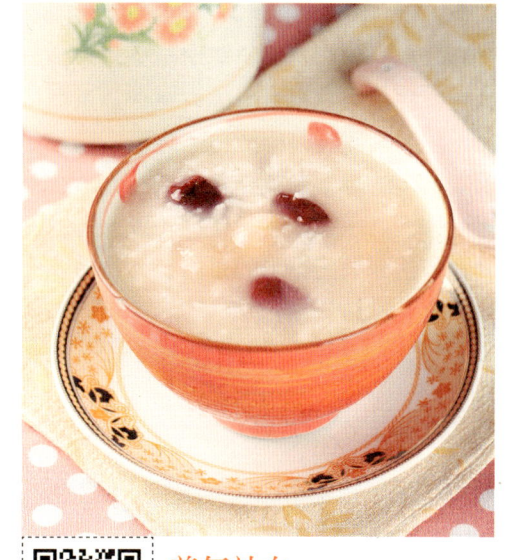

养气补血

龙眼阿胶红枣粥

原料

水发大米...180克
龙眼肉......30克
红枣.........35克
阿胶.........15克

调料

白糖.........30克
白酒.........少许

做法

1. 砂锅中注水烧开，倒入洗净的大米，搅拌匀，加入备好的红枣、龙眼。
2. 盖上盖，用小火煮30分钟至其熟软。
3. 加入阿胶，倒入白酒，盖上盖，用小火续煮10分钟，揭盖，加入白糖，搅拌匀，煮至溶化，关火后将粥盛入碗中即可。

> **温馨提示：** 以下情况容易让人气血不足：一、饮食不当；二、睡眠不足；三、缺乏运动；四、劳欲过度。

润肠排毒

人体内的毒素包括内毒和外毒。

外毒指外在环境的环境污染带来的的有害物质，内毒指人体内在糖、蛋白质、脂肪代谢过程中产生的废物不断堆积所产生的毒，润肠排毒指的是人体内毒的排出。在日常生活中，可以通过饮食调节达到润肠排毒的目的，比如多吃水果蔬菜、多吃五谷杂粮等。

◎ 推荐五谷

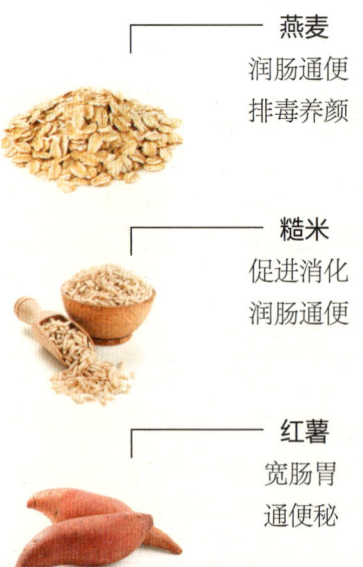

- 燕麦
  润肠通便
  排毒养颜
- 糙米
  促进消化
  润肠通便
- 红薯
  宽肠胃
  通便秘

排毒养颜
黑糖黑木耳燕麦粥

原料

水发黑木耳..........95克
燕麦..........90克
黑糖..........40克

做法

1. 砂锅注水烧热，倒入燕麦。
2. 放入泡好的黑木耳，搅匀。
3. 加盖，用大火煮开后转小火续煮30分钟至熟软。
4. 揭盖，倒入黑糖。
5. 搅匀，至完全溶化。
6. 关火后盛出煮好的粥，装碗即可。

温馨提示： 严格说来，便秘本身并不是一种疾病，它是临床常见的复杂病症，但是危害很大。消化不好的人忌食高蛋白、高胆固醇食物，少食辛辣刺激性食物等。

利水祛湿

利水祛湿即通利水道、祛除湿邪。湿气重的人经常会出现精神萎靡不振、困渴嗜睡、四肢无力等症状。同时湿气还会入侵脾胃,导致食欲不振,进一步加重精神困顿,此外还会出现水肿浮肿等。湿气重的人要加强锻炼,通过出汗将体内湿气排出体外。饮食方面可以适当摄入利水祛湿的食物,如丝瓜、冬瓜、红豆、薏米、莲子等。

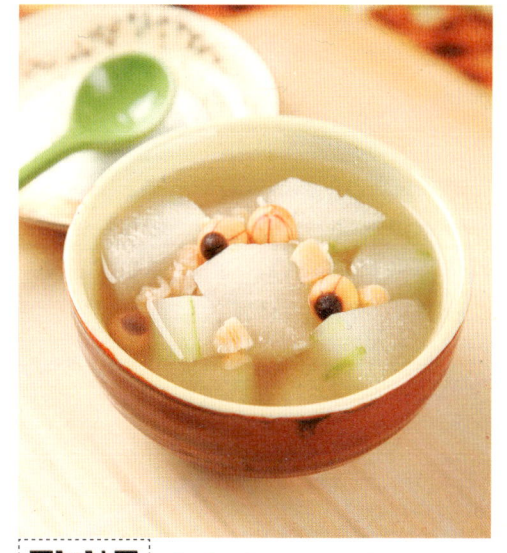

◎ 推荐五谷

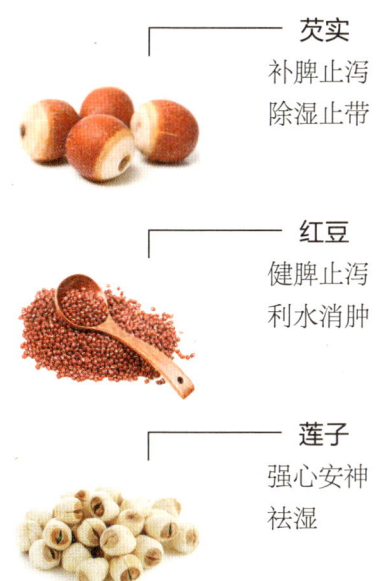

- **芡实** 补脾止泻 除湿止带
- **红豆** 健脾止泻 利水消肿
- **莲子** 强心安神 祛湿

降火祛湿

莲子干贝煮冬瓜

原料
水发干贝、莲子各15克
冬瓜..........800克

调料
盐、鸡粉各1克
料酒..........5毫升

做法

1. 水发干贝撕成丝,冬瓜去瓤、去皮,切成大块。
2. 砂锅中注入适量清水,倒入干贝丝、泡过的莲子、切好的冬瓜。
3. 加入料酒,拌匀。
4. 加盖,用大火煮30分钟至熟软。
5. 揭盖,加入盐、鸡粉,拌匀。
6. 关火后盛出煮好的菜肴,装在碗中即可。

> **温馨提示:** 夏季是湿热的高发季,特别是在南方,因此夏季要特别注意祛湿、多锻炼、多注意饮食。

宁神安眠

人的睡眠能力会随着年龄的增长而逐渐下降,睡眠质量也会越来越低,但是现在很多年轻男女也因为紧张、疲乏、压力大等原因而出现失眠症状,甚至神经衰弱,严重危害身心健康。

治疗失眠的安眠药物大多有较大的副作用,若采取食疗,既镇静安眠,又滋补身体、没有副作用,如可食用核桃仁、龙眼肉、莲子、猪心、鱼头等。

◎ 推荐五谷

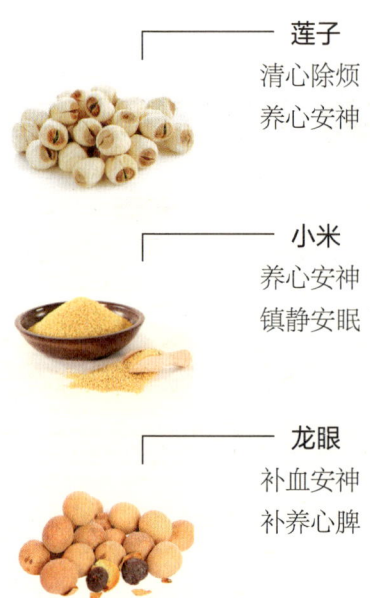

莲子
清心除烦
养心安神

小米
养心安神
镇静安眠

龙眼
补血安神
补养心脾

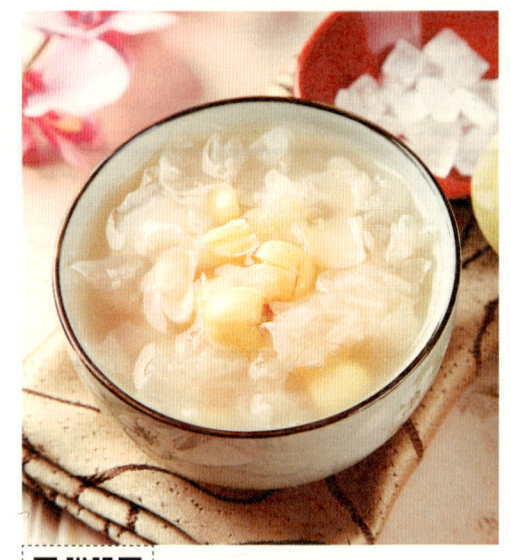

安神助眠
莲子百合安眠汤

原料
莲子..........50克
百合..........40克
水发银耳...250克
冰糖..........20克

调料
无

做法

1. 银耳洗净,切去黄色根部,改刀切小块。
2. 砂锅中注水烧开,倒入银耳、泡好的莲子拌匀,盖上盖,大火煮开后转小火续煮40分钟至熟,揭盖,放入泡好的百合,拌匀,盖上盖,续煮20分钟至熟。
3. 揭盖,加入冰糖搅拌至溶化,关火,盛出即可。

温馨提示:睡前忌食浓茶、白酒、槟榔、咖啡、巧克力、胡椒、花椒、羊肉、狗肉等刺激性食物。

清热祛火

"上火"是中医的理论，分为肝火旺、心火旺、胃火旺等。

暴怒伤肝，肝喜调达而恶抑郁。肝郁化火，气火上逆，表现为头胀头痛、睡眠多梦、目赤肿痛、口苦口渴等。"上火"要寻根溯源，对症下药，一般可以通过饮食调节，如吃梨去肝火、莲子去心火、绿豆去胃火等。

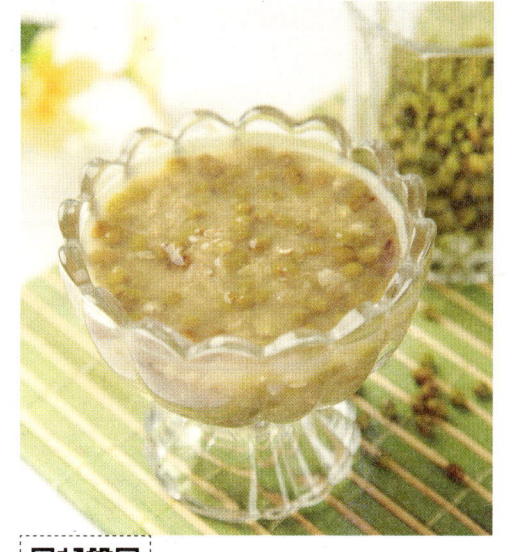

◎ 推荐五谷

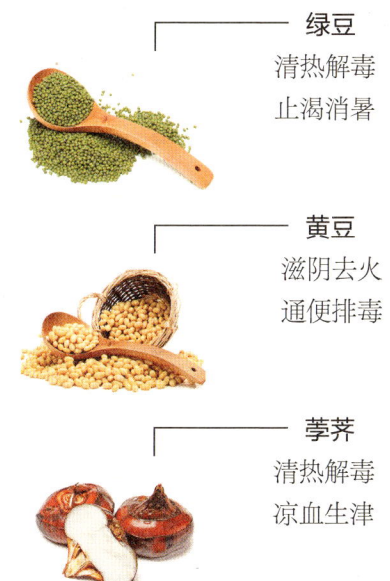

绿豆 清热解毒 止渴消暑

黄豆 滋阴去火 通便排毒

荸荠 清热解毒 凉血生津

清热解毒
清凉绿豆沙

原料
绿豆..........65克

调料
无

做法

1. 碗中注入适量清水，放入洗净的绿豆，浸泡约2小时。
2. 锅中注入适量清水烧开，倒入已泡好的绿豆。
3. 烧开后改小火煮至食材熟软，再捞出绿豆皮。
4. 关火盛出煮好的绿豆沙，装入杯中即成。

> **温馨提示：** 容易上火的人饮食要清淡，多吃水果蔬菜，少吃大热大补的东西，如羊肉、狗肉等。此外辛辣刺激性的食物最好不要吃。

滋阴去火、通便排毒
苦瓜黄豆排骨汤

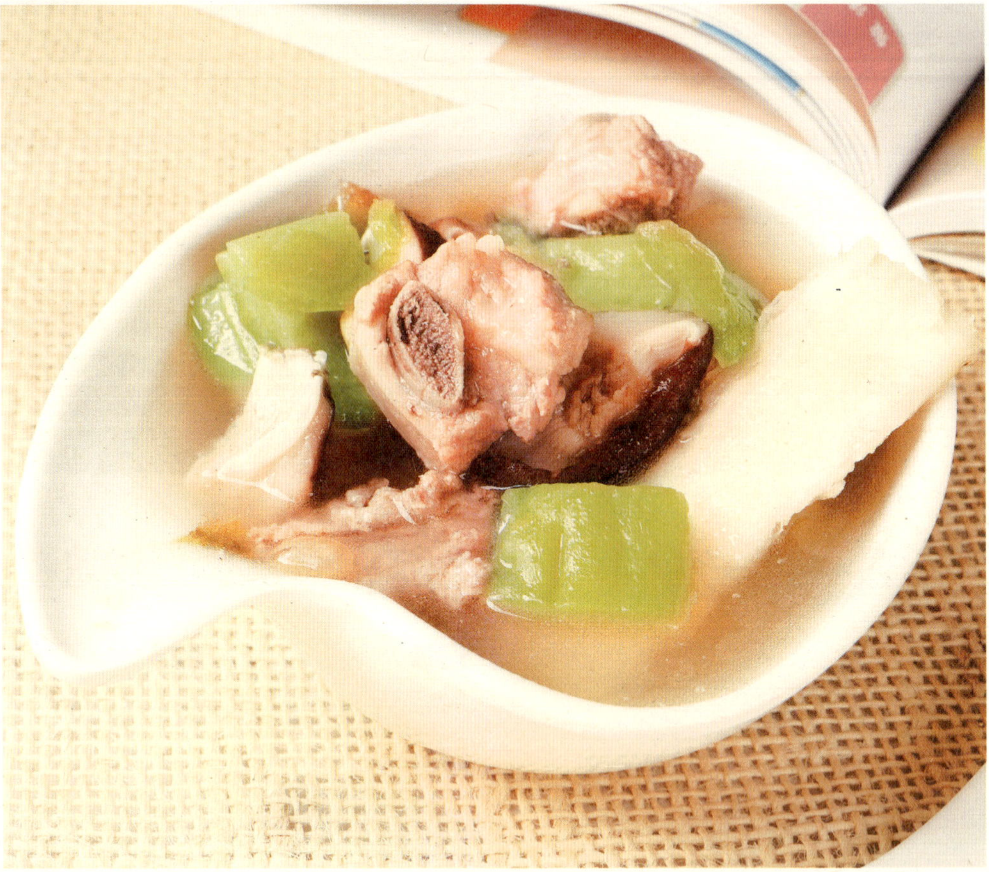

原料

苦瓜..........200 克
排骨..........300 克
水发黄豆...120 克
姜片..........5 克

调料

盐..............2 克
鸡粉..........2 克
料酒..........20 毫升

Tips：可以事先浸泡好黄豆，这样可以节省烹饪的时间。

做法

1. 锅中注水烧开，倒入排骨，淋入料酒搅匀煮沸，汆去血水。
2. 捞出汆煮好的排骨，沥干水分，待用。
3. 砂锅中注水，放入洗净的黄豆，盖上盖，煮至沸腾，揭盖，加入排骨、姜片、料酒，搅匀提鲜，盖上盖，用小火煮40分钟至排骨酥软，揭盖，放入切好去籽的苦瓜。
4. 用小火煮15分钟，加入适量盐、鸡粉，搅拌均匀，再煮1分钟，至全部食材入味。关火后盛出，装入汤碗即可。

提高免疫力

免疫力是人体自身的防御机制，是抵抗外来侵入的病毒、细菌等，维持体内环境稳定的能力。

人体免疫力的强弱与饮食关系密切，如果营养摄入不均衡，是会影响到身体的免疫系统的。富含蛋白质、维生素E的食物，如瘦肉、鸡肉、鱼肉等肉类以及蔬菜、五谷杂粮类对提高免疫力有很大的好处。

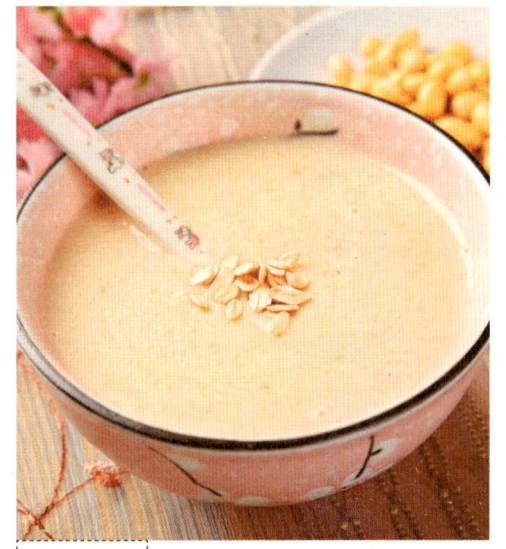

营养均衡、增强免疫力
燕麦黄豆豆浆

原料
水发黄豆……70克
燕麦片……30克

调料
白糖………15克

做法

1. 豆浆机内倒入洗净的黄豆，撒上备好的燕麦，注入适量清水。
2. 盖上机头，按下"启动"键，待机器运转20分钟，磨出豆浆。
3. 断电后取下机头，倒出燕麦豆浆，装在小碗中。
4. 饮用时加入少许白糖，拌匀即可。

◎ 推荐五谷

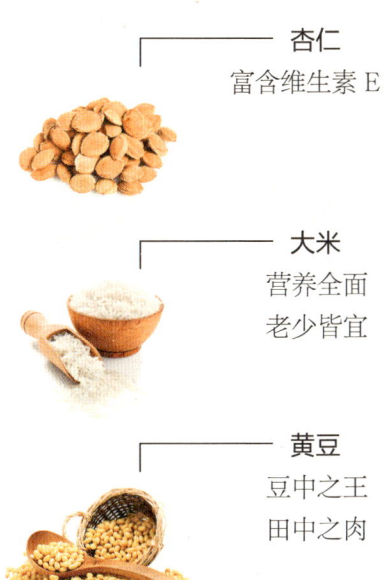

杏仁 富含维生素E

大米 营养全面 老少皆宜

黄豆 豆中之王 田中之肉

温馨提示：日常生活中尽量不要挑食，保证摄入均衡营养。禁止过量饮酒。

Part5 健康有道，食疗有方 — 多吃粗粮少生病

全家人的五谷养生方

如果你是一个聪明的养生者,就应该懂得如何搭配食物、均衡营养,也应该懂得吃五谷杂粮要因人而异,不同的人食用不同五谷,多种食材营养搭配,全面满足全家人的需求。

孕 妇

从宝宝在肚子里"安营扎寨"的那一天起,准妈妈各方面都会变得小心翼翼,特别是在饮食方面。孕妇饮食要营养均衡,食物种类要齐全,增加大米、豆类等粗粮的摄入量。

◎ 推荐五谷

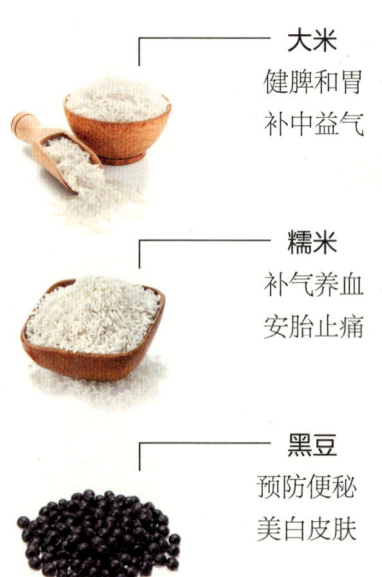

大米
健脾和胃
补中益气

糯米
补气养血
安胎止痛

黑豆
预防便秘
美白皮肤

温馨提示: 怀孕期间,不宜吃薏米等食物,易诱发流产,不宜长期吃土豆。同时应避免辛辣刺激、油炸性食物和慎食热性调料。

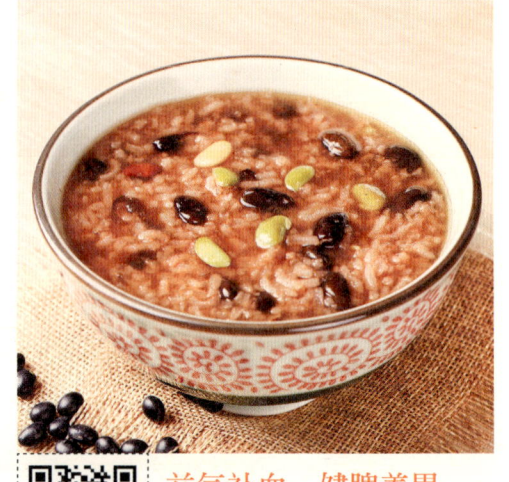

益气补血、健脾养胃
黑豆糯米粥

原料
水发黑豆……200 克
水发糯米……250 克
红糖…………30 克

调料
无

做法

1. 砂锅中注入适量清水,倒入糯米、黑豆,拌匀。
2. 盖上盖,大火煮开转小火煮 40 分钟至食材熟透。
3. 揭盖,加入红糖,稍微熬煮片刻至红糖溶化。
4. 关火,盛出煮好的粥,装入碗中即可。

益气补血、厚补肠胃
佛手瓜莲藕板栗黑豆汤

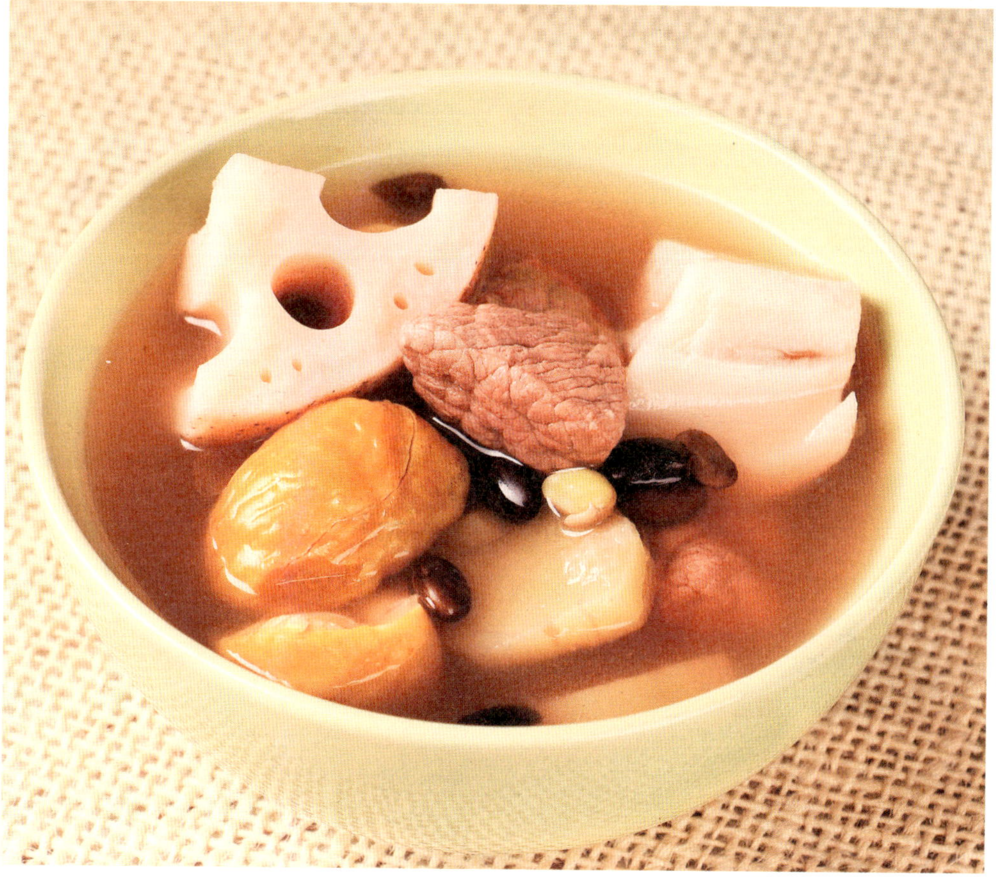

原料
佛手瓜......150克
去皮莲藕...190克
去皮板栗...100克
水发黑豆...130克
瘦肉..........150克
姜片..........少许

调料
盐............2克

Tips：莲藕可切小块，这样熟得更快。

做法
1. 莲藕洗净去皮，切块，佛手瓜洗净切块，瘦肉洗净切块。
2. 锅中注入适量清水烧开，倒入瘦肉，汆煮片刻。
3. 关火，捞出汆煮好的瘦肉，沥干水分，装盘备用。
4. 砂锅中注入适量清水，倒入瘦肉、莲藕、佛手瓜、板栗、黑豆、姜片，拌匀。
5. 加盖，大火煮开转小火煮3小时至有效成分析出。
6. 揭盖，加入盐，稍稍搅拌至入味，关火后盛出即可。

产 妇

中国素有"坐月子"的习俗,在产妇生下孩子的第一天起,"月子"便开始了。在饮食上,产妇刚生完孩子元气大伤,一方面要补充营养,另一方面要充分制造乳汁。但其实,产妇在生产之后不宜马上催乳,也不可过补。

◎ 推荐五谷

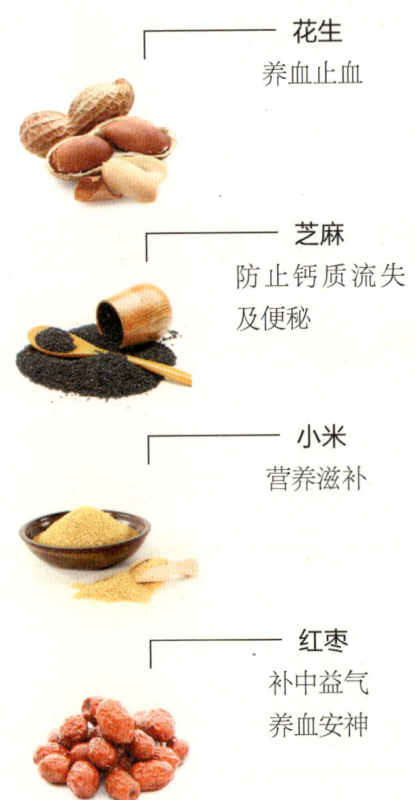

- 花生 养血止血
- 芝麻 防止钙质流失及便秘
- 小米 营养滋补
- 红枣 补中益气 养血安神

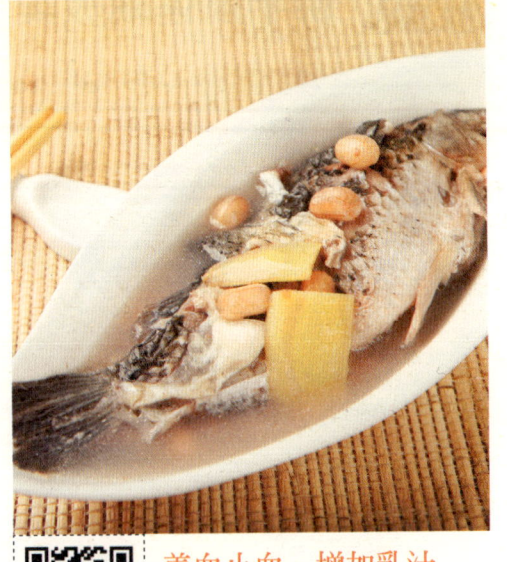

养血止血、增加乳汁

花生鲫鱼汤

原料
鲫鱼..........250克
花生米......120克
姜片、葱段....各少许

调料
盐............2克
食用油......适量

做法

1. 用油起锅,放入处理好的鲫鱼,用小火煎至两面断生。
2. 注入适量清水,放入姜片、葱段、花生米。
3. 盖上盖,烧开后用小火煮约25分钟至熟。
4. 揭开盖,加入少许盐。
5. 拌匀,煮至食材入味。
6. 关火后盛出煮好的汤料即可。

温馨提示:孕妇在分娩后体质虚弱,肠胃消化能力也不好,忌吃寒凉生冷以及辛辣刺激性食物;产妇不宜马上食用人参,因为产后内外生殖器的血管多有损伤,若马上服用人参,会影响血管的愈合,因此人参应在产后七天、伤口基本愈合时服用。

儿童

这里我们将0~14岁的孩子称为儿童，此时儿童正处于身体生长发育阶段，需要充足的蛋白质补充日常新陈代谢的消耗，骨骼的生长对钙的需求量尤其大。因此，家长们应注意粗细搭配，让孩子多摄入五谷杂粮以及水果蔬菜。

◎ 推荐五谷

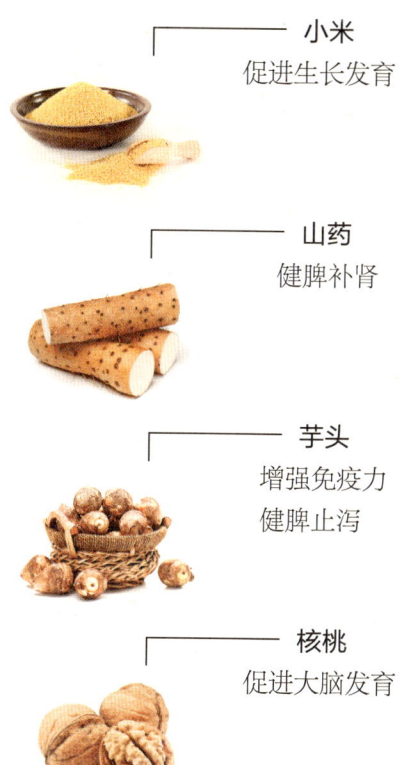

- **小米** 促进生长发育
- **山药** 健脾补肾
- **芋头** 增强免疫力 健脾止泻
- **核桃** 促进大脑发育

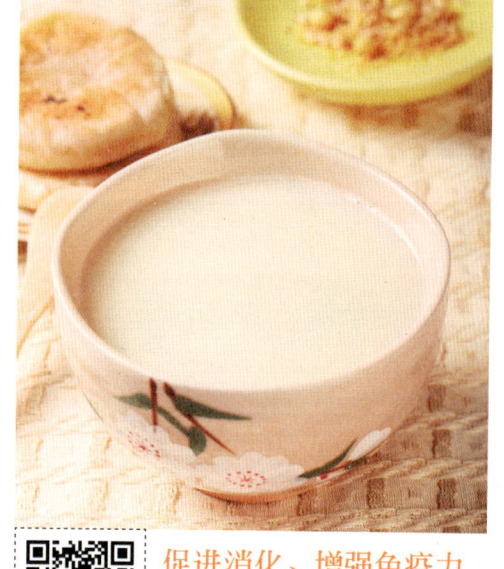

促进消化、增强免疫力

燕麦小米豆浆

原料

燕麦..........30克
小米..........30克
水发黄豆...50克

调料

无

做法

1. 将浸泡好的黄豆倒入碗中，放入小米、燕麦，加入清水，用手搓洗干净，倒入滤网，沥干水分，倒入豆浆机中。
2. 注水至水位线，盖上豆浆机机头，开始打浆，待其运转约20分钟，断电。
3. 把煮好的豆浆倒入滤网，滤取豆浆。
4. 倒入碗中，用汤匙撇去浮沫即可。

> **温馨提示**：父母应多给儿童补充谷类食物，因为谷类食物不仅能给人类提供大量的热量和蛋白质、碳水化合物及相当一部分矿物质，其含有的B族维生素、不饱和脂肪酸都是大脑必需的营养成分。

增强免疫力

燕麦全麦饼干

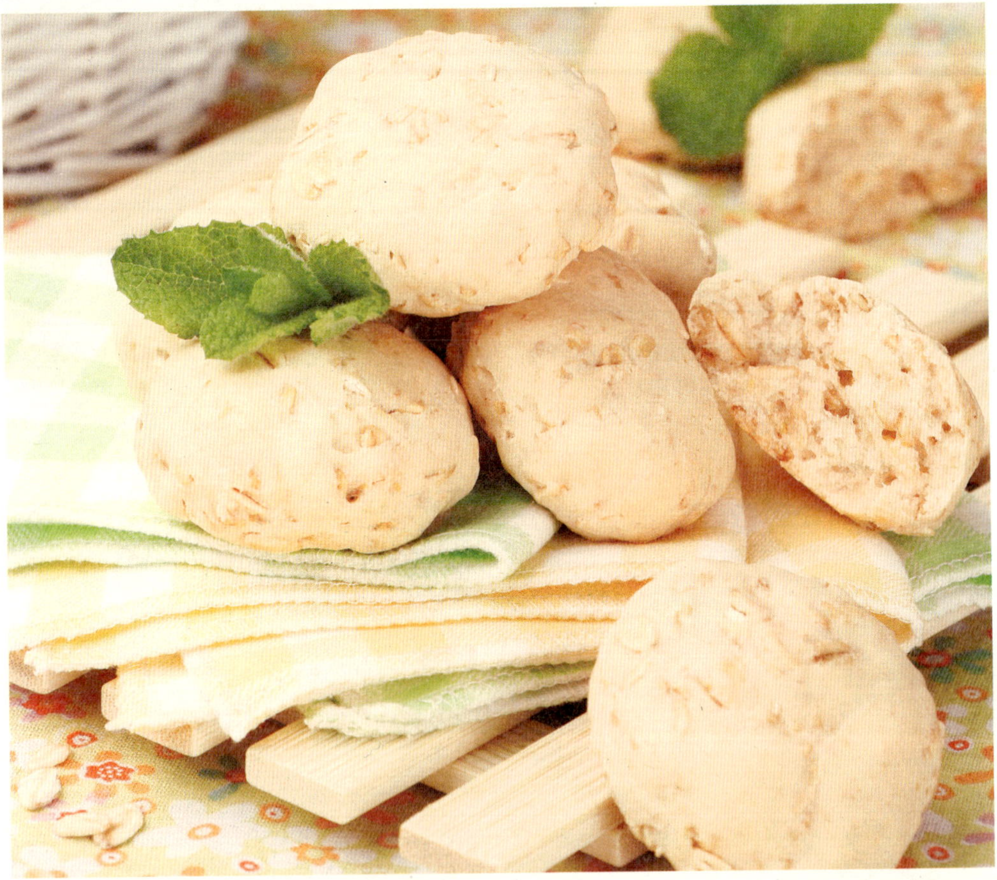

原料

低筋面粉...50克
燕麦.........100克
盐............3克
泡打粉......5克
橄榄油......10毫升
水............100毫升

调料

无

Tips：加入水后搅拌的时候要小心，以免水流出。

做法

1. 将低筋面粉、燕麦、泡打粉倒在面板上，搅拌均匀，在中间开窝，加入备好的盐、橄榄油、水。
2. 将四周的粉向中间覆盖，充分揉匀至面团平滑。
3. 将面条搓成粗条，取下适量面团揉成圆形后轻轻按压成饼状，放入备好的烤盘中，将剩下的面团依次做成饼坯备用。
4. 将烤盘放入预热好的烤箱中，以上下火170℃烤制15分钟。
5. 烤熟后将烤好的饼干取出，放凉将其装入盘中即可。

男 人

在生活和工作的重压下，很多男性的身体会出现不同程度的问题，饮食不规律、不正常更加剧了男人的身体疾病。要保障男性健康，不仅仅要吃好一日三餐，更要通过挑选不同的食材缓解男性压力，增强男人战斗力。

◎ 推荐五谷

花生
补充营养物质

黄豆
预防心脏病、冠状动脉硬化

绿豆
利于消化
降低胆固醇

芝麻
增强免疫力

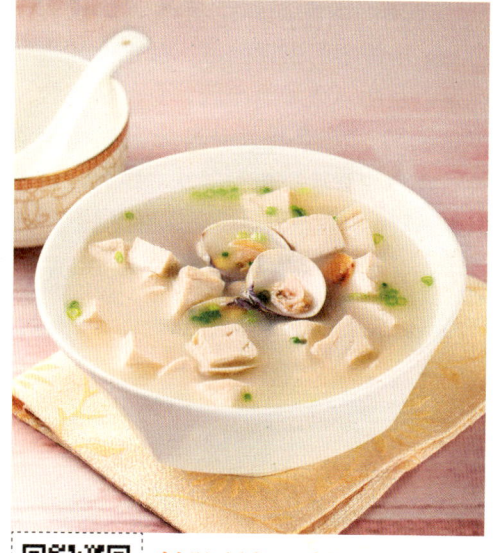

健脑益智、健身宁心
黄豆蛤蜊豆腐汤

原料
水发黄豆…95克
豆腐………200克
蛤蜊………200克
姜片、葱花…各少许

调料
盐…………2克
鸡粉、胡椒粉
…………各适量

做法
1. 豆腐洗净，切成小方块；蛤蜊打开，洗净。
2. 锅中注水烧开，倒入黄豆，盖上盖，用小火煮20分钟，至其熟软，揭盖，加入豆腐、蛤蜊、姜片、盐、鸡粉，搅匀调味，盖上盖，用小火再煮8分钟至熟。
3. 揭盖，撒入胡椒粉拌匀，关火后盛出煮好的汤料，装入碗中，撒上葱花即可。

温馨提示：许多男性为了工作或娱乐而熬夜，长时间如此，势必会影响机体的生理功能。如果晚上感到头昏思睡不要硬撑，也不要饮用咖啡或浓茶刺激神经，以免发生神经衰弱、高血压、冠心病等。

女 人

现代女性在工作生活的双重压力之下，身体容易出现问题，加上女性生理期以及生育孩子等原因，身体状况较多，而到了更年期，又易出现代谢紊乱、贫血和骨质疏松等症状。因此，饮食养生对于女人来说显得尤为重要。

◎ 推荐五谷

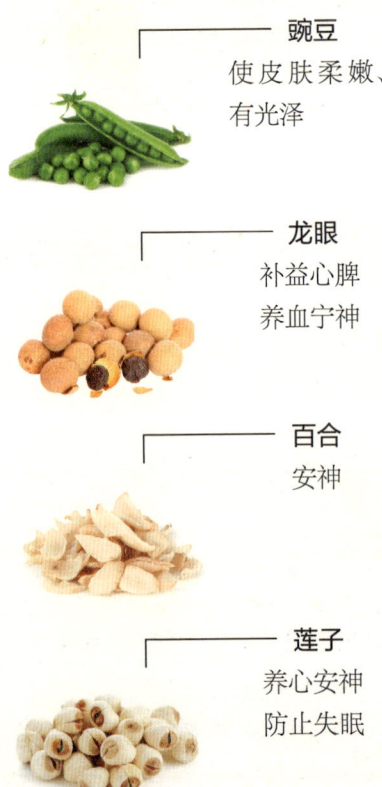

豌豆
使皮肤柔嫩、有光泽

龙眼
补益心脾
养血宁神

百合
安神

莲子
养心安神
防止失眠

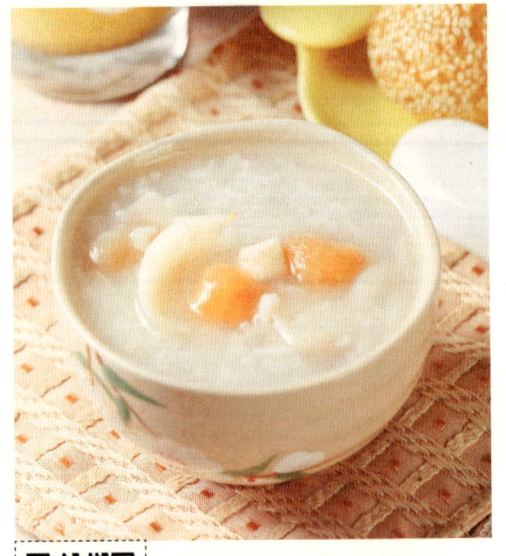

安神补血、养心护脾
龙眼百合茯苓粥

原料

水发大米……100 克
龙眼肉、鲜百合、
茯苓………各少许

调料

盐…………少许

做法

1. 砂锅中注水烧开，倒入洗净的大米，搅拌均匀，用大火煮沸。
2. 放入备好的龙眼肉、茯苓，盖上盖，转小火煮约 30 分钟至大米熟软。
3. 揭盖，倒入洗净的百合，转大火后略煮片刻，加入少许盐，搅匀至食材入味。关火后盛出煮好的粥即可。

> **温馨提示**：女性服用维生素并非多多益善，如果饮食中有足够的蔬菜水果，可以不用加取维生素 C。经常在外面晒太阳的人，可由皮肤转化形成丰富的维生素 D。

老年人

健康长寿是每个人尤其是老年人的美好愿望。随着年龄的增长、生理功能减退，消化系统的调节适应能力也在下降。因此相应地进行饮食方面的调整，才能合理、科学地让老人获取到足够的营养，维持身体健康。

◎ 推荐五谷

- **燕麦** 增强体力 延年益寿
- **黑芝麻** 延年益寿
- **黄豆** 预防心脏病
- **红枣** 延年益寿

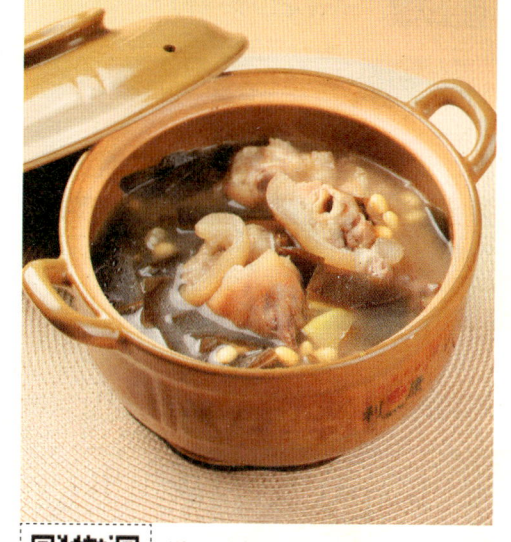

降压降糖

海带黄豆猪蹄汤

原料
猪蹄..........500克
水发黄豆...100克
海带..........80克
姜片..........40克

调料
盐、鸡粉...各2克
胡椒粉......少许
料酒..........6毫升
白醋..........15毫升

做法

1. 猪蹄、海带分别洗净，切成小块。锅中注水烧热，放入猪蹄块，淋上少许白醋，用大火略煮片刻，捞出沥水。
2. 放入海带搅匀，煮约半分钟，沥干水分。
3. 砂锅中注水烧开，放入姜片、黄豆、猪蹄。
4. 加入海带、料酒拌匀，盖上盖，煮沸用小火煲煮约1小时至熟，揭盖，加入鸡粉、盐、胡椒粉搅匀，煮至汤汁入味即可。

温馨提示：老年人每天要多喝些水，即使不感到口渴也要喝。饭前半小时喝水，更可以增加食欲，同时也有益于老年人的全身健康。

多吃粗粮少生病 | Part5 健康有道，食疗有方

增强免疫力、润肠通便

黑芝麻粥

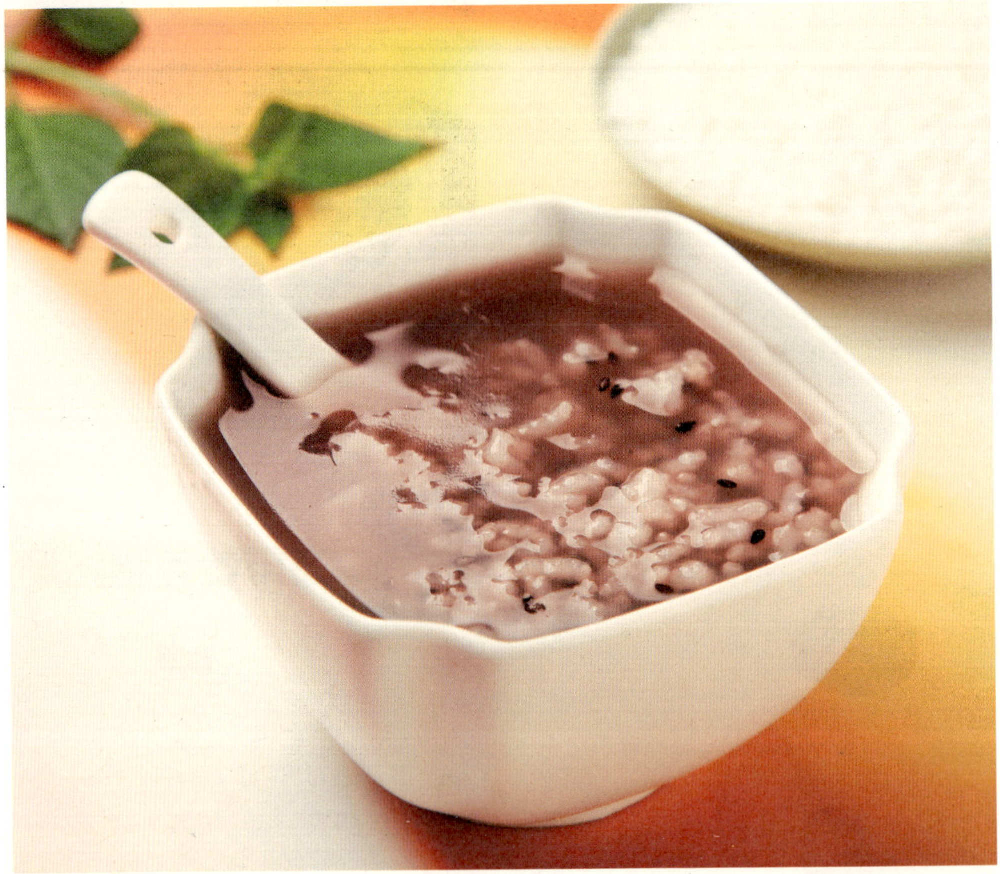

原料

水发大米...80克
黑芝麻......20克

调料

白糖..........3克

Tips：黑芝麻可以事先干炒片刻，味道会更香。

做法

1. 备好电饭锅，倒入水发大米、黑芝麻、白糖。
2. 再注入适量的清水，搅拌片刻。
3. 盖上盖，按下"功能"键，调至"米粥"状态。
4. 煲煮2小时，待时间到，按下"取消"键。
5. 打开锅盖，搅拌片刻。
6. 将煮好的粥盛出装入碗中即可。